正しく知れば
体が変わる！

栄養素の摂り方便利帳

【監修】中村丁次
Nakamura Teiji

PHP

はじめに

栄養素を正しく知って、健康寿命を伸ばしましょう！

私たちの体は、毎日の食事に影響されます。病気ではないのに、何となく疲れが取れない、肩こりや腰痛、胃もたれがするといった慢性的な症状は、食事から摂る栄養素の偏りなどが原因かもしれません。

日本人が世界的に見て長寿であることの理由は、栄養素バランスのよい日本食が土台にあります。魚や藻類、野菜が多い食事は、肥満を抑えられる上に、血管をしなやかに保つことができるため、寿命を左右する心臓疾患などを防いできたのです。

食の欧米化が進み、脂質やたんぱく質、糖質などエネルギーとなるものや、ビタミン、ミネラルが摂られるようになりました。こうして、日本食では足りていなかった栄養素が補われました。しかし現在では、その摂りすぎによる生活習慣病が増えています。

現代の食生活では、肉や菓子で脂質や糖質、塩分を過剰に摂るようになる一方で、食物繊維や魚由来の脂質（ＥＰＡなど）、カルシウムやカリウムなどが不足しています。このような食生活を長年続けると、高血糖や高血圧、動脈硬化を招き、心筋梗塞や脳梗塞による認知症も招きかねません。栄養素の摂り方次第で、健康寿命が変わってきてしまうのです。

栄養素や健康の情報が溢れていますが、特定の栄養素だけを摂ったり、ある栄養素の摂取量を極端に制限したりする偏食にも問題があります。たとえば、コレステロールを貯める肉類の脂質は魚類の脂と同様に不可欠で、相互に関わっています。効率よく必要な栄養素を摂るためには、その本質を知ることが大切です。

本書では、栄養素の性質や食材の摂り方のポイント、さらに病気の予防や気になる症状（未病）の改善に必要な栄養素を、わかりやすく解説しています。

まず、栄養素をよく知って、食生活を見直してみましょう。そして、栄養素バランスの取れた食事に改善し、健康寿命を伸ばしましょう。

神奈川県立保健福祉大学学長　中村丁次

正しく知れば体が変わる！ 栄養素の摂り方便利帳 目次

PART 1 「病気予防」に役立つ栄養素

PART 2 「気になる症状」に効く栄養素

PART 3 「食品表示」と栄養素

PART 4

「三大栄養素」と食生活

PART 5

「ミネラル」の基礎知識

PART 6

「ビタミン」の基礎知識

PART 7

「ファイトケミカル」――第7の栄養素

編集構成　造事務所
文　長瀬ひろみ
DTP　ジャパンアート
写真　写真AC、Eric Guinther、Muyo、Simon A. Eugster、giovanniscanavino、Badagnani
イラスト　岡澤香寿美、イラストAC
装丁　朝田春未

PART 1

「病気予防」に役立つ栄養素

動脈硬化・脳梗塞・心筋梗塞を予防

EPAが血管を強くしてコレステロール値を下げる

血管内の細胞膜を強くし、肝臓でつくられるコレステロールの増加を抑制する働きがあるEPA（エイコサペンタエン酸）やαリノレン酸は、動脈硬化や脳梗塞、心筋梗塞を予防します。

EPAは魚、αリノレン酸はアマニ油やエゴマ油に含まれるオメガ3系の多価不飽和脂肪酸です。体内でつくられないので積極的に摂りましょう。

◎ **摂りたい栄養素**

①オメガ3系不飽和脂肪酸…コレステロールの増加を抑制。血管を強くして血液の循環を促す。

②食物繊維…余分なコレステロールや糖質の吸収を抑制する。

△ **控えたい栄養素**

①飽和脂肪酸（動物性脂肪など）…コレステロールや中性脂肪が増える。

②ナトリウム（塩辛いもの）…動脈硬化の原因である高血圧症になりやすい。

EPAを多く含む食品ランキング

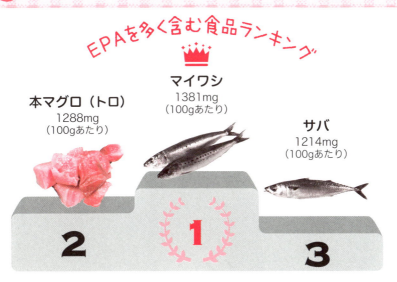

マイワシ
1381mg
（100gあたり）

本マグロ（トロ）
1288mg
（100gあたり）

サバ
1214mg
（100gあたり）

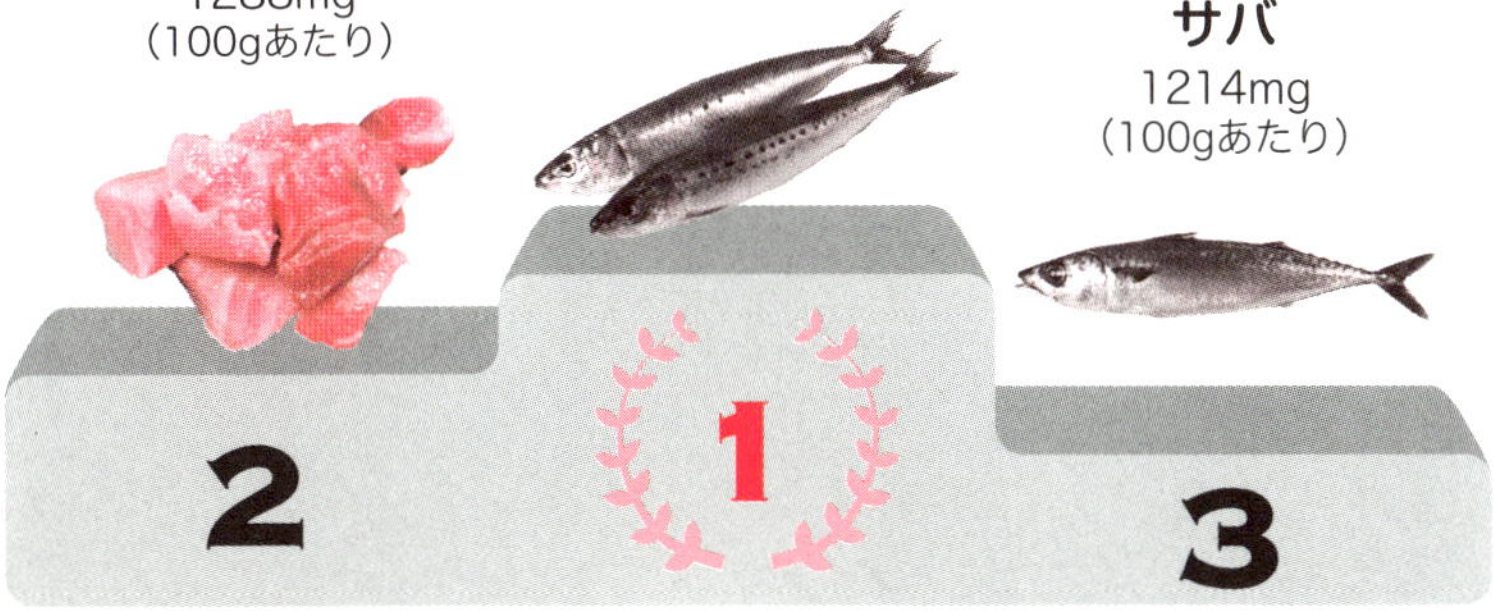

おすすめの調理法

刺身
魚に含まれるEPAを損なうことなくすべて食べられる。

ホイル焼き
魚の脂をホイル内に留まらせることができる。汁もいっしょに食べる。

煮る
煮汁に魚の脂が溶け出すので、煮汁もいっしょに食べる。

NGな調理法

焼く
魚の脂がグリルなどに落ちてしまうので、EPAの損失が大きい。

揚げる
揚げ油に魚の脂が溶け出してしまうので、EPAの損失が大きい。

炒める
油に魚の脂が溶け出してしまうので、EPAの損失が大きい。

おすすめのメニュー

マグロの刺身
魚の脂を余すことなく摂れる。

サバのみそ煮
煮汁ごと食べるとEPAを多く摂れる。

ブイヤベース
さまざまな魚の脂をスープとともに摂れる。

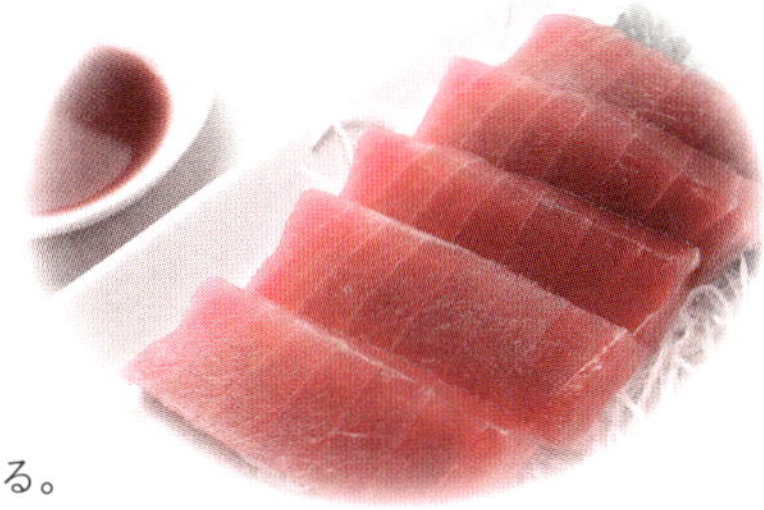

認知症を予防

「若返りのビタミン」とポリフェノールで脳の老化を防ぐ！

抗酸化作用があるビタミンEや、ポリフェノールを多く摂ることで、脳の老化や認知機能の低下を防ぐ可能性があります。ビタミンCといっしょに摂ると、ビタミンEの抗酸化作用が高まります。

◎ **摂りたい栄養素**

①ビタミンE…強い抗酸化作用で、細胞膜の酸化を防ぎ過酸化脂質の生成を抑制する。それによって、細胞の老化が妨げられる。

②ポリフェノール…アルツハイマー型認知症の原因となる不要なたんぱく質「アミロイドβ」の蓄積を抑制。

△ **控えたい栄養素**

①飽和脂肪酸（動物性脂肪など）…コレステロールと中性脂肪が増え、脳梗塞などが原因の脳血管性認知症になりやすくなる。

②オメガ6系不飽和脂肪酸（リノール酸）…脳の神経細胞に必要なたんぱく質を酸化し、損傷させる。

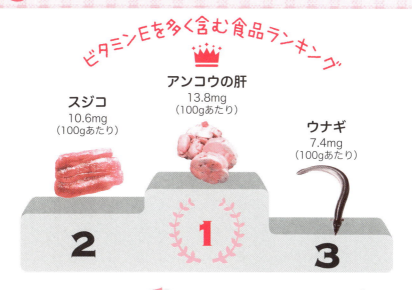

ビタミンEを多く含む食品ランキング

アンコウの肝
13.8mg
（100gあたり）

スジコ
10.6mg
（100gあたり）

ウナギ
7.4mg
（100gあたり）

おすすめの調理法

- **炒める**
- **揚げる**
  脂溶性なので油によく溶け、体への吸収が高まる。
- **ドレッシング（オイル）をかける**
  生で食べるなら、オイルの入ったドレッシングをかけると吸収が高まる。

NGな調理法

熱に強いため、とくになし

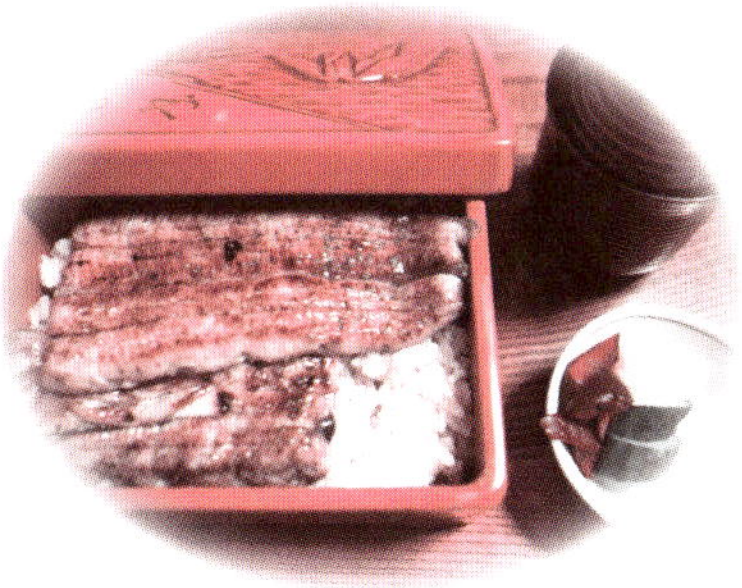

おすすめのメニュー

- **アンコウの肝のソテー**
  サラダ油で炒めると、ビタミンEの吸収率が高まる。
- **スジコの大根おろし添え**
  大根おろしによってビタミンEの消化吸収が助けられる。
- **ウナギの蒲焼**
  ビタミンEを多く含むウナギをしっかり食べられる。

胃潰瘍を予防

胃薬にも使われているビタミンUで胃の粘膜を守る

ビタミンUは、胃腸の粘膜を保護したり粘膜の再生を促したりします。キャベツから発見されたため「キャベジン」とも呼ばれ、消化性潰瘍の予防薬にも使われています。ビタミンUを摂取するには、胃に負担をかけないよう、キャベツのスープなどがよいでしょう。

◎ 摂りたい栄養素

①ビタミンU…胃酸の分泌を抑制したり、胃腸の粘膜を保護、再生・新陳代謝を促進したりする。
②ビタミンA…胃腸の粘膜を保護し、再生する。

△ 控えたい栄養素

①食物繊維…ゴボウ、レンコン、タケノコなど、固く消化の悪いもの。
②カプサイシンなど…トウガラシ。ほかにも、ショウガやカラシなどの刺激の強いもの。
③飽和脂肪酸…牛肉や豚肉の脂身、ハムなどは、胃の滞留時間が長く負担が大きい。

ビタミンUを多く含む食品ランキング

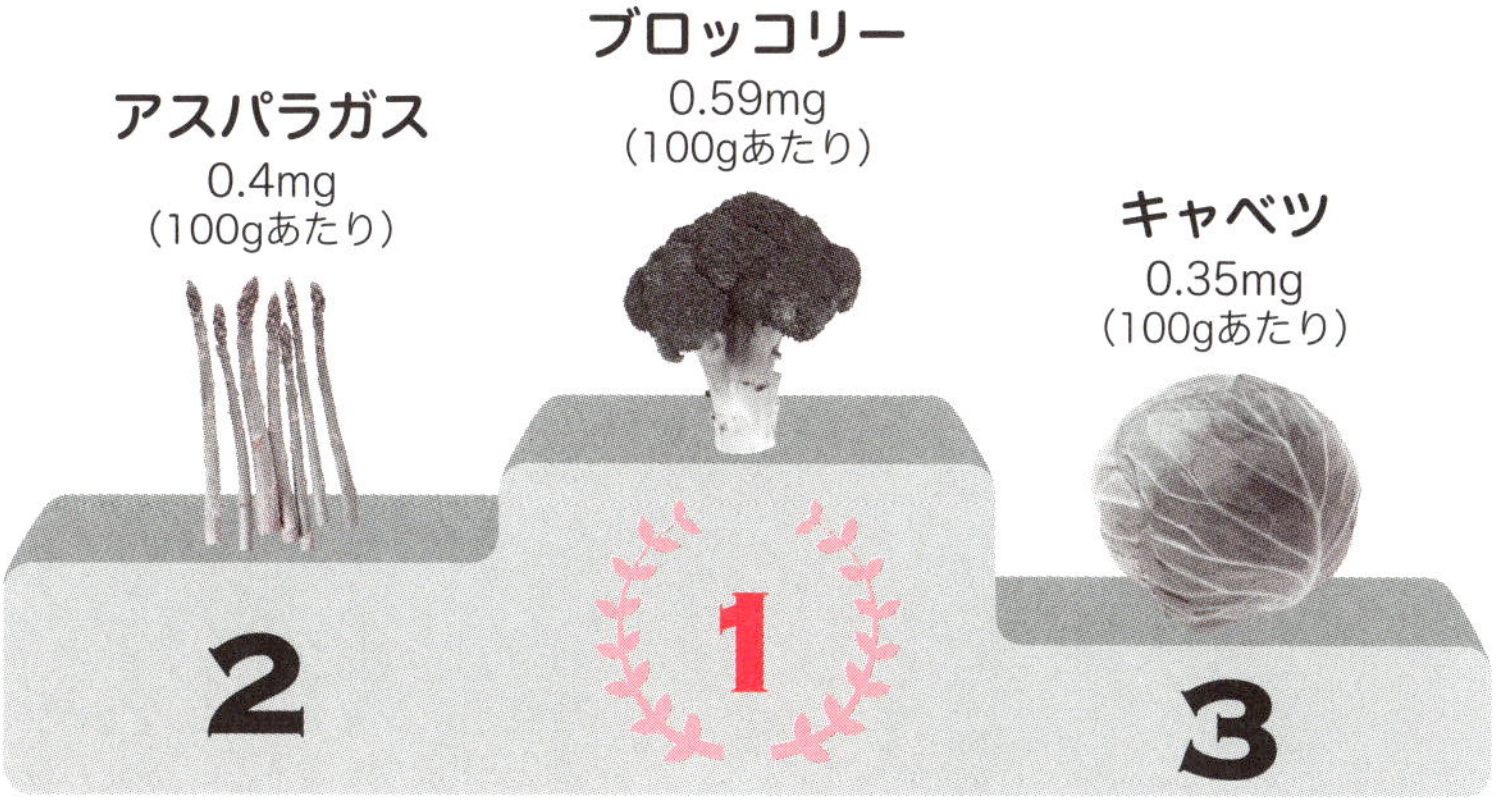

おすすめの調理法

- **生**
  水溶性で熱に弱いので、手早く洗って生で食べると損失が小さい。
- **蒸す**
  水で直接ゆでないので、損失が小さい。
- **煮る**
  煮汁に溶け出すので、スープやみそ汁などで煮汁ごと食べるようにする。

NGな調理法

- **炒める**
- **揚げる**
  熱に弱いため、油で揚げると損失が大きい。
- **ゆでる**
  水溶性で熱に弱いので、湯にビタミンUのほとんどが溶け出してしまう。

おすすめのメニュー

- **野菜スープ**
  キャベツを豊富に入れたスープを飲むと効果的。
- **ブイヤベース**
  白身魚やキャベツをいっしょに煮込み、スープも飲む。
- **ロールキャベツ**
  具やスープにビタミンUがしみ込むので、効率よく摂れる。

胆石を予防

脂肪を溶かして結晶化を防ぐタウリンを摂る

タウリンには、胆のうにある胆汁酸と結びついて脂肪を溶かす働きがあります。そのため、コレステロールによってできた胆石を溶かして、結晶化するのを予防します。

ビタミンCには、タウリンとの相乗効果で胆汁酸を増やす効果があるので、いっしょに摂るとよいでしょう。

◎ 摂りたい栄養素

①タウリン…コレステロールによってつくられた胆石を溶かして、未然に結晶化を防ぐ。

②ビタミンC…胆汁酸の分泌を増やし、胆石の生成を予防する。

△ 控えたい栄養素

①飽和脂肪酸…肉などを摂りすぎると、コレステロールが増えて胆石ができやすくなる。

②炭水化物…摂りすぎて肥満になると、コレステロールの代謝が衰えて胆石ができやすくなる。

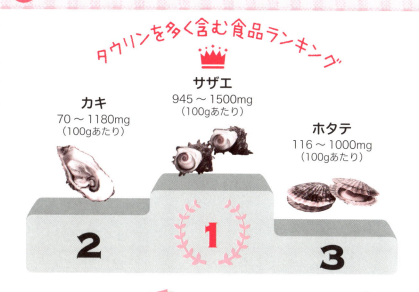

タウリンを多く含む食品ランキング

サザエ
945 ～ 1500mg
（100gあたり）

カキ
70 ～ 1180mg
（100gあたり）

ホタテ
116 ～ 1000mg
（100gあたり）

おすすめの調理法

- **生**
  水に溶けやすいので、生で食べると余すことなくタウリンを摂取できる。
- **蒸す**
  水で直接ゆでないので、損失が小さい。
- **煮る**
  煮汁に溶け出すので、煮汁ごと食べられるスープやカレーなどがおすすめ。

NGな調理法

- **ゆでる**
  水に溶けやすいので、ゆでこぼすと損失が大きい。
- **焼く**
- **揚げる**
  熱には比較的強いが、多少の損失はある。

おすすめのメニュー

- **生ガキ**
  含まれるタウリンをほとんど摂ることができる。
- **魚介カレー**
  イカやタコなどから溶け出したタウリンを摂れる。
- **ホタテの炊き込みごはん**
  ホタテから溶け出したタウリンがごはんにしみ込む。

糖尿病を予防

食物繊維で血糖値の急上昇が抑制される

食物繊維をたっぷり摂ると、ブドウ糖のもとになる炭水化物の消化、吸収が遅くなり、血糖値の急激な上昇が抑えられます。満腹感も持続し、過食を防ぐ効果もあります。

とくに藻類に含まれる水溶性食物繊維には、余分な糖分を体外に排出する効果もあります。

◎ **摂りたい栄養素**

○食物繊維…糖質（炭水化物）の消化や吸収を遅らせて、血糖値の上昇を抑える。

△ **控えたい栄養素**

①糖質…米やパン、麺類、いも類などの炭水化物を摂りすぎると、血糖値の急上昇を招く。

②飽和脂肪酸…肉などの脂質の摂りすぎにより、カロリーオーバーになりやすい。コレステロール値が高くなり血管が衰えやすくなる。

水溶性食物繊維を多く含む食品ランキング

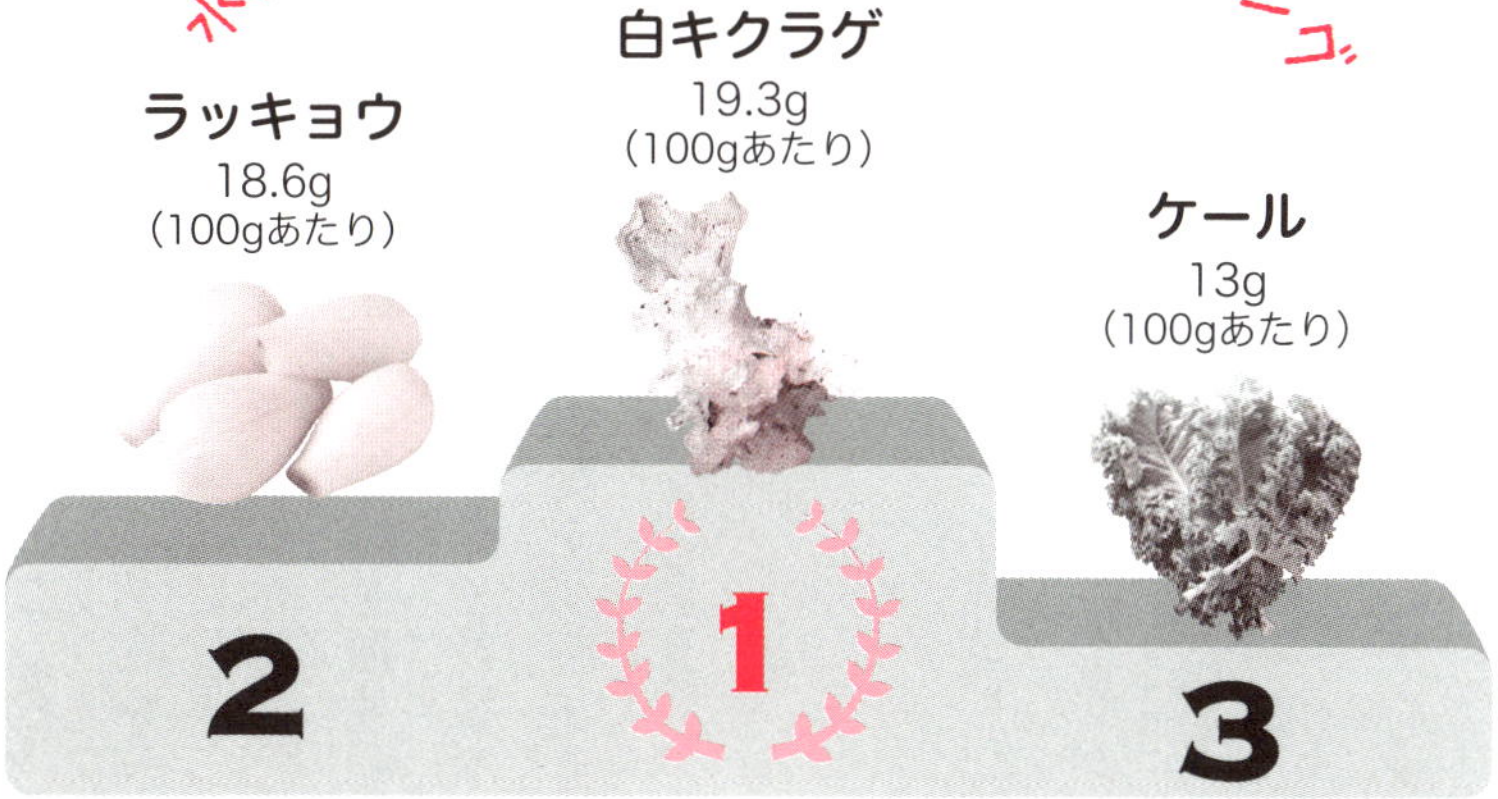

おすすめの調理法

- **ゆでる**
- **煮る**

水分を含みやわらかくなるため、多く摂ることができる。

- **炒める**

炒めると食感がよくなり、多く摂ることができる。

NGな調理法

- **焼く**

不溶性食物繊維は、水分を含ませずに多く摂ると便秘になるので要注意。

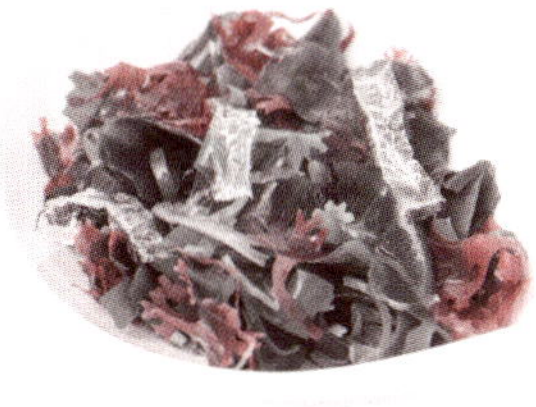

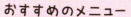

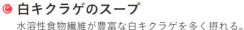

おすすめのメニュー

- **白キクラゲのスープ**

水溶性食物繊維が豊富な白キクラゲを多く摂れる。

- **海藻サラダ**

普段なかなか摂れない藻類を豊富に摂れる。

- **五目豆**

昆布や大豆、ニンジンなど、水溶性食物繊維を豊富に摂れる。

腎炎・腎不全を予防

尿酸を溶かして腎臓の働きを軽くする

腎臓には、体内に不要なものを血液からろ過し、尿として体外へ排出する働きがあります。腎臓の負担を軽くするためには、シジミや昆布などに含まれるオルニチンを摂りましょう。オルニチンは、尿酸を溶かして体外に排出する働きがあります。

利尿作用があるL-シルトリンを含む、スイカやメロンを摂るのもおすすめです。

◎ 摂りたい栄養素

①オルニチン…アンモニアを解毒したあとに尿素を尿に溶かし、体外に排出するのを助ける。

②L-シルトリン…利尿作用を促進して、余分な老廃物の排出を助ける。

△ 控えたい栄養素

①ナトリウム…過剰な塩分を排出しようとして腎臓に負担がかかる。

②動物性たんぱく質…アンモニアが増え、これをろ過して解毒する腎臓の負担が大きくなる。

オルニチンを多く含む食品ランキング

シジミ
10 ～ 15.3mg
（100gあたり）

エノキダケ
14mg
（100gあたり）

キハダマグロ
1.9 ～ 7mg
（100gあたり）

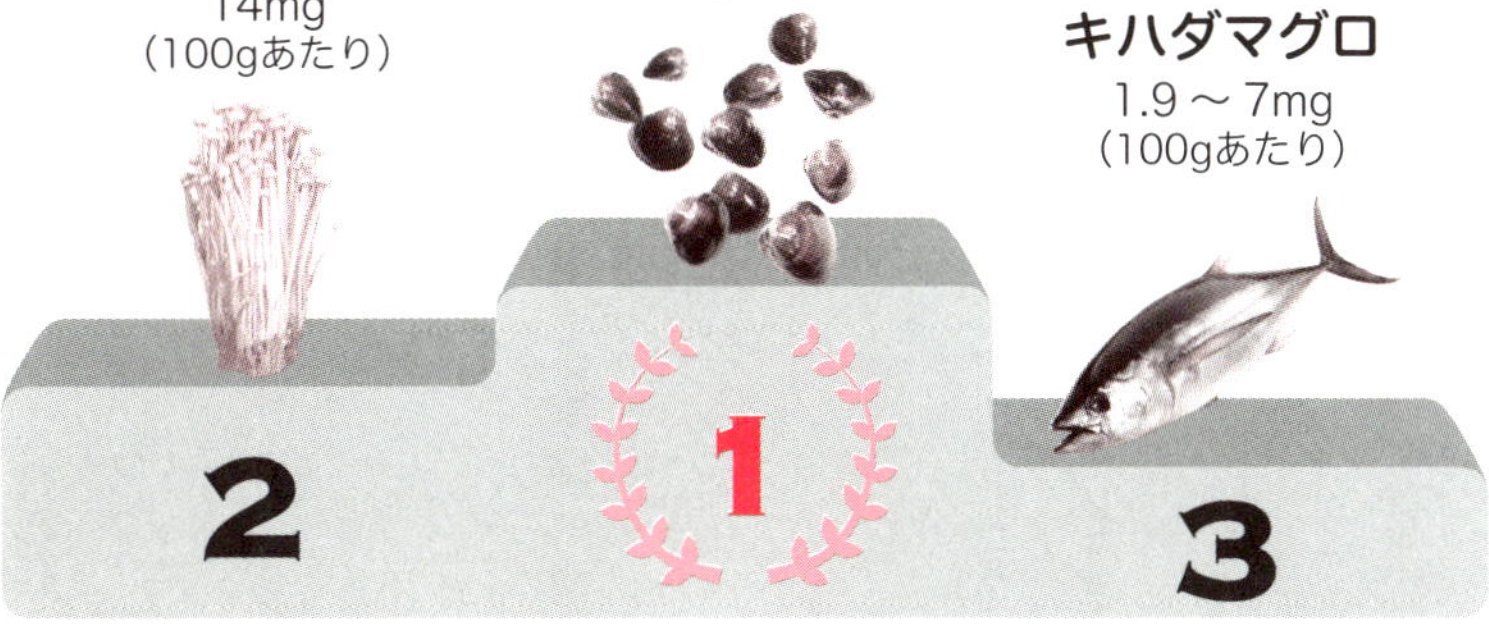

おすすめの調理法

煮る
熱に弱く煮汁に溶け出すので、みそ汁やスープにして煮汁ごと食べる。

蒸す
水などに溶け出すことがないので、損失が小さい。

ホイル焼き
汁も食べることで、溶け出したオルニチンも摂ることができる。

NGな調理法

焼く
焼くと成分がグリルなどに落ちてしまうので、損失が大きい。

炒める
熱に弱いため、油で炒めると損失が大きい。

揚げる
熱に弱いため、油で揚げると損失が大きい。

おすすめのメニュー

シジミ汁
シジミから溶け出したオルニチンをそのまま摂れる。

きのこ鍋
エノキダケから溶け出した成分をスープとともに摂れる。

キハダマグロのホイル焼き
汁に溶け出したオルニチンもいっしょに食べられる。

尿路結石を予防

結石をつくるシュウ酸の吸収を減らす

尿路結石の多くは、ホウレンソウなどに含まれるシュウ酸とカルシウムが結びついてできる、カルシウム結石です。

この結石を防ぐには、豆類や藻類に多く含まれるマグネシウムを摂ります。マグネシウムは、腸管内でシュウ酸と結合することでシュウ酸の吸収を減らし、尿中では結石ができるのを抑制します。

◎ 摂りたい栄養素

①マグネシウム…シュウ酸とカルシウムが結合して結石ができるのを抑制する。

②クエン酸…結石ができるのを抑制する。結石を溶かす作用もある。

△ 控えたい栄養素

①シュウ酸…カルシウムと結合して結石ができる。

②ナトリウム…塩分を摂りすぎると腎機能が低下する。

マグネシウムを多く含む食品ランキング

アオサ
3200mg
（100gあたり）

アオノリ
1400mg
（100gあたり）

ワカメ（乾燥）
1100mg
（100gあたり）

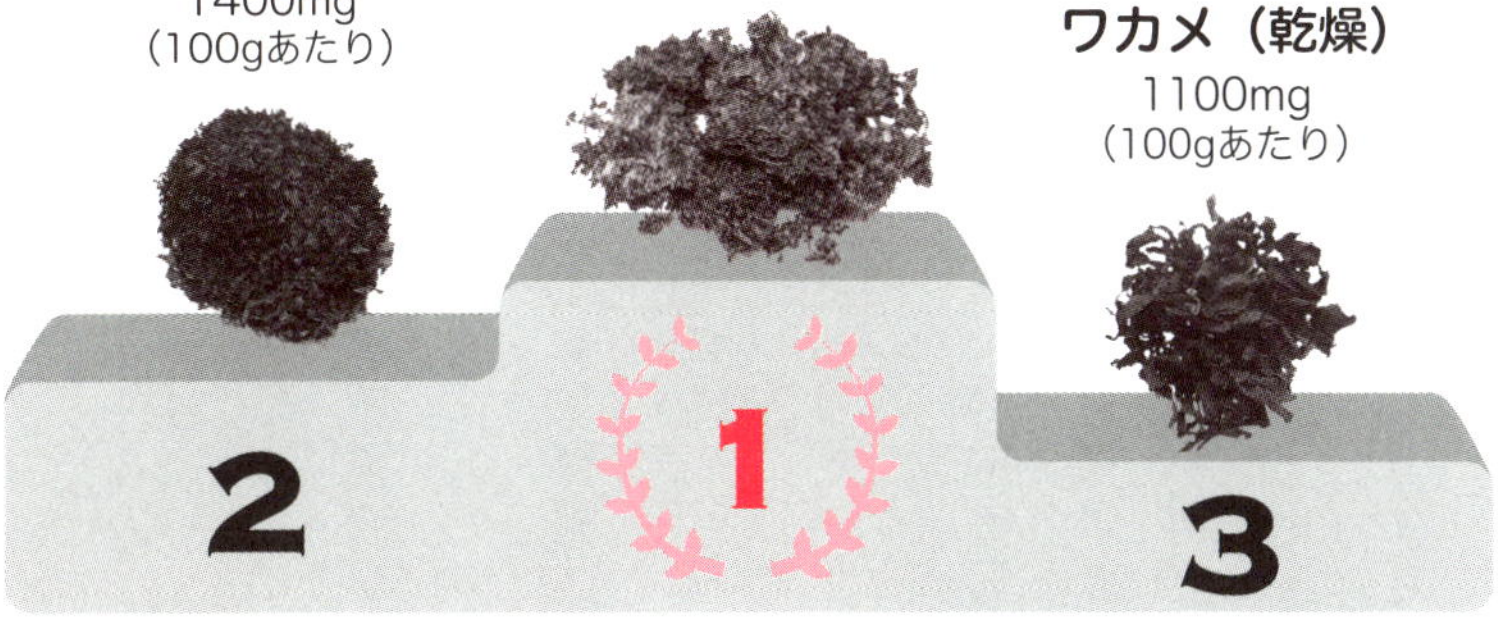

おすすめの調理法

- **生**
  生で食べることで、余すことなくマグネシウムを摂取できる。
- **煮る**
  煮汁に溶け出すので、みそ汁やスープなどで煮汁ごと食べる。
- **カルシウムといっしょに摂る**
  いっしょに摂ることで、カルシウムの吸収率が高まる。

NGな調理法

- **アルコールといっしょに摂る**
  いっしょに摂ることで、体外へ排出されやすくなる。

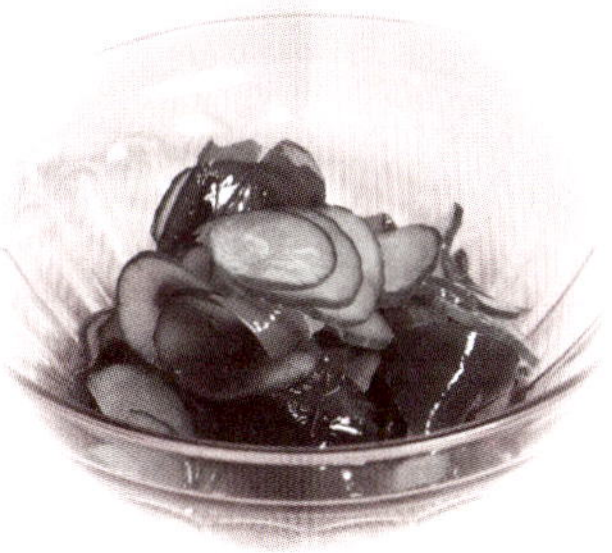

おすすめのメニュー

- **ワカメとキュウリの酢の物**
  キュウリに含まれるビタミンCとの相乗効果で吸収力が高まる。
- **オクラ納豆**
  オクラにも納豆にもマグネシウムが含まれているので、豊富に摂れる。
- **インゲンとおかかのゴマ和え**
  インゲンにもおかかにもマグネシウムが含まれているので、豊富に摂れる。

痛風を予防

ビタミンCが尿酸を腎臓にスムーズに移動させ体外へ排出する

痛風を予防するには、血中の尿酸値を下げる必要があります。そのためには、ビタミンCの摂取が有効です。

ビタミンCには、体内の尿酸を腎臓へ移動させて、体外への排出を促す作用があります。ただし、糖分が多い果物だと肥満や高血糖の原因になるので、できるだけ野菜から摂るようにしましょう。

◎ **摂りたい栄養素**

①ビタミンC…尿酸の体外への排出を促進する。

②葉酸…尿酸の生成を抑制する働きがある。

△ **控えたい栄養素**

①プリン体…レバーや魚卵を摂りすぎると、尿酸値が高くなる。肉70g、魚介類80gが1日の適量。

②脂質…カロリーオーバーで肥満になると、尿酸値が高くなる。

ビタミンCを多く含む食品ランキング

赤ピーマン
170mg
（100gあたり）

芽キャベツ
160mg
（100gあたり）

黄ピーマン
150mg
（100gあたり）

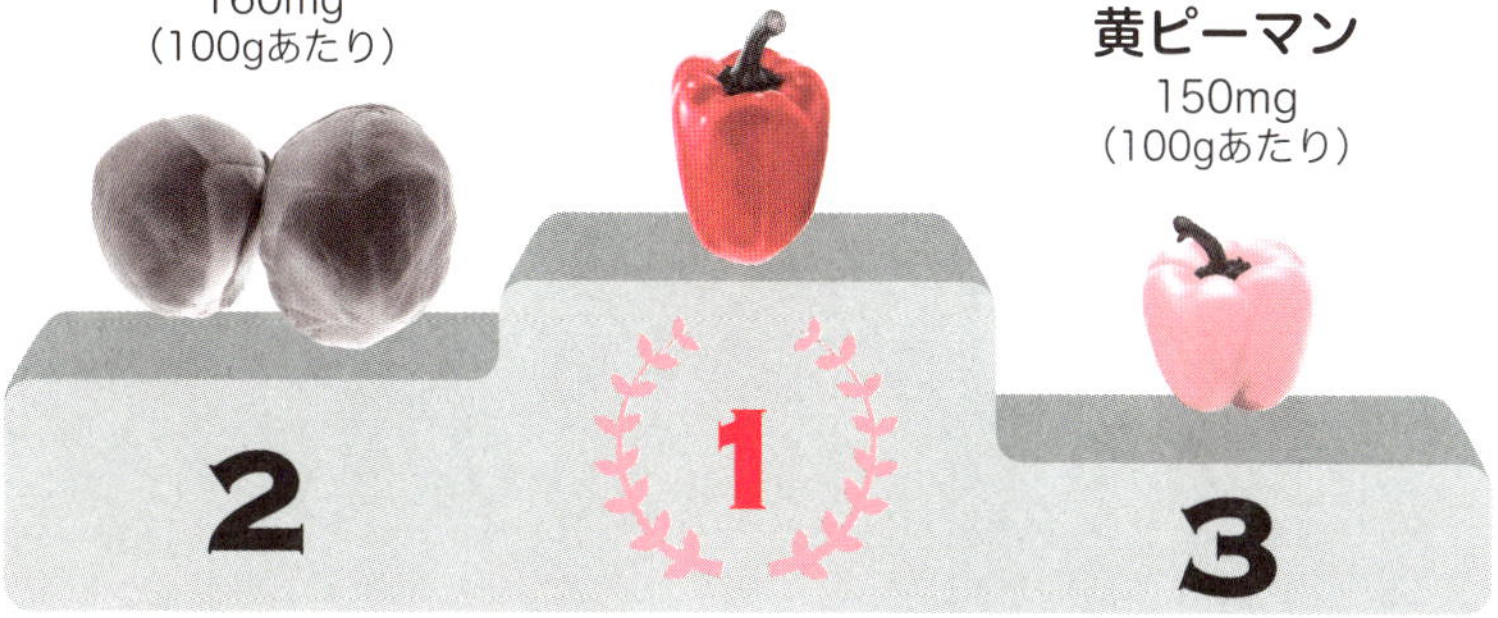

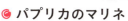

おすすめの調理法

- **生**
  水に溶けやすいので、生で食べると余すことなくビタミンCを摂取できる。
- **蒸す**
  食品の水分は蒸発するが、ビタミンCはほとんど損失がない。
- **煮る**
  水に溶けやすいので、煮汁ごと飲むスープやみそ汁がおすすめ。

NGな調理法

- **ゆでる**
  水に溶けやすいので、ゆでこぼすと損失が大きい。
- **水に浸ける**
  水に溶けやすいので、水に浸けて洗うと損失が大きい。

おすすめのメニュー

- **パプリカのマリネ**
  軽く炒めてからマリネにすると、損失なく食べられる。
- **芽キャベツのコンソメスープ**
  スープに溶け出したビタミンCをそのまま摂れる。
- **芽キャベツのトマト煮**
  トマトからもビタミンCが豊富に摂れる。

口内炎を予防

粘膜を健康に保つビタミンB_2を摂取

ビタミンB_2が不足すると、粘膜の免疫力が弱まり口内炎ができやすくなります。ビタミンB_2は、脂質をエネルギーに変えるときに消費され、とくに過労やストレス、風邪などで体調がよくないときには、大量に損なわれます。ビタミンB_2を多く含む乳製品、レバーなどを積極的に摂りましょう。

◎ 摂りたい栄養素

①ビタミンB_2…粘膜を健康に保つ働きがある。

②ビタミンB_6…免疫力を高め、細菌の影響を防ぐ。

△ 控えたい栄養素

①カプサイシン…トウガラシなどの香辛料に含まれ、刺激が強く口内炎を悪化させる。

②アクチニジン…キウイに含まれ、過剰に摂取すると粘膜を刺激する。

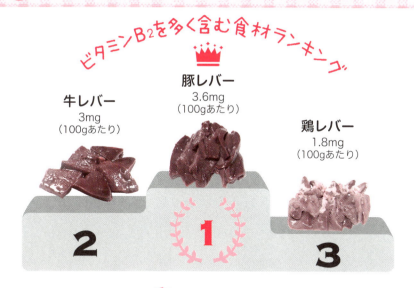

ビタミンB_2を多く含む食材ランキング

豚レバー
3.6mg
（100gあたり）

牛レバー
3mg
（100gあたり）

鶏レバー
1.8mg
（100gあたり）

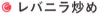

おすすめの調理法

煮る
水に溶けやすいので、煮物やスープにして煮汁ごと食べるのがおすすめ。

炒める
加熱に強い。炒めて、食材のかさを減らすとたくさん食べられる。

揚げる
加熱に強いので、揚げても損失は小さい。

NGな調理法

ゆでる
水に溶けやすいので、ゆでこぼすと損失が大きい。

水に浸ける
水に溶けやすいので、洗うときに水に浸けておくと損失が大きい。

おすすめのメニュー

レバニラ炒め
ニラにもビタミンB_2が含まれているので、豊富に摂ることができる。

納豆巻き
納豆に含まれるビタミンB_2を手軽に摂れる。

エビグラタン
エビのビタミンB_6と乳製品のB_2との相乗効果で効率よく吸収される。

白内障・加齢黄斑変性を予防

ルテインが活性酸素や紫外線から目を守る

緑黄色野菜に含まれるルテインは、人間の体内では目の網膜にだけあります。体を酸化させる活性酸素を排除したり、紫外線などを吸収したりする働きがあり、白内障や加齢黄斑変性といった老化による目の病気の予防に役立つという研究結果が報告されています。

◎ 摂りたい栄養素

①ルテイン…抗酸化作用が高い。有害な光線を吸収して目を保護する。

②ビタミンA…目の粘膜を保護し、網膜を正常に保つ作用がある。

△ 控えたい栄養素

①糖質…とくに糖分の摂りすぎは、視神経や網膜の老化を早める。

②脂質…コレステロール値が高くなると、目の角膜や毛様体筋の働きが弱くなる。

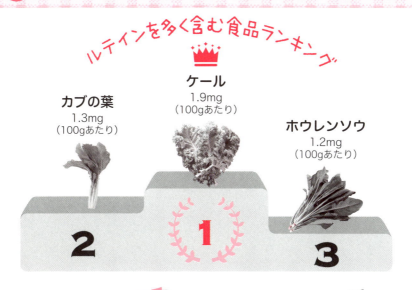

ルテインを多く含む食品ランキング

ケール
1.9mg
（100gあたり）

カブの葉
1.3mg
（100gあたり）

ホウレンソウ
1.2mg
（100gあたり）

おすすめの調理法

- **炒める**
- **揚げる**

脂溶性で油によく溶けるので、体への吸収が高まる。

- **ドレッシングをかける**

オイル性ドレッシングをかけると、油によく溶けて効率よく摂れる。

NGな調理法

- **ゆでる**
- **焼く**

油により吸収力が高まる性質のため、油を使わないと吸収力が低下する。

おすすめのメニュー

- **カブの葉チャーハン**

ごはんといっしょに炒めることで、食べやすく吸収率が高くなる。

- **ホウレンソウとコーンのソテー**

油やバターで炒めるとルテインの吸収が高まる。

- **ホウレンソウとニンジンの炒り卵**

鶏卵のルテインと野菜のビタミンAで相乗効果がある。

花粉症を予防

免疫機能を正常にするビタミンD

キクラゲや魚に多く含まれるビタミンDは「免疫調整ホルモン」ともいわれ、免疫機能を正常にする作用を持ちます。このビタミンDの働きによって、花粉症などのアレルギー症状をやわらげることがわかっています。

最近では、免疫細胞を増やす働きにも注目されています。

◎ 摂りたい栄養素

①ビタミンD…免疫機能を正常にする。免疫機能の細胞を増やす。

②EPA…免疫力の働きを正常にしてアレルギー症状を抑える。

△ 控えたい栄養素

①オメガ6系不飽和脂肪酸…摂りすぎるとアレルギー体質になりやすい。

②アラキドン酸…肉に含まれ、多く摂ると炎症を起こしやすくなる。

ビタミンDを多く含む食品ランキング

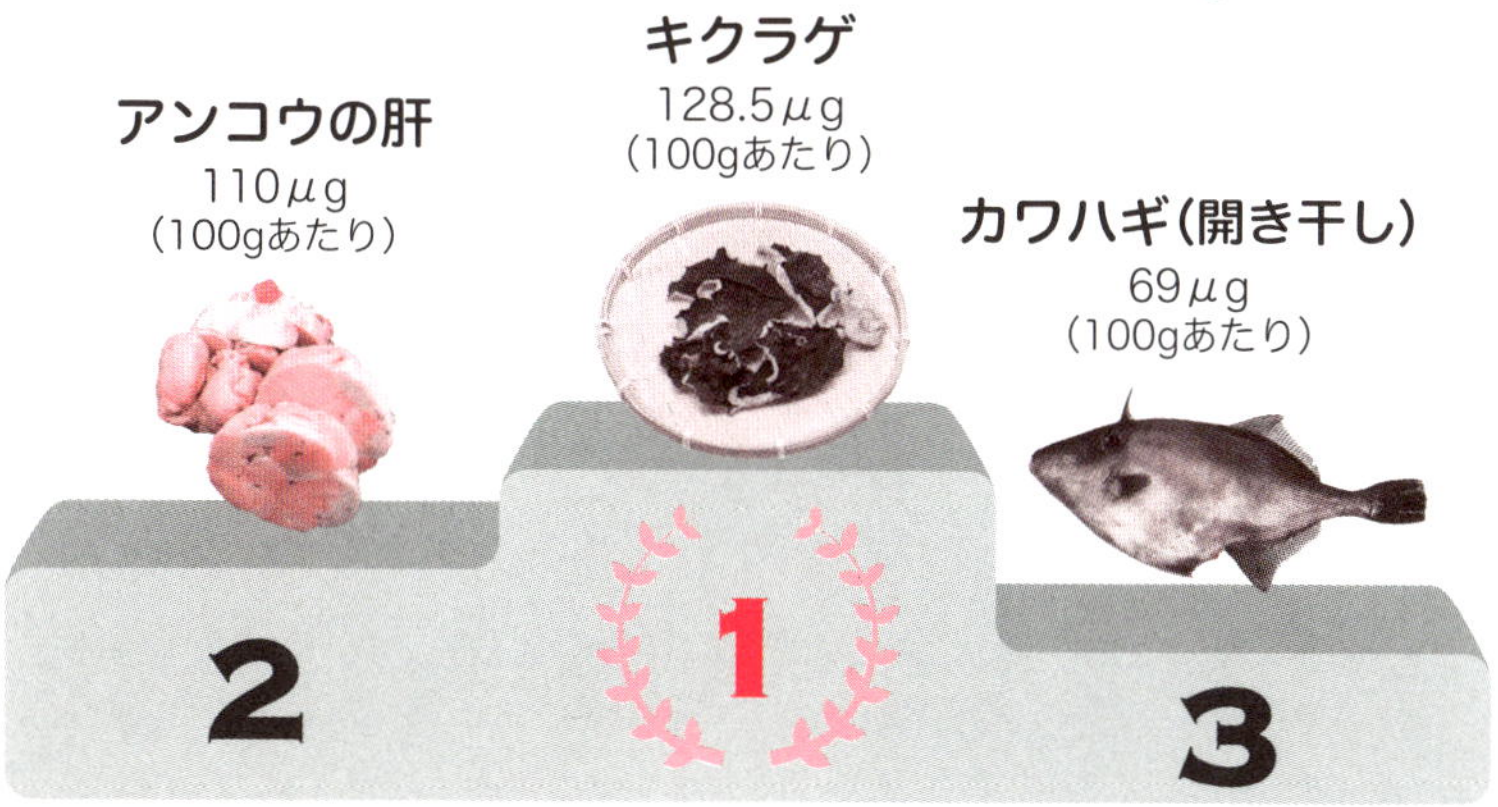

おすすめの調理法

- **ホイル焼き**
  ホイルに包まれているので、ビタミンDを逃すことなく摂れる。
- **煮る**
  熱に強いので、煮込んでも損失がない。
- **炒める**
  脂溶性で油によく溶けるので、吸収率が高くなる。

NGな調理法

熱に強いため とくになし

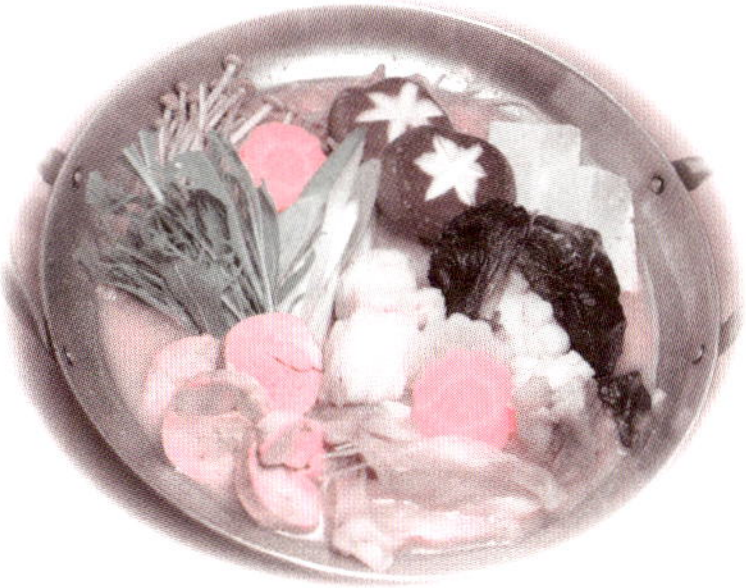

おすすめのメニュー

- **キクラゲのスープ**
  鶏ガラスープの素で中華風にすると飲みやすい。
- **アンコウ鍋（肝入り）**
  アンコウのEPAとビタミンDとの相乗効果がある。
- **サケのホイル焼き**
  サケのEPAとビタミンDとの相乗効果で、症状の抑制が期待できる。

貧血を予防

造血作用のある鉄と、鉄の吸収率を高めるビタミンCを摂る

貧血の原因のひとつは、赤血球をつくりだす作用のある鉄の摂取不足です。鉄には、吸収率が高く肉や魚に含まれるへム鉄、吸収率が低く貝類や野菜、果物、鶏卵、乳製品などに含まれる非へム鉄があります。非へム鉄は、ビタミンCやたんぱく質といっしょに摂ると吸収率が高くなります。

◎ 摂りたい栄養素

①鉄…造血作用があり、貧血を予防するほか、疲労の回復やたんぱく質の代謝を促進する。

②ビタミンC…鉄の吸収率を高める。

③葉酸…赤血球を増産する作用があり、貧血を予防する。

△ 控えたい栄養素

①タンニン…緑茶や紅茶、コーヒーに含まれ、鉄と結びついて吸収率を下げる。

②フィチン酸…大豆や玄米に含まれ、鉄と結合して不溶性へと変化して吸収を妨げる。

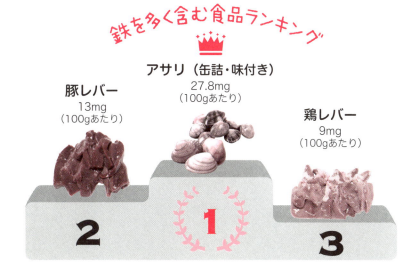

鉄を多く含む食品ランキング

アサリ（缶詰・味付き）
27.8mg
（100gあたり）

豚レバー
13mg
（100gあたり）

鶏レバー
9mg
（100gあたり）

おすすめの調理法

- **炒める**
  熱に強い。鉄製のフライパンで炒めることで、より多く鉄を摂ることができる。
- **焼く**
  熱に強い。レバーなどは香ばしく焼くと食べやすくなる。
- **煮る**
  熱に強い。煮込むとかさが減って、たくさん食べられる。

NGな調理法

熱に強いため
とくになし

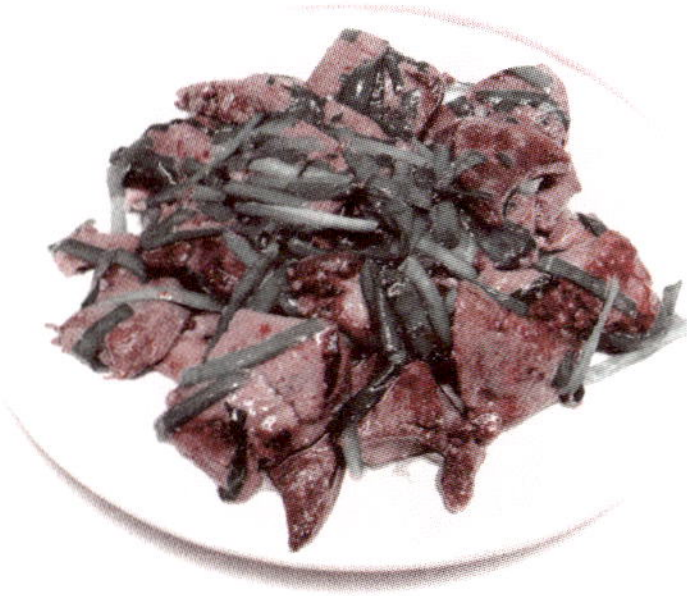

おすすめのメニュー

- **アサリ酒蒸し**
  レモンやパセリなどのビタミンCをかけると効果的。
- **アサリの佃煮**
  煮込むと鉄が凝縮されるので、生で摂るよりも効率よく摂れる。
- **レバニラ炒め**
  ニラに含まれる葉酸と鉄との相乗効果がある。

胃腸からの出血・月経過多を予防

出血を止める「止血のビタミン」が強い味方

ビタミンKは「止血のビタミン」といわれ、血液を凝固させるたんぱく質を活性化するのに必要な成分です。

不足すると血が止まりにくくなり、胃腸の出血性の病気や月経過多になります。ビタミンKを多く含む納豆やチーズといった発酵食品、緑黄色野菜を食卓に取り入れましょう。

◎ 摂りたい栄養素

①ビタミンK…血液を固めるたんぱく質を活性化させる。

②鉄…造血作用があるため、出血時の貧血を予防する。

△ 控えたい栄養素

①カフェイン…興奮状態になり出血しやすくなる。

②タンニン…鉄による造血作用を妨げる。

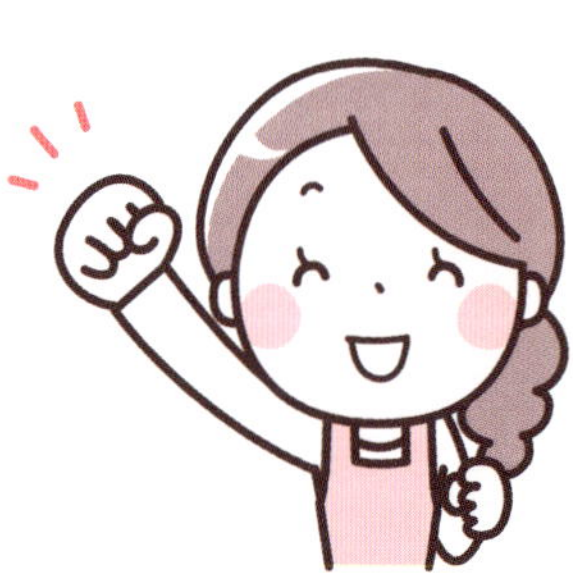

ビタミンKを多く含む食材ランキング

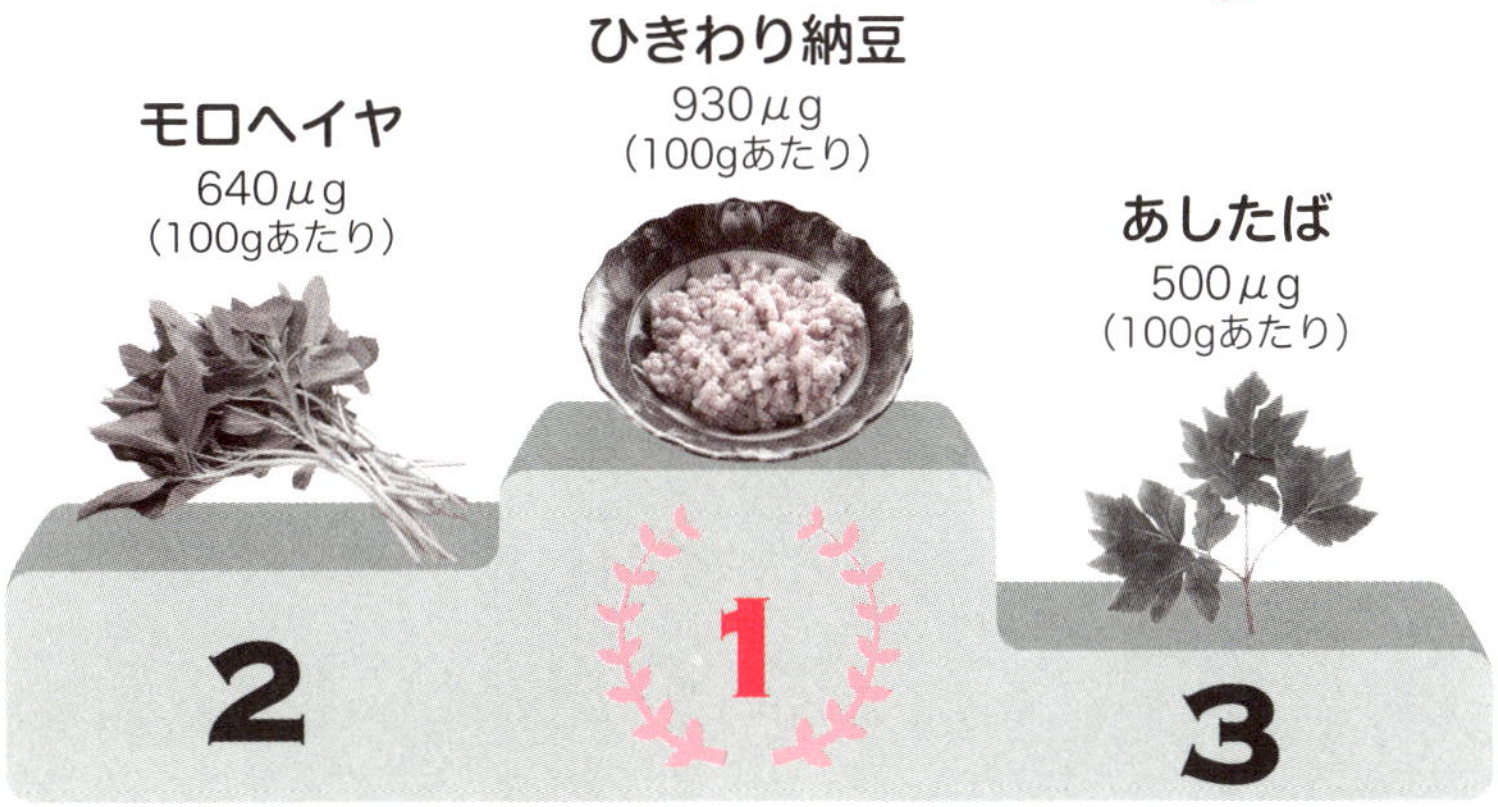
ひきわり納豆
930μg
(100gあたり)
モロヘイヤ
640μg
(100gあたり)
あしたば
500μg
(100gあたり)
1
2
3

おすすめの調理法

- **炒める**
- **揚げる**

脂溶性なので油によく溶け、体への吸収が高まる。

- **和える**

オイルドレッシングで和えると、体への吸収が高まる。

NGな調理法

- **ゆでる**

モロヘイヤなどの野菜はゆですぎると食感が悪くなるので、熱湯にくぐらせる程度にする。

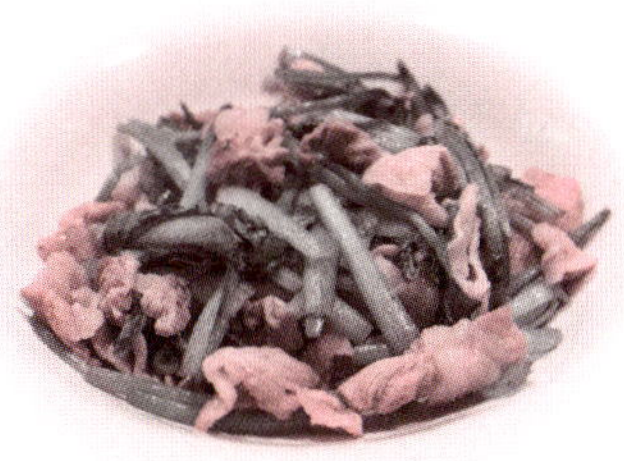

おすすめのメニュー

- **モロヘイヤのスープ**

胃腸に負担なくビタミンKを摂ることができる。

- **コマツナの炒めもの**

ビタミンKが油に溶けるので、効率よく摂れる。

- **春菊のおひたし**

かさが減るので、たくさん摂ることができる。

知って健康生活！

healthy life

生命を維持する「基礎代謝」

年齢とともに、必要なエネルギーが少なくなる

私たちの体は、24時間休みなく働いています。睡眠中でさえも、体温の維持や呼吸、心臓の拍動のため、さまざまな器官が働き生命を維持しているのです。

こうした生命維持の必要最小限のエネルギー代謝量を、「基礎代謝」といいます。基礎代謝は、年齢によって異なります。個人差もありますが、もっとも多いのが18歳で、男性（身長171㎝、体重60㎏）は約1550kcal、女性（女性158㎝、体重51㎏）は約1210kcalです。その後、だんだんと減り、50歳になると男性は1290kcal、女性は1056kcalほどになります。

年齢が上がると基礎代謝が低下するのは、筋肉が衰えてくるからです。それなのに、中高年になっても食事量を減らさずにいると、過剰な脂肪が体内に残り、肥満を招きます。腹八分目の食事と、筋力を維持する適度な運動が必要です。

逆に、ダイエットで極端に米やパンといった主食を摂らないと、基礎代謝に必要なエネルギーが得られなくなってしまうのです。

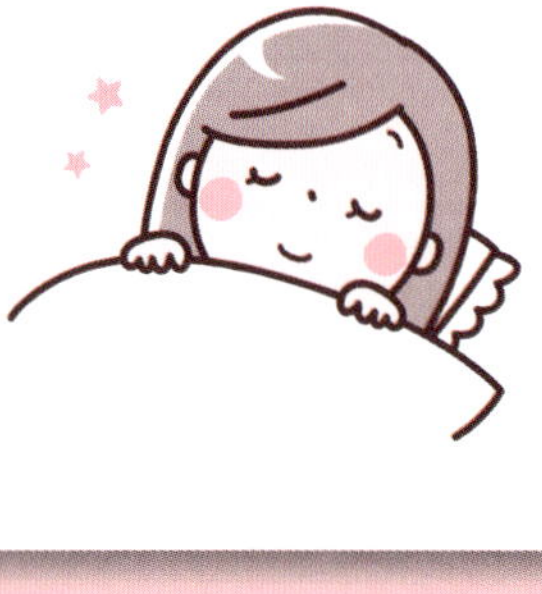

PART 2

「気になる症状」に効く栄養素

血圧の上昇を抑制する

血液中の塩分や水分を排出し血圧を正常に保つカリウム

カリウムには、血液に含まれる不要な塩分（ナトリウム）や水分の排出を促し、血圧の上昇を抑える作用があります。

カリウムは、大豆やイワシなどに多く含まれています。ヒジキやブロッコリーといったカルシウムとマグネシウムを多く含む食品といっしょに摂ると、相乗効果があります。

◎ **摂りたい栄養素**

①カリウム…余分な塩分を体外に排出する。

②カルシウム…血液中のナトリウムを抑制する。

△ **控えたい栄養素**

○ナトリウム…過剰に摂取すると薄めるための水分が必要となり、血液中の水分が増えて血管への圧力が上がる。

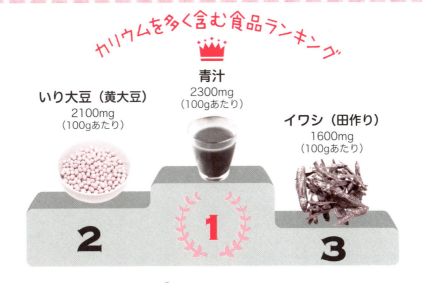

カリウムを多く含む食品ランキング

青汁
2300mg
（100gあたり）

いり大豆（黄大豆）
2100mg
（100gあたり）

イワシ（田作り）
1600mg
（100gあたり）

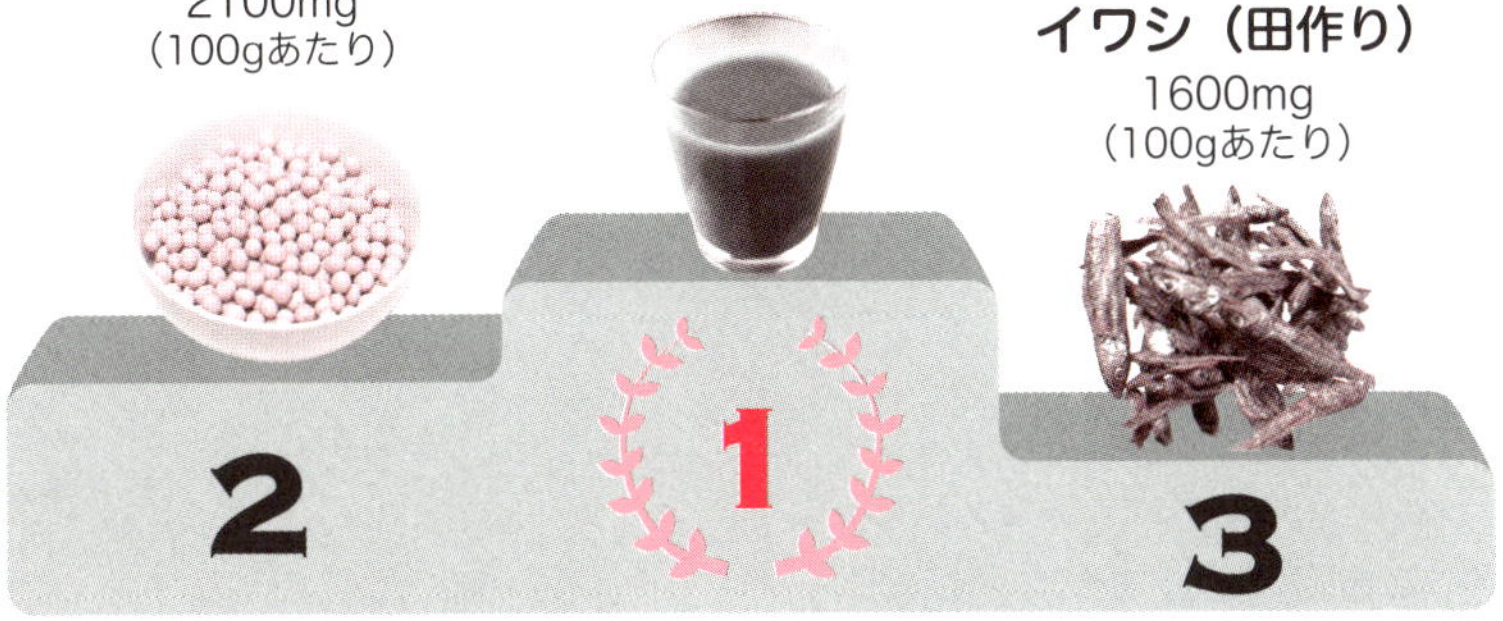

おすすめの調理法

生
水に溶けやすいので、生で摂ると損失がない。

煮る
煮汁に溶け出すので、煮汁ごと食べられるスープやみそ汁などがおすすめ。

NGな調理法

水に浸す
水に溶けやすいので、損失が大きい。

ゆでる
水に溶けやすいので、ゆでこぼすと損失が大きい。

細かく切る
調理をする際、水にふれる部分が多くなるので、損失が大きくなる。

おすすめのメニュー

青汁ヨーグルト
ヨーグルトに青汁の粉末をかけて、摂りやすくする。

ヒジキと大豆の煮物
ヒジキに含まれるカルシウムとの相乗効果がある。

田作りの炊き込みごはん
カリウムがごはんにしみ込むので、効率よく摂れる。

血糖値を調整する

亜鉛がインスリンの分泌を促し血糖値の上昇を抑える

血糖値の上昇を抑制するインスリンを合成したり、分泌を促したりするのが亜鉛です。亜鉛は吸収されにくいうえに、食物繊維やタンニンなどによって吸収が妨げられるので、不足しがちです。亜鉛を多く含む牛肉やカキなどの貝類を意識して摂るようにしましょう。

◎ 摂りたい栄養素

①亜鉛…インスリンの合成や分泌を促進する。
②ビタミンB_6…亜鉛同様にインスリンの合成や分泌を促進する。

△ 控えたい栄養素

①糖質…小腸でブドウ糖などに分解されて血中に入り、血糖値を上げる。
②フィチン酸…亜鉛と結合し、消化器官での吸収を阻害する。パンなどの小麦粉製品や、インスタント食品に含まれる。

亜鉛を多く含む食品ランキング

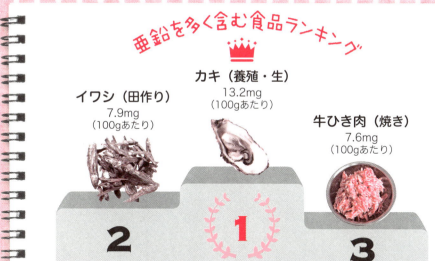

カキ（養殖・生）
13.2mg
（100gあたり）

イワシ（田作り）
7.9mg
（100gあたり）

牛ひき肉（焼き）
7.6mg
（100gあたり）

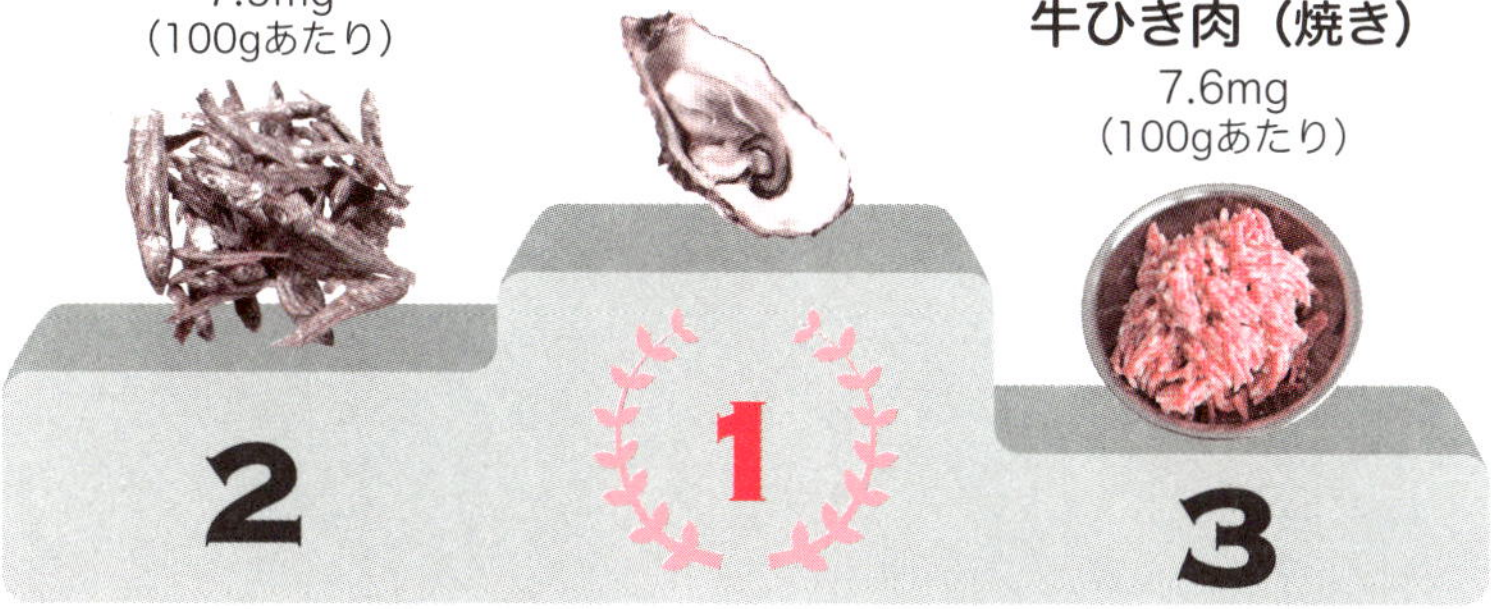

おすすめの調理法

生
生で食べることで、余すことなく亜鉛を摂取できる。

焼く
熱に強いので、損失が小さい。かさが減ることで、たくさん食べられる。

煮る
油を使わないので、血管にやさしい調理法。

NGな調理法

熱に強いため
とくになし

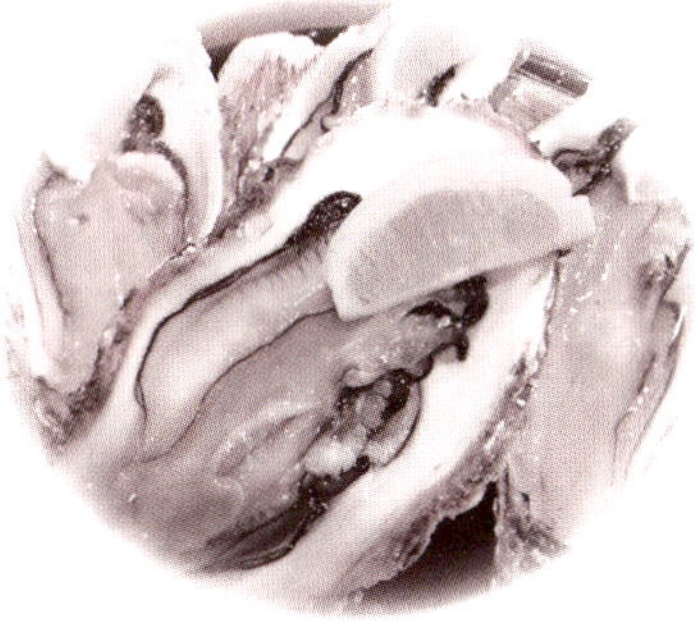

おすすめのメニュー

カキ鍋
カボス酢で食べるとビタミンCにより吸収が高まる。

生ガキのレモン添え
レモンに含まれるビタミンCによって吸収が高まる。

肉豆腐（牛肉）
牛肉に含まれる亜鉛を、豆腐のサポニンがサポートしてインスリンの分泌が促される。

コレステロール値を下げる

悪玉コレステロールを減らすαリノレン酸

オメガ3系のαリノレン酸は、体内で不飽和脂肪酸であるEPAやDHAに変化します。エゴマ油やアマニ油に含まれ、悪玉コレステロールや中性脂肪を減らす作用があります。αリノレン酸は、体内でつくられない「必須脂肪酸」のひとつ。積極的に摂るようにしましょう。

◎摂りたい栄養素

①αリノレン酸…悪玉コレステロールを減らし、善玉を増やす。
②大豆イソフラボン…中性脂肪とともに悪玉コレステロールを減らす。

△控えたい栄養素

①飽和脂肪酸…肉などの動物性の脂肪酸、とくに脂身は悪玉コレステロールを増やす。
②トランス脂肪酸…マーガリン、ショートニングに多く含まれ、悪玉コレステロールを増やし、善玉コレステロールを減らす。

αリノレン酸を多く含む食品ランキング

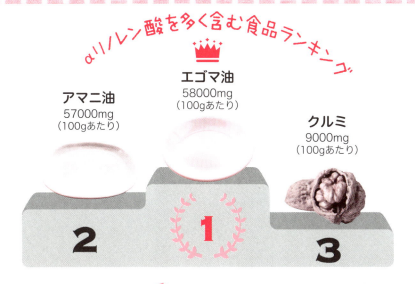

エゴマ油
58000mg
（100gあたり）

アマニ油
57000mg
（100gあたり）

クルミ
9000mg
（100gあたり）

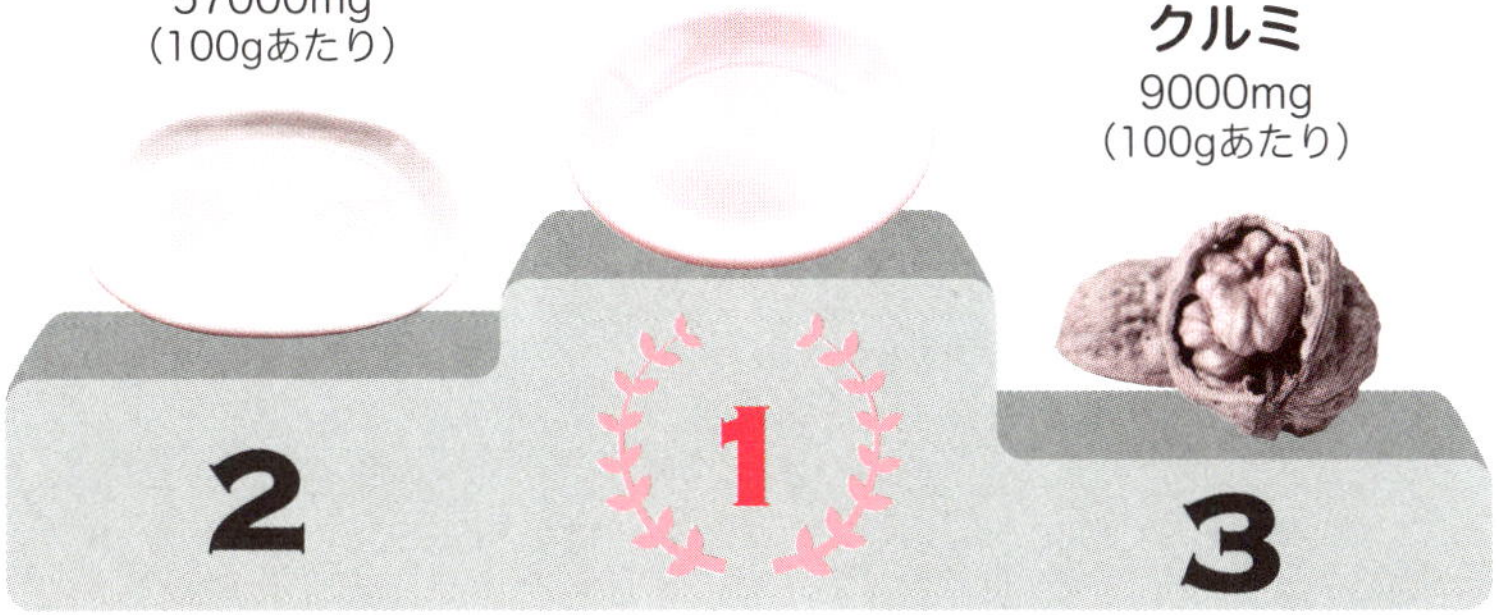

おすすめの調理法

GOOD!

生
熱に弱く酸化しやすいので、生で摂ると損失なく体内で吸収できる。

NGな調理法

NG

加熱
熱に弱く酸化しやすいので、加熱すると損失が大きい。

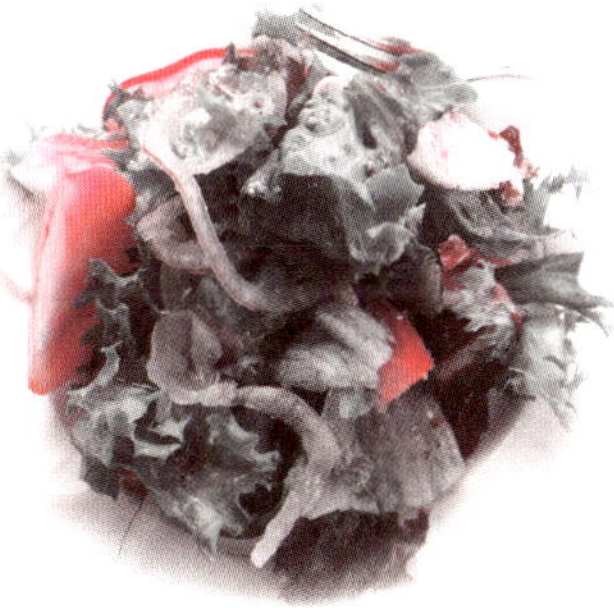

おすすめのメニュー

サラダにかける
油にしょうゆや酢、レモンなどを加えて、ドレッシングにすると摂りやすい。

野菜ジュースやみそ汁に入れる
油をジュースやみそ汁、スープに入れると摂りやすくなる。

豆腐のクルミみそかけ
大豆に含まれるイソフラボンとの相乗効果がある。

骨粗しょう症を予防

乳製品などから、骨を強くするカルシウムを摂取

骨粗しょう症の予防には、骨を強くするカルシウムを摂るのが効果的です。カルシウムの99%は骨や歯を形成しています。

摂取量の目標は、成人の場合、男性で1日に800㎎、女性で650㎎。乳製品のほか、魚や大豆、コマツナなどの野菜にも含まれているので、主菜や副菜でこれらの食品を摂りましょう。

◎ 摂りたい栄養素

①カルシウム…骨や歯を形成する。血液や神経に存在し、脳や心臓の働きを維持する。

②ビタミンD…腸管からのカルシウムの吸収を促し、骨の形成を促進する。

△ 控えたい栄養素

①シュウ酸…カルシウムと結合し、骨への吸収を阻害する。

②食物繊維…過剰に摂取すると、カルシウムが体外へ排出される。

カルシウムを多く含む食品ランキング

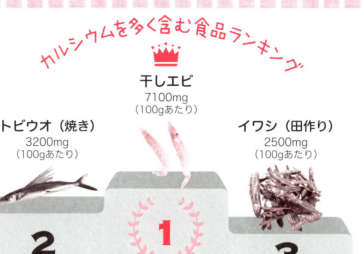

干しエビ
7100mg
（100gあたり）

トビウオ（焼き）
3200mg
（100gあたり）

イワシ（田作り）
2500mg
（100gあたり）

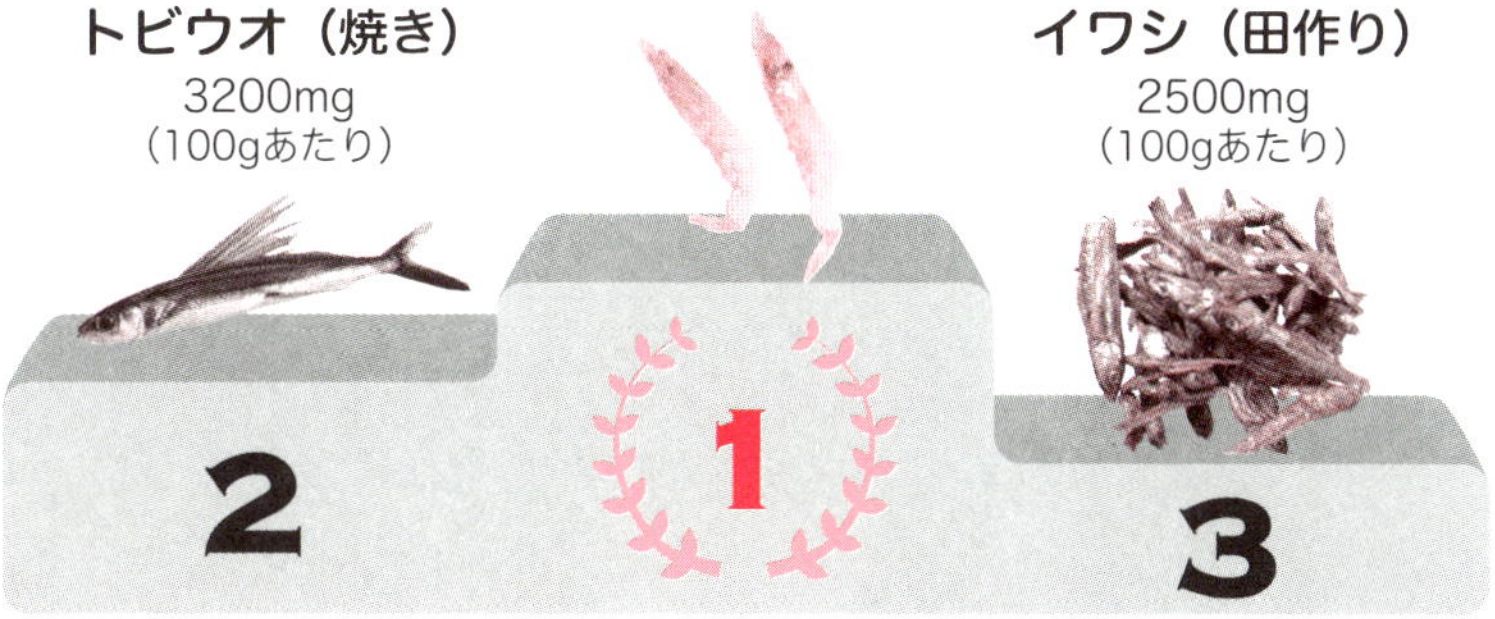

おすすめの調理法

- **炒める**
  カルシウムを多く含む野菜は、炒めると他の栄養素の損失も最小限ですむ。
- **焼く**
  グラタンやピザにすると、乳製品を多く摂ることができる。
- **煮る**
  魚は圧力鍋で煮ると骨ごと食べられるので、カルシウムを効率よく摂れる。

NGな調理法

熱に強いため
とくになし

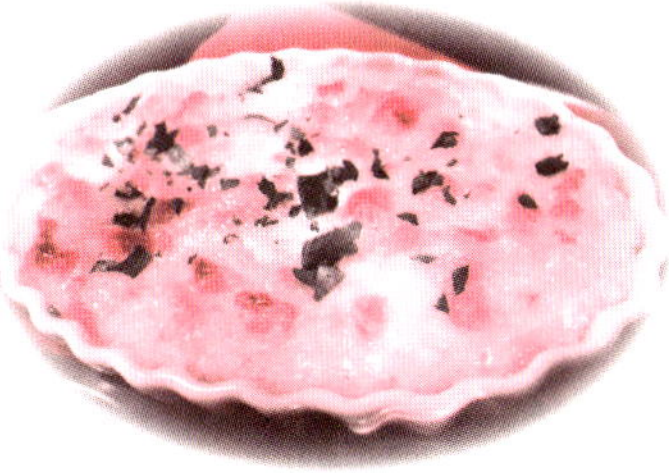

おすすめのメニュー

- **エビグラタン**
  乳製品に含まれるカルシウムは吸収されやすいので、効率よく摂れる。
- **コマツナときのこのソテー**
  きのこに含まれるビタミンDとの相乗効果がある。
- **シラス添えダイコンおろし**
  ビタミンDを多く含むシラスを多く食べられる。

胃もたれの解消

胃腸薬にも使われる酵素で消化を助ける

胃もたれは、食べすぎや疲労によって胃の消化力が弱った状態です。炭水化物を消化する働きがあるアミラーゼは、だ液やすい液に含まれている酵素で、胃腸薬にも使われています。キャベツや大根、バナナなどにも含まれており、これらを食べることによって、胃もたれの改善が期待できます。

◎ 摂りたい栄養素

①アミラーゼ…炭水化物を消化する。

②プロテアーゼ…たんぱく質を消化する。胃腸を健康に整える助けをする。

△ 控えたい栄養素

①カフェイン…胃を刺激し、胃もたれを悪化させる。

②食物繊維…ゴボウ、レンコンなどの食物繊維が豊富で固い食べ物は、消化不良を促進する。

アミラーゼを多く含む食品

カブ

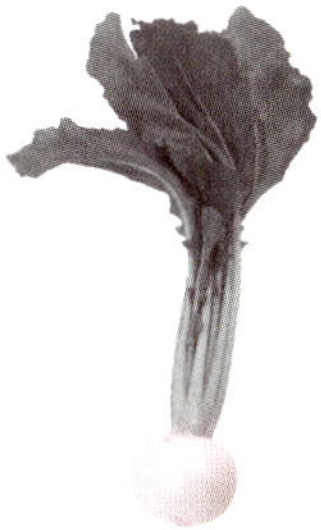

ヤマイモ

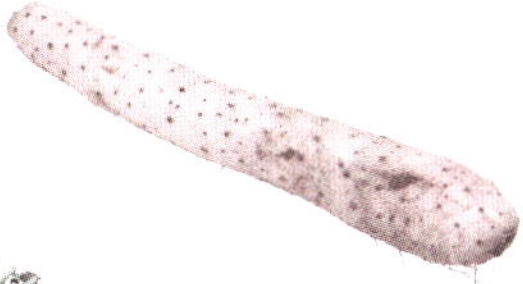

大根

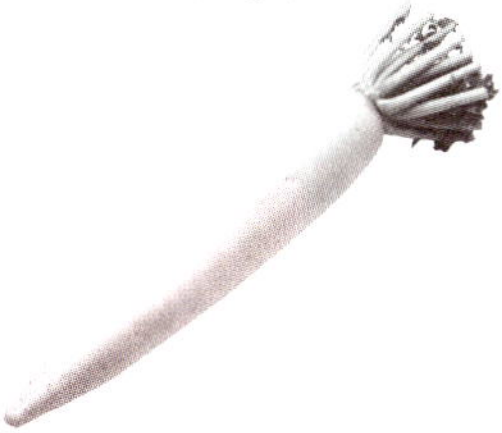

おすすめの調理法

生

野菜の細胞を壊したときに、効果がアップするので、すりおろしやジュースなどにするとよい。

NGな調理法

加熱

アミラーゼは50℃を超えると壊れるため、加熱調理には向いていない。

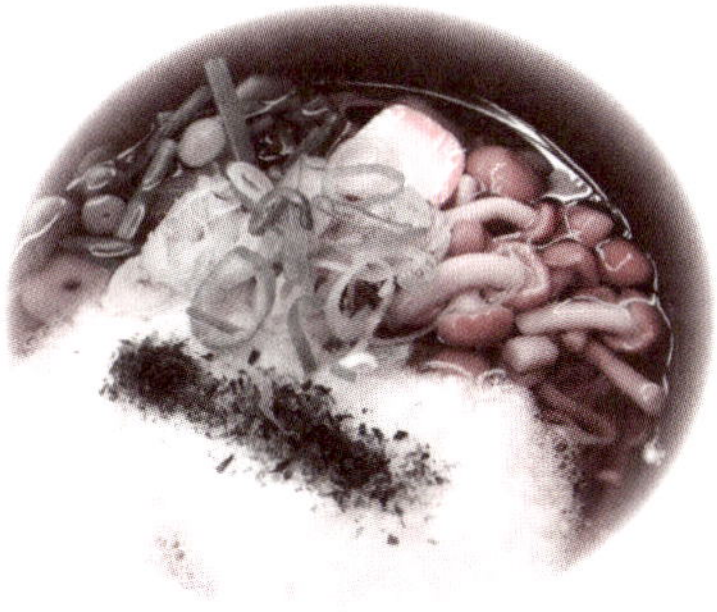

おすすめのメニュー

とろろそば

そばに含まれるルチンとの相乗効果がある。

カブのすりおろしシラス和え

辛みが少なく、シラスの塩気で食べやすくなる。

おろし冷奴

のどごしのよい豆腐とともに、大根おろしをたくさん摂れる。

肩凝りの予防

乳酸がたまった肩の動きをビタミンB_1がスムーズにする

肩凝りは、血行不良によって酸素や栄養が行き渡らなくなり、筋肉に疲労物質の乳酸がたまることで起こります。ビタミンB_1には、乳酸のもととなる糖分をエネルギーに変えて、筋肉の動きをスムーズにする働きがあります。ビタミンB_1を多く含む豚肉やウナギを積極的に摂りましょう。

◎ 摂りたい栄養素

①ビタミンB_1…効率よくエネルギーを生み出し、筋肉疲労を回復する。
②ビタミンB_{12}…葉酸と赤血球をつくり出し、全身に酸素を行き渡らせる助けをする。
③マグネシウム…筋肉の緊張を緩和する。

△ 控えたい栄養素

①糖質…血糖値の急上昇などで血管が傷つきやすくなり、血行不良になりやすい。
②ナトリウム…塩分を摂りすぎると血圧が上がり、血流が悪くなる。

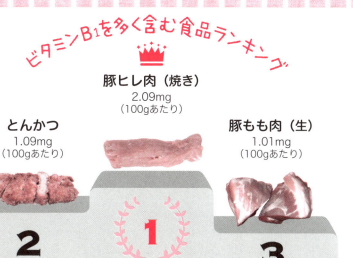

ビタミンB_1を多く含む食品ランキング

豚ヒレ肉（焼き）
2.09mg
（100gあたり）

とんかつ
1.09mg
（100gあたり）

豚もも肉（生）
1.01mg
（100gあたり）

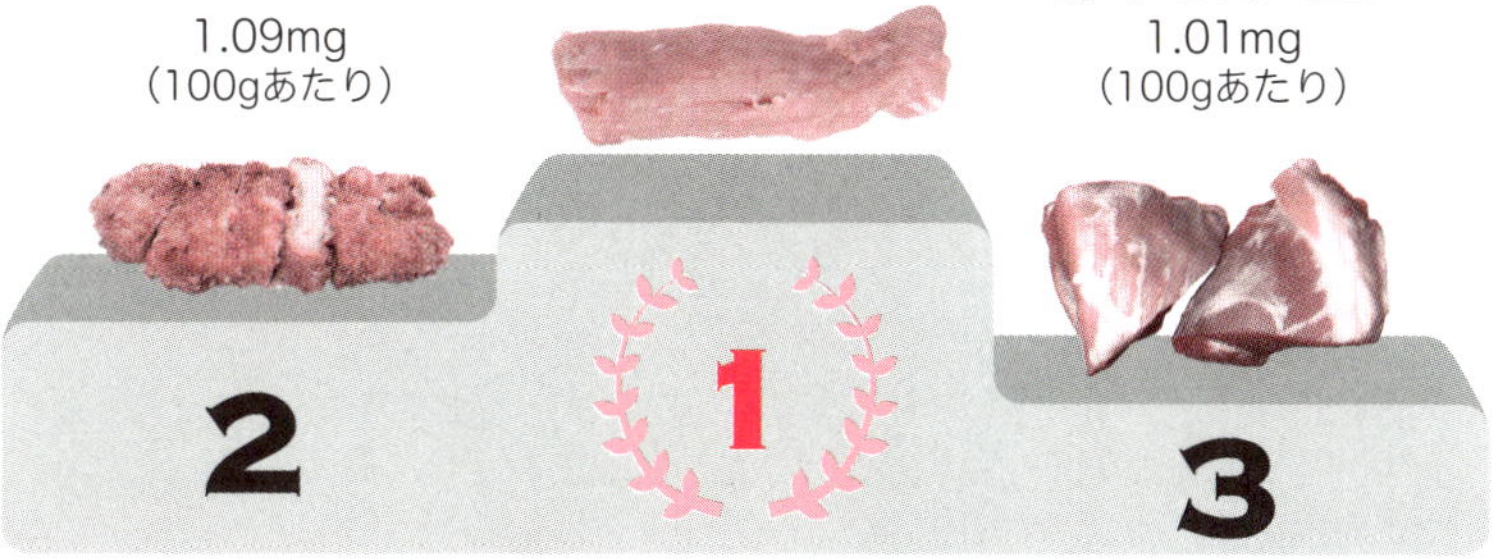

おすすめの調理法

アリシンといっしょに摂る
ニンニクやタマネギ、ニラなどといっしょに摂ると吸収が高まる。

焼く
加熱には弱いが、水を使わないので比較的損失が小さい。

揚げる
加熱には弱いが、水を使わず調理時間が短いので比較的損失が小さい。

NGな調理法

水にさらす
水に溶けやすいため、野菜などは水にさらすとビタミンB_1が溶け出して損失が大きい。

ゆでる
水に溶けやすいので、ゆでこぼすと損失が大きい。

おすすめのメニュー

とんかつ
加熱による損失はあるが、ビタミンB_1を多く含む豚肉を多く食べられる。

ウナギの蒲焼
ビタミンB_1を多く含むウナギをしっかり食べられる。

八宝菜
豚肉のビタミンB_1と魚介類のB_6の相乗効果がある。

腰痛の予防

血液をサラサラにするアリシンで、血行がよくなる

慢性腰痛を軽くするには、血行をよくすることが必要です。ニンニクに含まれるアリシンには、血液をサラサラにして血行をよくする働きがあります。さらに、ビタミンB_1の吸収を高めてエネルギー代謝を活発にします。これによって筋肉疲労が軽減され、腰痛が緩和します。

◎ **摂りたい栄養素**

①アリシン…血行をよくする。ビタミンB_1の吸収を促進する。
②ビタミンB_1…エネルギー代謝を活発にして、筋肉疲労を軽減する。
③ジンゲロール…ショウガに含まれる。血管を拡張して血流をよくし、腰痛を緩和する。

△ **控えたい栄養素**

①脂質…摂りすぎると血管がつまりやすくなり、血行が悪くなる。
②糖質…摂りすぎると血管が衰え、血行が悪くなる。

アリシンを多く含む食品

タマネギ

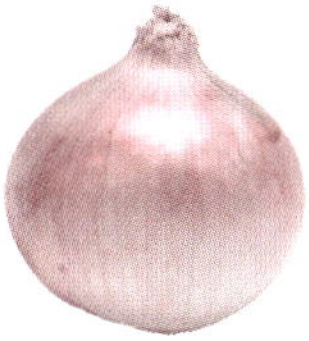

ニラ

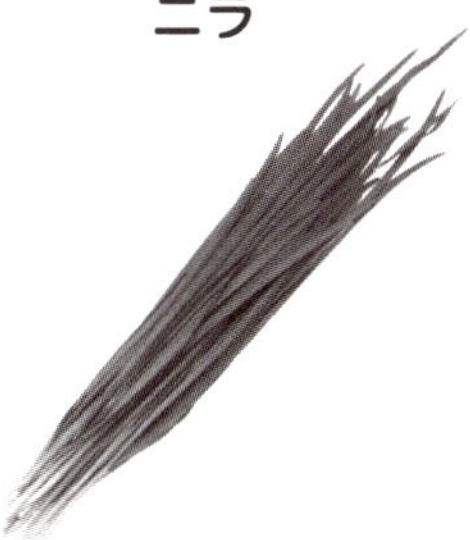

ニンニク

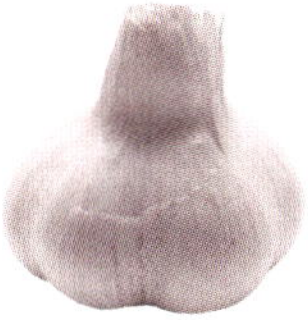

おすすめの調理法

生
損失なく摂取できる。すりおろしや細かく刻んで薬味などに使う。

蒸す
アリシンが食材に閉じ込められるので、損失が小さい。

焼く
加熱して損失しても、体内でビタミンB_6と反応して同じ効果が得られる。煮ても同様。

NGな調理法

熱に強いため
とくになし

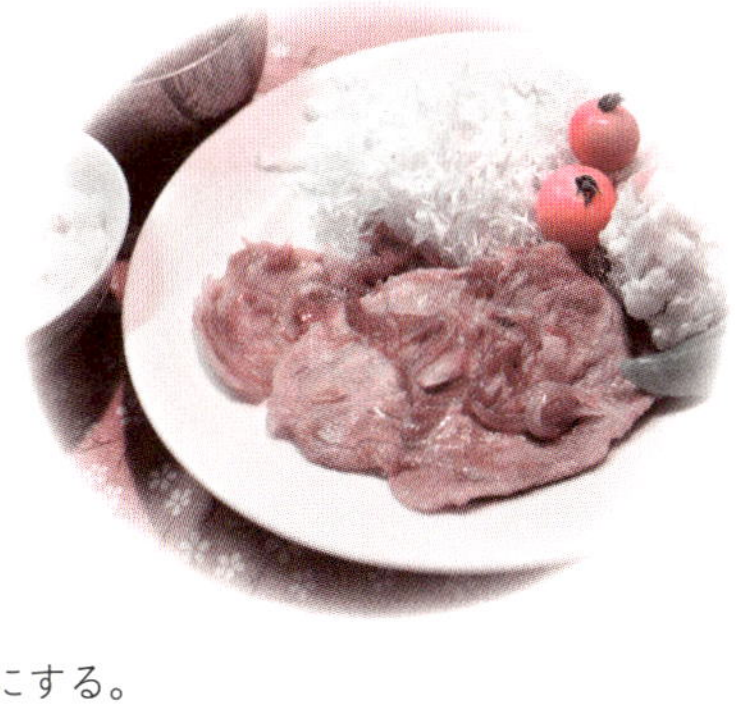

おすすめのメニュー

薬味（生）
刺身や焼き肉のタレ、ラーメンの薬味にする。

回鍋肉《ホイコーロウ》（豚肉とキャベツのみそ炒め）
豚肉のビタミンB_1との相乗効果がある。

豚肉のショウガ焼き
ショウガに含まれるジンゲロールとの相乗効果がある。

冷え症の解消

熱を発生し、体温を維持する動物性たんぱく質を摂る

たんぱく質は、胃で消化・吸収される過程で熱を発します。肝臓は、たんぱく質が再結合される際に生じた熱を全身の保温に役立て、体温を維持しています。このように、肉や魚などの動物性たんぱく質を摂るようにすると、冷え症の解消が期待できます。

◎ 摂りたい栄養素

①たんぱく質…熱を発し、体温を維持する。
②ショウガオール…ショウガに含まれている。体温を上げる。
③カプサイシン…トウガラシに含まれている。体温を上げる。

△ 控えたい栄養素

①ビタミンC…とくに水分の多い果物は体を冷やす。
②糖質…甘いケーキ類や白砂糖、小麦、大麦などは体を冷やす。

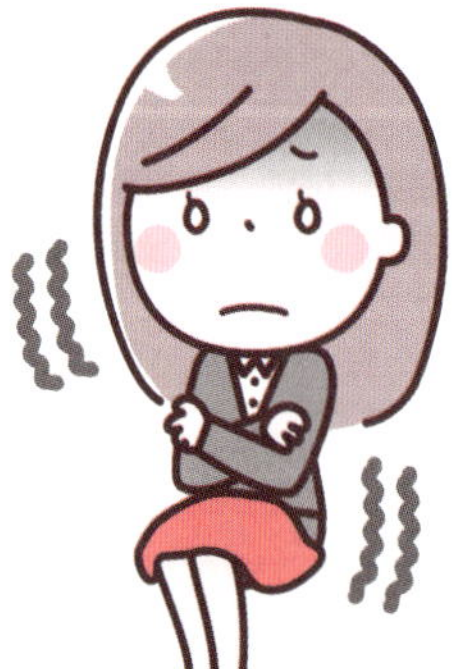

たんぱく質を多く含む食品ランキング

豚肉
87.6mg
（100gあたり）

鶏卵
86.5mg
（100gあたり）

フカヒレ
83.9mg
（100gあたり）

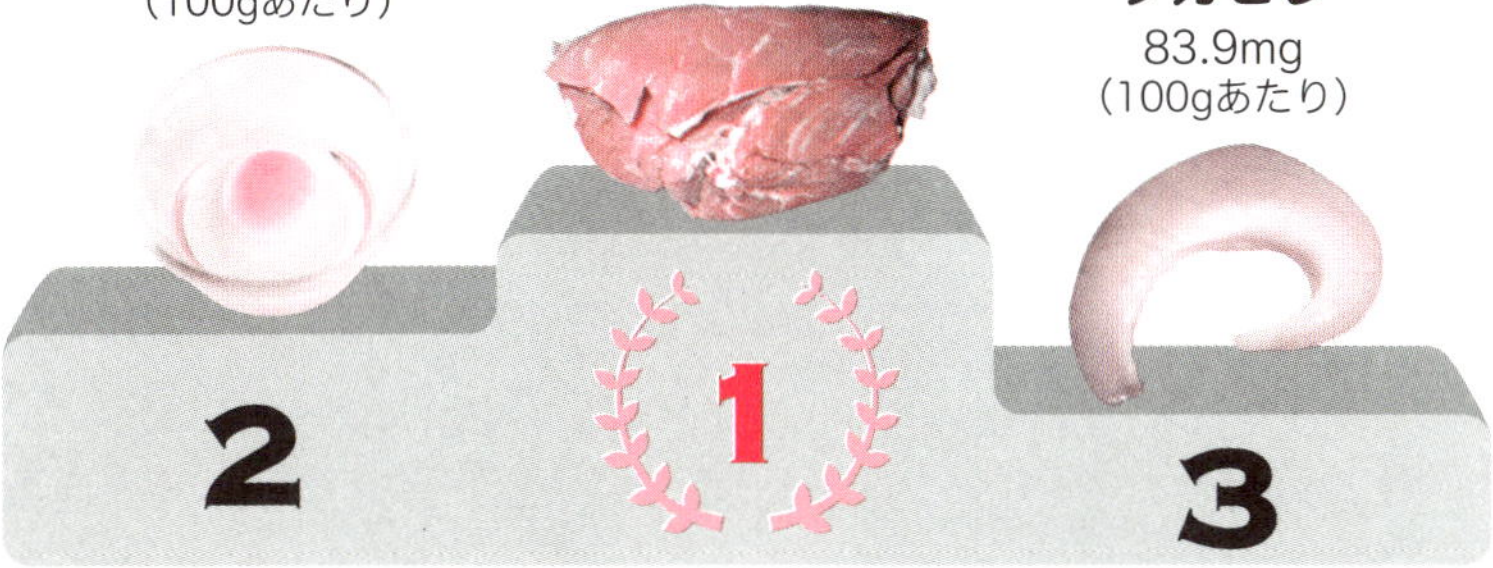

おすすめの調理法

蒸す
たんぱく質だけでなく、他の栄養素も溶け出すことがない。

ゆでる
たんぱく質は、ゆでても損失は小さい。温かいメニューで体を温める。

炒める
たんぱく質は、炒めても損失は小さい。脂質とともに摂り体を温める。

NGな調理法

熱に強いため
とくになし

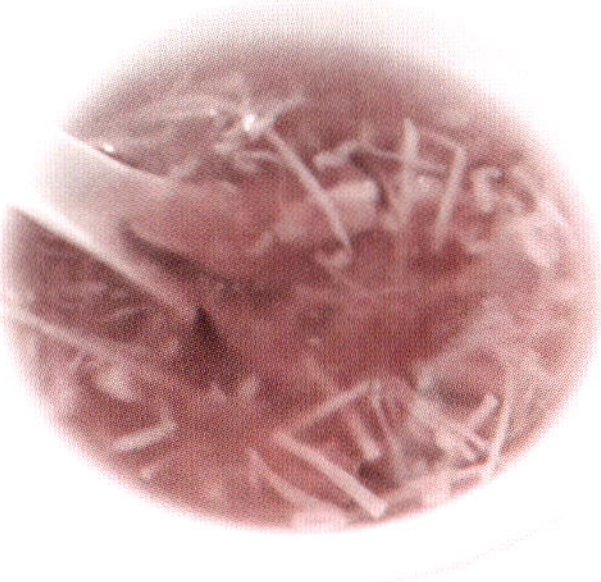

おすすめのメニュー

豚肉のショウガ焼き
体温を上げるショウガオールとの相乗効果がある。

ホウレンソウの卵焼き
ホウレンソウに含まれる鉄との相乗効果で血行が促進される。

フカヒレスープ
ショウガを入れると、体を温める効果が上がる。

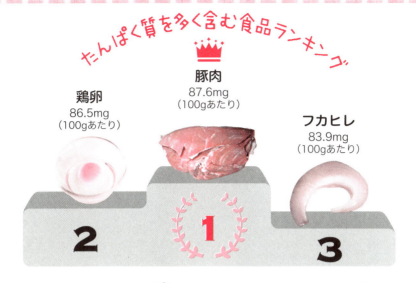

ストレスに強くなる

ストレスに対抗するビタミンでストレスを乗り切る

ストレスを受けると副腎皮質ホルモンが分泌されます。それによって血糖値が上がり、体内のエネルギーが増えることでストレスへの抵抗力が強くなるのです。

パントテン酸は副腎皮質ホルモンの働きを助けるので、「ストレス対抗ビタミン」といわれています。熱に弱いので、生で摂れる生卵などがおすすめです。

◎ 摂りたい栄養素

①パントテン酸…副腎皮質ホルモンの働きを助け、ストレスに対抗する。

②ビタミンC…副腎皮質ホルモンを分泌し、免疫力を高める。

△ 控えたい栄養素

①カフェイン…覚醒効果によって興奮し、睡眠不足になることでストレスが増す。

②糖質…摂りすぎると血糖値の調節機能が低下し、イライラや不安が増す。

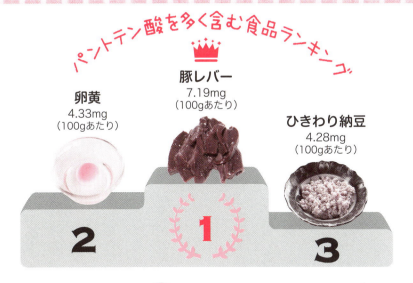

パントテン酸を多く含む食品ランキング

豚レバー
7.19mg
（100gあたり）

卵黄
4.33mg
（100gあたり）

ひきわり納豆
4.28mg
（100gあたり）

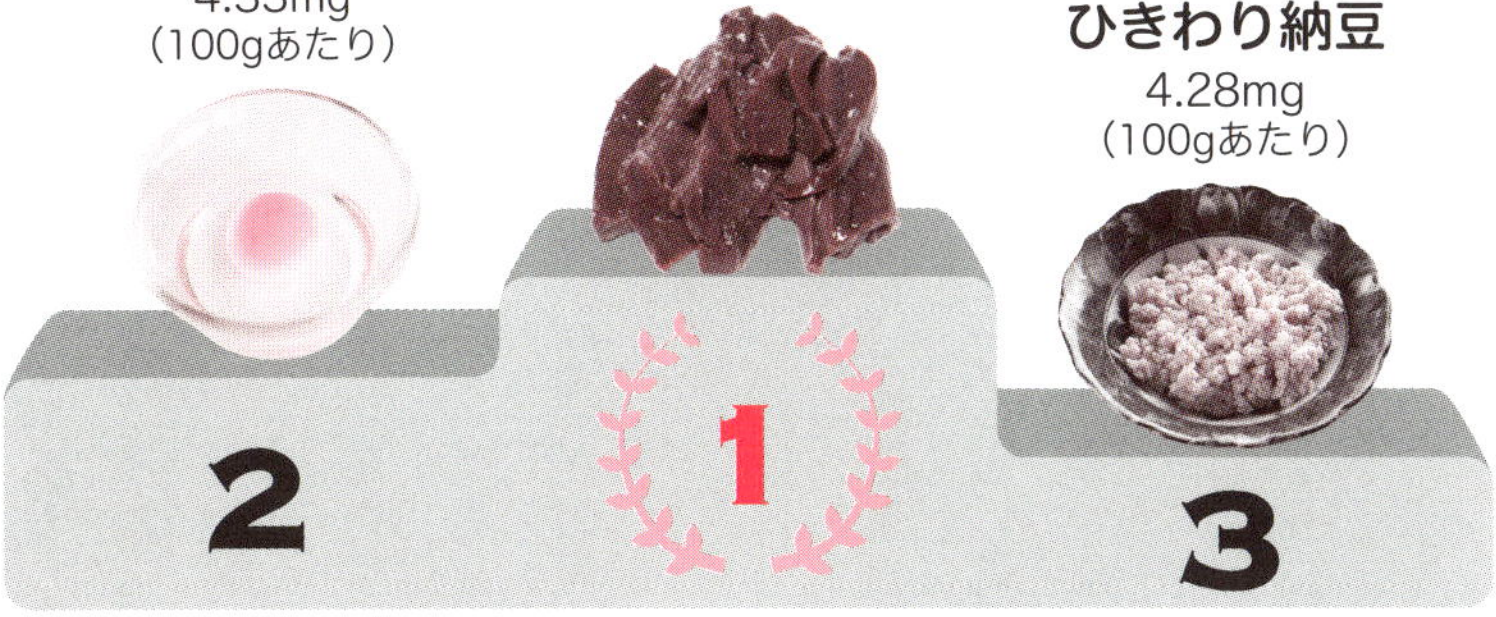

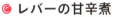

おすすめの調理法

GOOD!

生

水溶性で熱に弱い。生で食べると損失なく摂れる。

煮る

煮汁に溶け出すので、煮汁ごと食べられるスープやカレー、シチュー、みそ汁などがおすすめ。

NGな調理法

NG

ゆでる

水に溶けやすいため、ゆでこぼすと損失が大きい。

炒める

焼く

熱や酸、アルカリに弱いため、損失が大きい。

おすすめのメニュー

レバーの甘辛煮

煮汁ごと食べると効率よくパントテン酸が摂れる。

卵かけ納豆

鶏卵と納豆の両方から、パントテン酸が摂れる。

納豆チャーハン

鶏卵と納豆に含まれるパントテン酸と、野菜に含まれるビタミンCとの相乗効果がある。

便秘・下痢を解消する

腸内の善玉菌を増やす乳酸菌で便通を整える

便秘や下痢は、悪玉菌によって腸内がアルカリ性になると起こりやすくなります。チーズやヨーグルトなどの乳酸菌を含む発酵食品を摂ると、善玉菌が増え腸内が弱酸性になります。悪玉菌の増殖も抑えられるので、腸内環境が整い便通が改善されます。

◎ 摂りたい栄養素

①乳酸菌…善玉菌を増やし、悪玉菌の増殖を抑制する。整腸作用で便通が改善される。

②食物繊維…乳酸菌のえさになる。乳酸菌によって、腸のぜん動運動が活発になり排便が促される。

△ 控えたい栄養素

○飽和脂肪酸…消化に時間がかかり、腸の働きを低下させる。

乳酸菌を多く含む食品ランキング

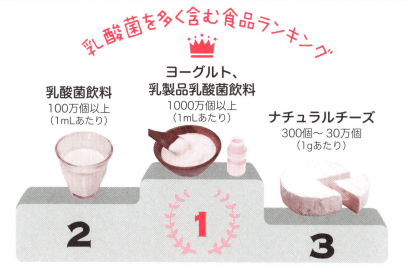

ヨーグルト、乳製品乳酸菌飲料
1000万個以上
（1mLあたり）

乳酸菌飲料
100万個以上
（1mLあたり）

ナチュラルチーズ
300個～30万個
（1gあたり）

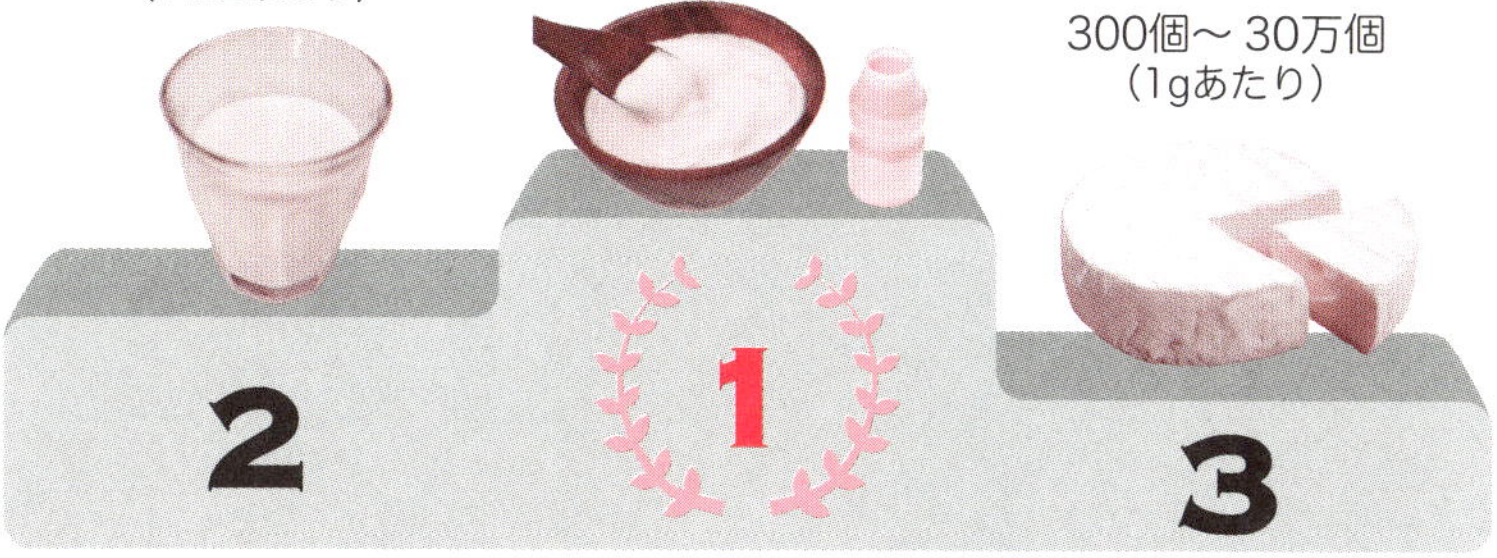

おすすめの調理法

- **生**
熱に弱い。生で食べると損失なく摂れる。
- **温める**
人肌ほどに温める。60℃を超えると損失が大きくなる。

NGな調理法

- **焼く**
- **炒める**
乳酸菌は60℃を超えると減少し、100℃を超えると死滅する。

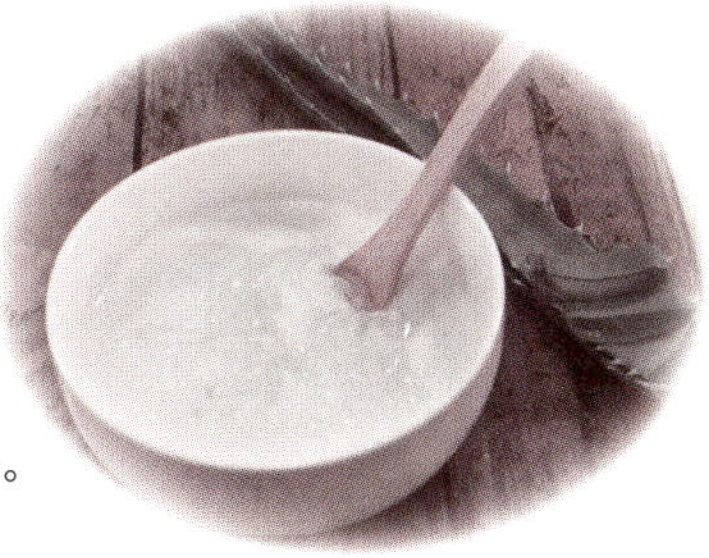

おすすめのメニュー

- **チーズサンド**
加熱しないので乳酸菌を損失なく摂れる。
- **アロエヨーグルト**
アロエに含まれる食物繊維に似た成分との相乗効果がある。
- **チーズをトッピングしたサラダ**
野菜の食物繊維との相乗効果で便通が整えられる。

関節痛を緩和させる

関節の軟骨のすり減りをコンドロイチンで軽減する

慢性的な関節痛は、軟骨のすり減りが原因だと考えられます。コンドロイチンには、関節の軟骨の保水力を高めてやわらかくする作用や、軟骨がすり減るのを抑える作用があります。コンドロイチンは、納豆やなめこといった、ネバネバした食品に含まれます。

甲殻類に含まれるグルコサミンには、傷ついた軟骨を修復したり、再生したりする働きがあります。

◎ 摂りたい栄養素

①コンドロイチン…軟骨の保水力を高め、軟骨のすり減りを抑える。

②グルコサミン…軟骨をつくる成分のひとつ。関節を滑らかにして痛みをやわらげる。

△ 控えたい栄養素

①飽和脂肪酸…炎症を起こしやすくする。

②オメガ6系不飽和脂肪酸…炎症を起こしやすくする。

コンドロイチンを多く含む食品

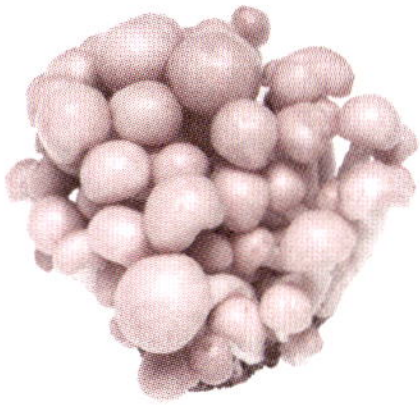

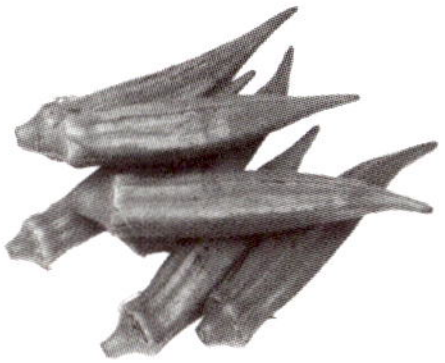

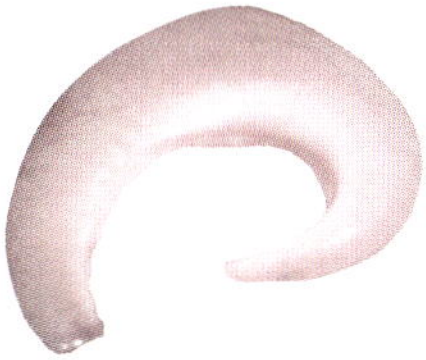

おすすめの調理法

生
ネバネバを洗い流さないようにすると、損失なく摂ることができる。

NGな調理法

焼く
加熱に弱いため、焼くと損失が大きい。

炒める
加熱に弱いため、炒めると損失が大きい。

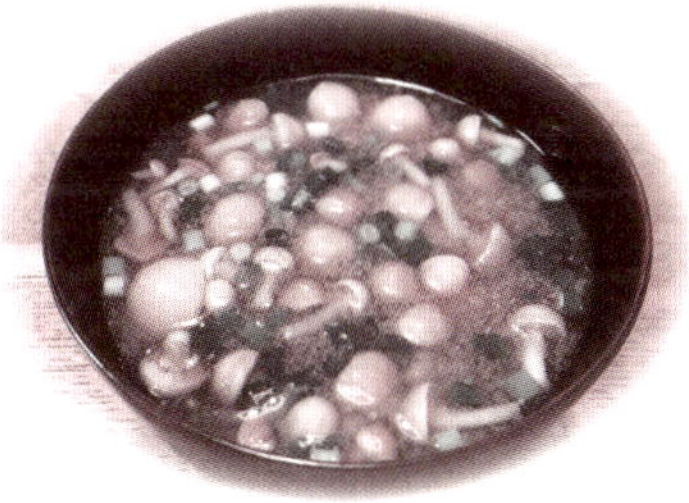

おすすめのメニュー

ナメコのみそ汁
熱には弱いが、煮汁を飲むことで溶け出た分も摂取できる。

納豆のオクラ和え
コンドロイチンを多く含むオクラと納豆とで、多く摂取できる。

フカヒレスープ
コンドロイチンを含むカニやエビを入れると、相乗効果がある。

肌荒れを改善する

ビタミンB_6で皮膚や粘膜の健康を保つ

過労や睡眠不足で肌荒れが気になるときには、ニンニクやマグロ、レバーなどに多く含まれる、ビタミンB_6を積極的に摂りましょう。

ビタミンB_6には、たんぱく質をエネルギーに変えて皮膚や粘膜の健康を維持し、皮膚炎などを予防する作用があります。

◎ 摂りたい栄養素

①ビタミンB_6…たんぱく質を分解して再合成させ、皮膚や髪、粘膜を強くする。

②ビタミンB_2…脂質の代謝を助け、皮脂の分泌を抑える。

△ 控えたい栄養素

①カフェイン…交感神経を刺激し、体を興奮させる。十分な睡眠が得られず肌荒れの原因となる。

②トランス脂肪酸…体内で分解されにくく、消化酵素を大量消費して内臓に負担をかけ肌荒れを招く。

ビタミンB_6を多く含む食品ランキング

ニンニク
1.53mg
（100gあたり）

ピスタチオナッツ
1.22mg
（100gあたり）

マグロ（赤身）
1.08mg
（100gあたり）

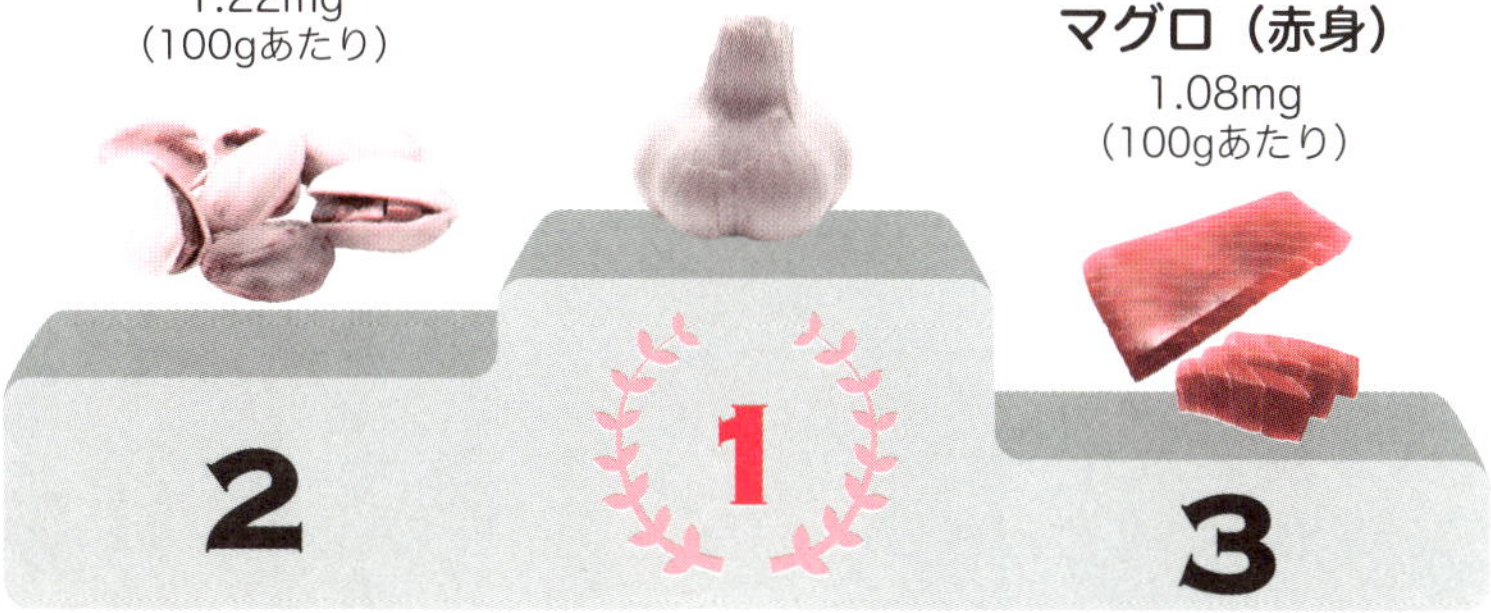

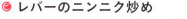

おすすめの調理法

- **生**
水に溶けやすいので、生で摂ると損失なく摂取できる。
- **蒸す**
水に溶けることなく栄養分が食材に留まるので、損失が小さくすむ。
- **煮る**
煮汁に溶け出すので、煮汁ごと食べられるスープやみそ汁などがおすすめ。

NGな調理法

- **水にさらす**
水に溶けやすいので、洗うときに水にさらすと損失が大きい。
- **ゆでる**
水に溶けやすいので、ゆでこぼすと損失が大きい。

おすすめのメニュー

- **レバーのニンニク炒め**
レバーに含まれるビタミンB_2との相乗効果がある。
- **マグロの刺身**
生で食べられるので、損失なくビタミン摂取できる。
- **マグロとアボカド丼**
アボカドに含まれるビタミンB_2との相乗効果がある。

目の疲れを緩和する

ビタミンAでドライアイや眼精疲労を予防

目が乾くドライアイや、眼精疲労を予防するには、「目のビタミン」といわれるビタミンAを摂るのが有効です。ビタミンAは網膜の主成分のひとつ。角膜や網膜の細胞を保護したり、新陳代謝を促したりして目を健康に保ち、ドライアイや眼精疲労を緩和します。

◎ 摂りたい栄養素

①ビタミンA…目の粘膜を保護して、網膜や角膜を健康に保つ。

②ビタミンB_1…筋肉の疲れをやわらげる働きがあり、目の疲れを解消するのに役立つ。

△ 控えたい栄養素

○糖類…過剰に摂取すると、代謝のためにビタミンB_1が消費されて不足しがちになる。

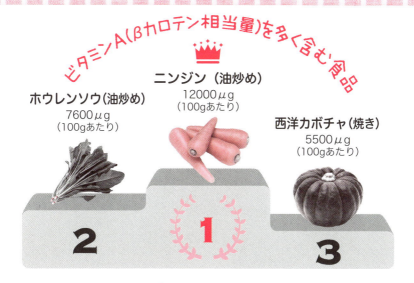

ビタミンA(βカロテン相当量)を多く含む食品

ニンジン（油炒め）
12000μg
（100gあたり）

ホウレンソウ(油炒め)
7600μg
（100gあたり）

西洋カボチャ(焼き)
5500μg
（100gあたり）

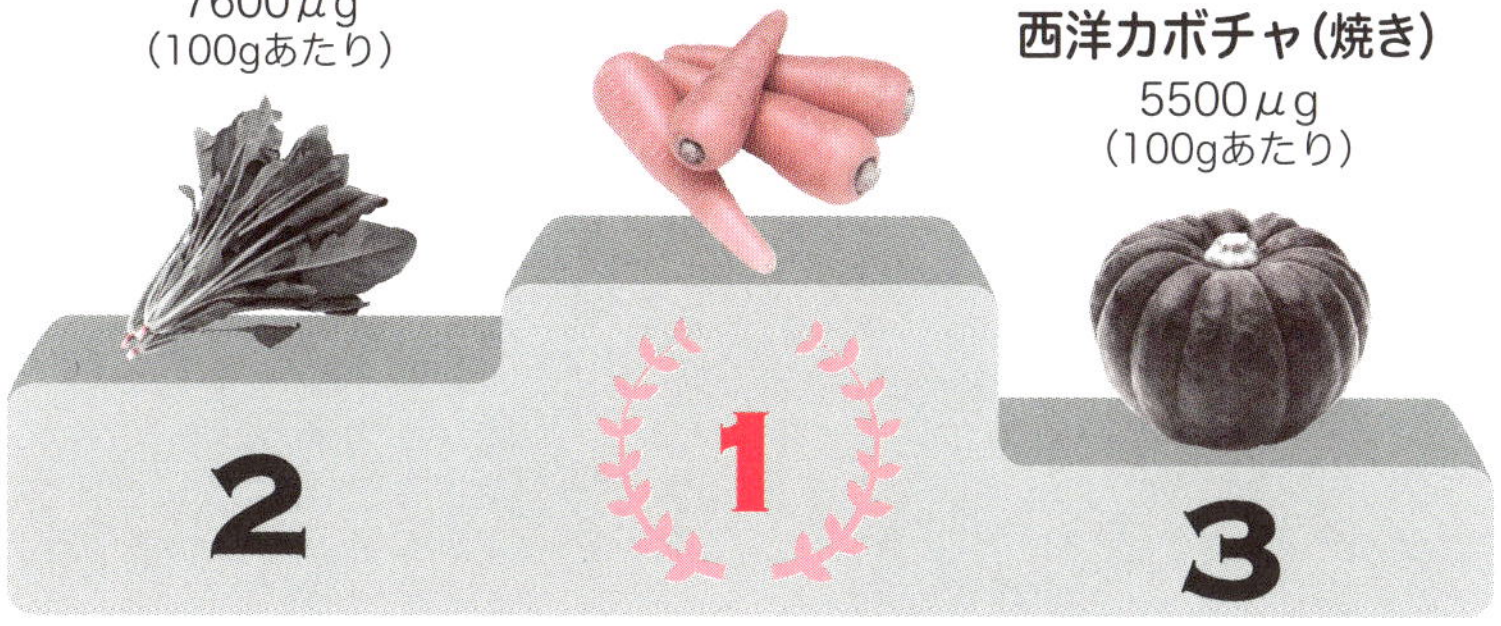

おすすめの調理法

炒める
脂溶性なので、炒めると油に溶けて体内で吸収しやすくなる。

揚げる
脂溶性なので、揚げると油に溶けて体内で吸収しやすくなる。

NGな調理法

**熱に強いため
とくになし**

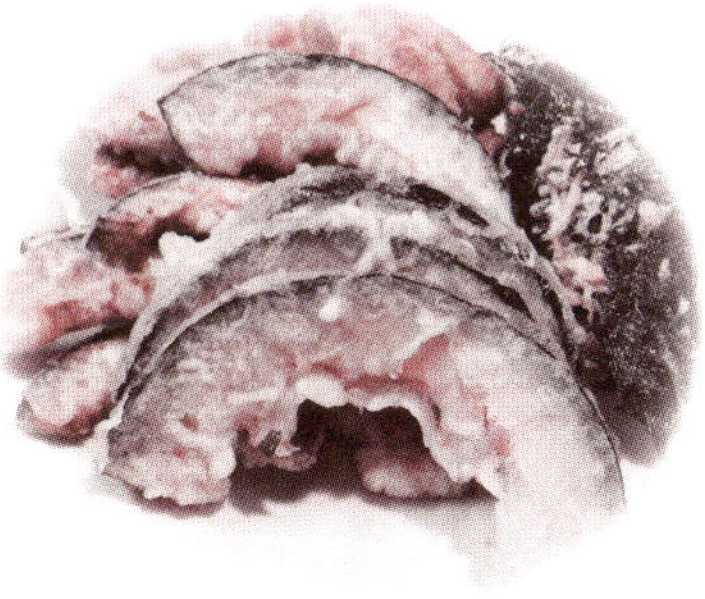

おすすめのメニュー

ニンジンのグラッセ
油やバターで炒めると、体内での吸収率が高まる。

ハムとホウレンソウの炒めもの
ハムに含まれるビタミンB_1との相乗効果が期待できる。

カボチャの天ぷら
揚げることにより、体内での吸収率が高まる。

知って健康生活!

healthy life

消化吸収のしくみ

よく噛むことは、胃や十二指腸での消化を助ける

食物は体内で消化、吸収されたあと、わたしたちの活動を支えるために働きます。「消化」とは、食物に含まれる栄養素を吸収できる形に変えることです。口、胃、十二指腸、小腸に運ばれ、それぞれの栄養素が消化されます。

だ液に含まれる消化酵素は、米やパンなどの糖質を分解します。だ液の分泌を促し、消化をよくするためにも、よく噛むことはとても大切です。

胃液の消化酵素は、おもに糖質やたんぱく質を分解します。その時間は、3~5時間ほどかかります。この段階では、脂質はまだ消化されません。油っこいものを食べすぎて胃がもたれるのは、消化されずに胃に残っているからです。

十二指腸では、膵液や胆汁で脂質が消化されます。さらに小腸で、栄養素はそれぞれ最小に分解・吸収されて肝臓へと運ばれ、その後体内で役立つように処理されます。食べてからここまで、8~10時間ほどかかります。

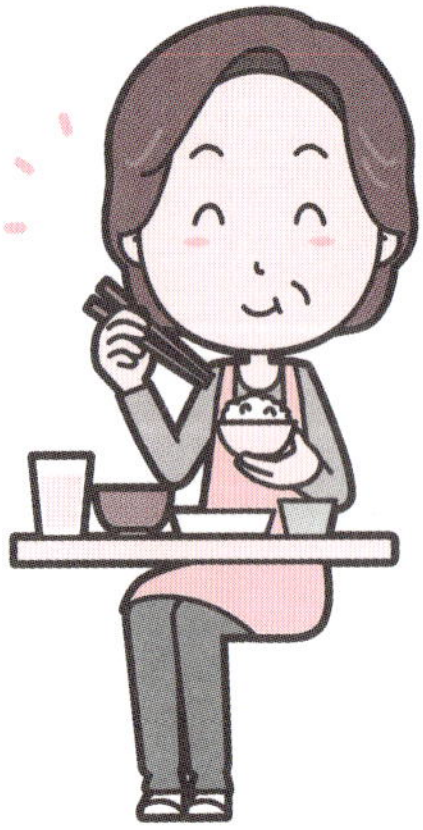

PART 3

「食品表示」と栄養素

カロリー0・糖質0、本当は0じゃない?!

カット＞オフ＞ゼロ、それぞれ含有量の基準値が違う

「糖類ゼロ」「糖質オフ」「ノンオイル」「低カロリー」をうたっている商品を、肥満解消や健康維持のために摂り入れている人も多いでしょう。

しかし、「○○ゼロ」「○○オフ」「ノン○○」のどれを選べばいいか迷うことはないでしょうか。これらは、健康増進法という法律で、きちんと表示の定義が決まっています。

①「含まない」ということを表示する場合→「○○ゼロ」「ノン○○」「○○レス」「無○○」

②「低い」ということを表示する場合→「○○オフ」「○○ライト」「低○○」「小○○」「○○ひかえめ」「○○ダイエット」

③通常と比べて量を低減していることを表示する場合→「○%カット」「○○ハーフ」「○gオフ」

つまり、「カロリーオフ」よりも「ノンカロリー」のほうが、カロリーが低いのです。このように、表示の定義を知っておくと、購入するときの目安になります。

●栄養表示基準に基づく栄養成分表示

	無、ゼロ、ノン、レス		低、ひかえめ、小、ライト、ダイエット、オフ	
	食品100gあたりの場合	飲料100mLあたりの場合	食品100gあたりの場合	飲料100mLあたりの場合
熱量	5kcal	5kcal	40kcal	20kcal
脂質	0.5g	0.5g	3g	1.5g
飽和脂肪酸	0.1g	0.1g	1.5g（※1）	0.75g（※1）
コレステロール（かつ飽和脂肪酸の含有量）	5mg（※2）	5mg（※2）	20mg（※2）	10mg（※2）
糖類	0.5g	0.5g	5g	2.5g
ナトリウム	5mg	5mg	120mg	120mg

※1 かつ飽和脂肪由来エネルギーが全エネルギーの10％
※2 1食分の量を15g以下と表示するものであって、当該食品中の脂肪酸の量のうち飽和脂肪酸の含有割合が15％以下で構成されているものを除く

厚生労働省のホームページを元に作成

「含まれない」表示と、「低い」表示には、それぞれ基準がある。

「ゼロ」表示でも0ではない

表示の違いだけでなく、それぞれの成分の含有量の基準値もきちんと決められています。

たとえばカロリーの場合は、「ゼロ」は食品100gあたり5kcal以下、「オフ」は食品100gあたり40kcal以下です。

糖類の場合は、「ゼロ」は食品100gあたり0・5g以下、「オフ」は食品100gあたり5g以下と定められています。

つまり、「ゼロ」と表示されていても、微量は含まれているわけです。「ゼロ」や「オフ」だからといって大量に摂ると、通常の食品や飲料を摂っているのと変わりません。

「ゼロ」や「オフ」などの基準値を知って、摂る量の目安にしましょう。

栄養素の分類、別名に注意！

成分表示だけでなく原材料名も確認することが大切

「糖質ゼロ」「糖類ゼロ」「砂糖ゼロ」の中で実際に糖質が制限できるのは「糖質ゼロ」だけです。

糖類や砂糖は、米やパンなどと同じ炭水化物の仲間です。炭水化物は、消化酵素によって分解され吸収できる糖質と、できない食物繊維で構成されています。

さらに糖質は、多糖類や糖アルコール、単糖類、二糖類などから構成されています。これらの中で「糖類」といわれるものは、単糖類（ブドウ糖や果糖など）と二糖類（砂糖など）だけです。「糖類ゼロ」の表示は、これら2種類が基準値以下だということになります。

米やパン、麺類に含まれるでんぷんは多糖類、人工甘味料などは糖アルコールです。これらの糖質が含まれていても糖類ではないので、「糖類ゼロ」という表示が可能なのです。

たとえば「糖類ゼロ」の食品には、血糖値を上昇させる人工甘味料のマルチトールなどが含まれているので、かならず栄養成分表示を見て、糖質や糖類、食物繊維の分量を確認しましょう。

●「糖質ゼロ」と「糖類ゼロ」の違い

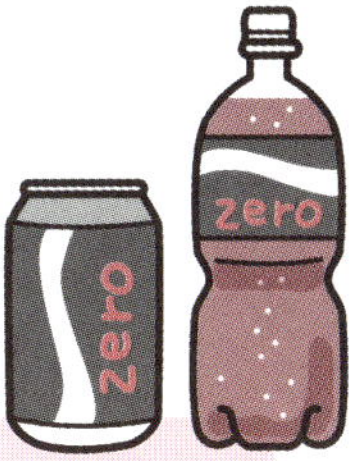

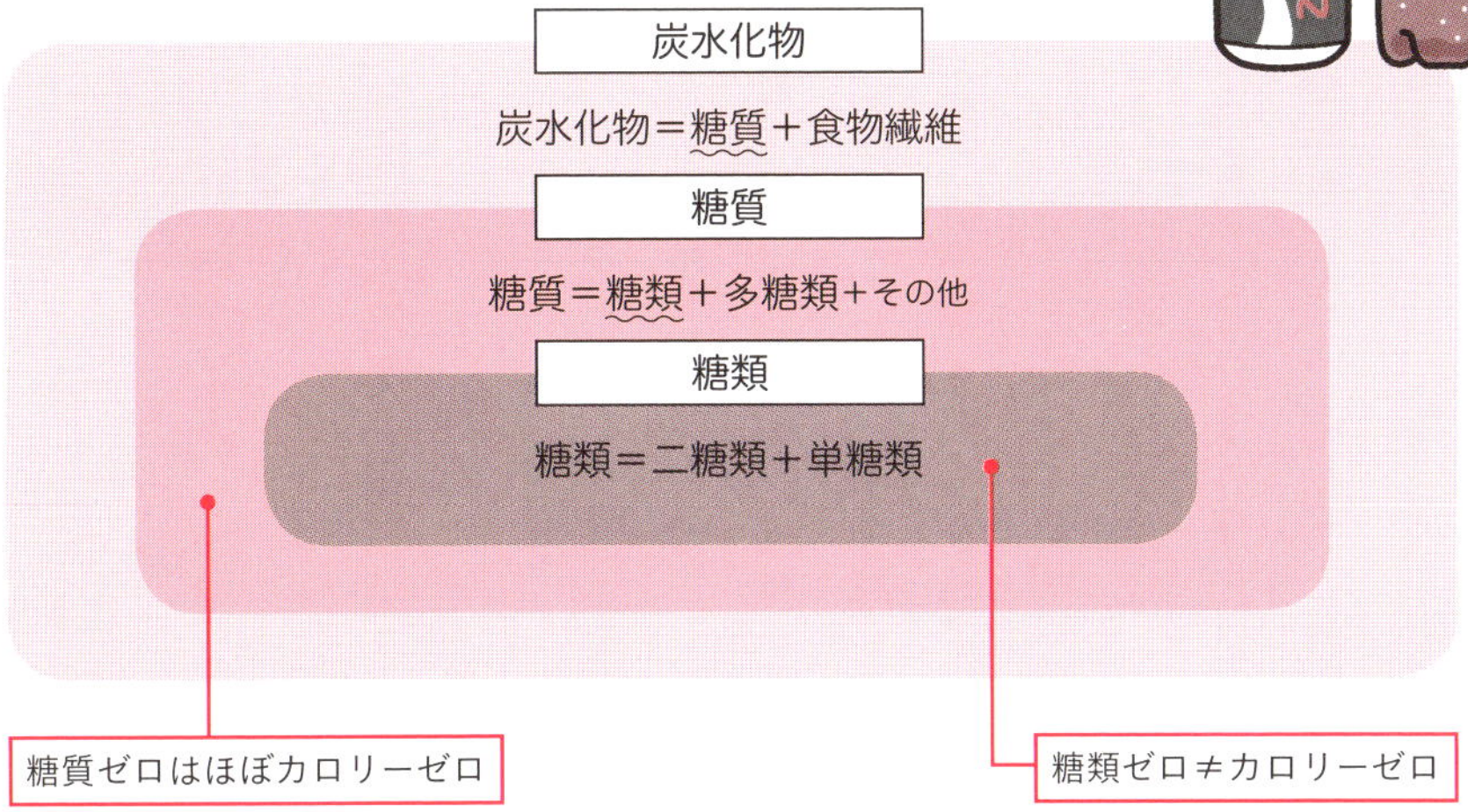

「糖質ゼロ」がほぼカロリーゼロであるのに対し、「糖類ゼロ」はそうではないので注意。

「糖類ゼロ」の表示のないものだと、糖質や糖類が「炭水化物」と表示されていることもあります。

脂質の表示にもさまざまある

ドレッシングやヨーグルトの表示「ノンファット」「コレステロール0」「低脂肪」「アマニオイル入り」は、脂肪酸についての強調表示です。「ノンファット」「コレステロール0」「低脂肪」は、飽和脂肪酸やオメガ6系不飽和脂肪酸が少ないことを強調しています。これらの成分は、悪玉コレステロールを蓄えやすい性質を持ちます。

いっぽう「アマニオイル入り」などは、善玉コレステロールを増やして悪玉を減らし、コレステロール値を下げる食品です。脂質が気になる場合は、成分表示だけでなく、原材料を見て油の種類を確認しましょう。

「高い」と「含む」は分量が違う

栄養素が多い表示も言葉によって含有量が違う

不足しがちな栄養素を補給する食品には、「高ビタミン」「カルシウムを含む」「食物繊維アップ」と表示されたものがあります。「○○ゼロ」や「○○カット」などの表示と同じように、栄養素が多いという強調表示にも定められた基準があります。

「高」「含む」「アップ」は、それぞれ含有量の規準が違います。カルシウムを例に説明しましょう。

●「高い旨」の表示（「高」「多」「豊富」など）

食品100gあたり210㎎以上、飲料の場合は100㎖あたり105㎎以上が基準値となります。

●「含む旨」の表示（「源」「供給」「含有」「入り」「使用」「添加」など）

食品100gあたり105㎎以上、飲料の場合は100㎖あたり53㎎以上が基準値となります。

●他の食品と比べて「強化」された旨の表示（「○g強化」「増」「アップ」「2倍」など）

栄養成分の量の比較対象品との絶対差（増加量）が基準値以上であること。食品100gあたり68

●強調表示の表示方法や該当する栄養成分

強調表示の種類	高い旨	含む旨	強化された旨
	絶対表示		相対表示
表現例	高○○ ○○豊富 ○○たっぷり	○○含有 ○○源 ○○入り	○○30%アップ ○○2倍
該当する栄養成分など	たんぱく質、食物繊維、亜鉛、カリウム、カルシウム、鉄、銅、マグネシウム、ナイアシン、パントテン酸、ビオチン、ビタミンA、ビタミンB_1、ビタミンB_2、ビタミンB_6、ビタミンB_{12}、ビタミンC、ビタミンD、ビタミンE、ビタミンK、葉酸		

東京都福祉保健局のホームページを元に作成

多く含まれていることを強調した表示には、種類と規準がある。

mg以上、飲料の場合は100mLあたり68mg以上が基準値となります。

「含む」「アップ」と表示されている食品の含有量の基準値は、「高」の半分しかないことがわかります。

「○%アップ」には比較対象の表示義務がある

「○%強化」「○g増強」など、ほかの食品と比較して強化したことを表示する場合は、さらに具体的な表示方法が定められています。

たとえば、「○%アップ」などの強調表示の近くに「自社従来品比」「日本食品標準成分表2015の計算による推定値」のように比較した対象の表示が必要となっています。食品を購入する際は、これらの表示を確認しましょう。

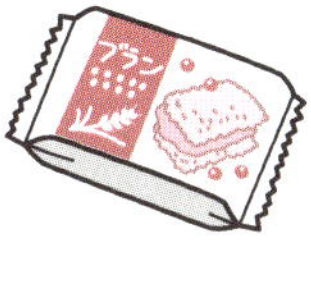

枠外や線で区切られている栄養素

熱量（カロリー）や含まれる塩分量などがわかる

食品のパッケージには、原材料とは別に「栄養成分表示」も記されています。これは、消費者にも栄養成分がわかりやすいように、おもに加工食品に表示が義務づけられたものです。鶏卵を除く生鮮食品の表示は任意となっています。

たとえば、原材料に「食塩」と表示されていても、実際に何g含まれているかわかりませんが、栄養成分表示に「食塩相当量○g」と表示されていれば、含有量が明確にわかります。表示される基本的な栄養成分は、熱量やたんぱく質、脂質、炭水化物、食塩相当量（ナトリウム）の5項目です。100gあるいは100㎖、または1食分、1包装など、1単位あたりの含有量が表示されています。

たとえその食品に含まれていない栄養成分であっても、項目を省略するのではなく「0」と表示します。単位は、熱量「kcal」、たんぱく質・脂質・炭水化物「g」、ナトリウム「mg」と決められています。

基本の項目以外にも、表示してよい栄養素が表のように多数あります。その食品の特長を示すため

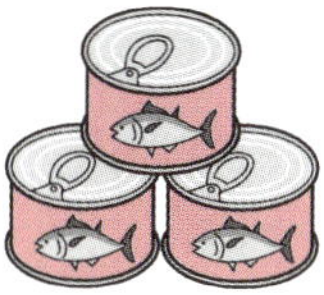

●栄養成分の表示の例

栄養成分基本5項目表示

栄養成分表示 （1袋（○g）当たり）	
熱量	○kcal
たんぱく質	○ g
脂質	○ g
炭水化物	○ g
食塩相当量	○ g

栄養成分基本5項目以外の表示方法

栄養成分表示 （1個（○g）当たり）	
熱量	○kcal
たんぱく質	○ g
脂質	○ g
一飽和脂肪酸	○ g
一n−3系脂肪酸	○ g
一n−6系脂肪酸	○ g
コレステロール	○ mg
炭水化物	○ g
一糖質	○ g
一糖類	○ g
一食物繊維	○ g
食塩相当量	○ g
ビタミン類、ミネラル類	mg、μg

栄養成分基本5項目以外の表示方法

栄養成分表示 （1個（○g）当たり）	
熱量	○kcal
たんぱく質	○ g
脂質	○ g
炭水化物	○ g
食塩相当量	○ g
ポリフェノール	○ g

東京都福祉保健局のホームページを元に作成

基本の5項目以外が表示されている場合は、上記のようになっている。

に、たとえば動脈硬化の予防になる「オメガ3系脂肪酸」がどれだけ含まれているかを表示することもできるわけです。

ただ、基本の項目以外の表示は任意です。

なお、別名で表示されることもあるので、覚えておきましょう。

・熱量→エネルギー
・たんぱく質→蛋白質、たん白質、たんぱく質、たんぱく、タンパク
・ミネラル→元素記号（例：カルシウム→Ca、鉄→Fe、マグネシウム→Mg）
・ビタミン→ビタミン名の略語（例：ビタミンA→V・A、VA）

ポリフェノールやカテキン、オリゴ糖など、食品表示基準に定められていない成分は、枠外や表中に区切って表示されています。

「目安」や「推定値」の表示は何？

測定値に20％以上の誤差があることが示されている

栄養成分表の下に、「この表示値は目安です」「推定値」と表示されていることがあります。これは、表示されている栄養成分量と実際に測定した値との誤差に関係があります。

通常、「記載されている含有量」と「実際に分析して得られた値」との誤差が±20％（基本の5項目の場合）以内であれば許容範囲内なので、とくに記載されていません。

従来では、許容範囲の20％を超える誤差が出た場合、不適正とされてきました。しかし、含有量が少ない場合は多い場合に比べて、誤差の許容範囲が狭くなってしまいます。

このため、分析によって得られた数値のほか、文部科学省から出されている「日本食品標準成分表2015年版（七訂）」などをもとにして、計算で得られた数値を記載することが可能となりました。

ただその際には、栄養成分表示表の近くに分析値ではないことがわかるように、「この表示値は目安です」「推定値」のいずれかを表示することになっています。

●食品表示基準で定められた許容差の範囲

栄養成分、熱量	表示の単位	許容差の範囲	備考
たんぱく質	g	±20%	ただし、当該食品100g（清涼飲料水などは100mL）あたりのたんぱく質の量が2.5g未満の場合は±0.5g
脂質	g	±20%	ただし、当該食品100g（清涼飲料水などは100mL）あたりの脂質の量が2.5g未満の場合は±0.5g
飽和脂肪酸	g	±20%	ただし、当該食品100g（清涼飲料水などは100mL）あたりの飽和脂肪酸の量が0.5g未満の場合は±0.1g
n-3系脂肪酸	g	±20%	
n-6系脂肪酸	g	±20%	
コレステロール	mg	±20%	ただし、当該食品100g（清涼飲料水などは100mL）あたりのコレステロールの量が25mg未満の場合は±5mg
炭水化物	g	±20%	ただし、当該食品100g（清涼飲料水などは100mL）あたりの炭水化物の量が2.5g未満の場合は±0.5g
糖質	g	±20%	ただし、当該食品100g（清涼飲料水などは100mL）あたりの糖質の量が2.5g未満の場合は±0.5g
糖類（※）	g	±20%	ただし、当該食品100g（清涼飲料水などは100mL）あたりの糖類の量が2.5g未満の場合は±0.5g
食物繊維	g	±20%	
亜鉛	mg	−20%～+50%	
カリウム	mg	−20%～+50%	
カルシウム	mg	−20%～+50%	
クロム	μg	−20%～+50%	
セレン	μg	−20%～+50%	
鉄	mg	−20%～+50%	
胴	mg	−20%～+50%	
ナトリウム	mg	±20%	ただし、当該食品100g（清涼飲料水などは100mL）あたりのナトリウムの量が25mg未満の場合は±5mg
マグネシウム	mg	−20%～+50%	
マンガン	mg	−20%～+50%	
モリブデン	μg	−20%～+50%	
ヨウ素	μg	−20%～+50%	
リン	mg	−20%～+50%	
ナイアシン	mg	−20%～+80%	
パントテン酸	mg	−20%～+80%	
ビオチン	μg	−20%～+80%	
ビタミンA	μg	−20%～+50%	
ビタミンB_1	mg	−20%～+80%	
ビタミンB_2	mg	−20%～+80%	
ビタミンB_6	mg	−20%～+80%	
ビタミンB_{12}	μg	−20%～+80%	
ビタミンC	mg	−20%～+80%	
ビタミンD	μg	−20%～+50%	
ビタミンE	mg	−20%～+50%	
ビタミンK	μg	−20%～+50%	
葉酸	μg	−20%～+80%	
熱量	kcal	±20%	ただし、当該食品100g（清涼飲料水などは100mL）あたりの熱量が25kcal未満の場合は±5kcal

※単糖類または二糖類であって、糖アルコールでないもの

東京都「栄養成分表示ハンドブック」を元に作成

上記の範囲内であれば、「推定値」などと表示しなくてよい。

ナトリウム＝食塩ではない！

ナトリウムは食塩相当に換算する必要がある

栄養成分表示に、「ナトリウム」とある食品と、「食塩相当量」とある食品とがあります。今まで「ナトリウム」だったのが2015年に食品表示法が施行され、「食塩相当量」とする食品が出ているのです。

栄養成分に表示されている「ナトリウム」は「食塩」と思われがちですが、微妙に異なります。一般的に家庭で使われている食塩は「塩化ナトリウム」といい、塩素とナトリウムが結合したものです。

ナトリウムは食塩だけでなく、野菜や牛乳などにも含まれます。原材料に食塩を使っていなくても、ナトリウムが含まれる食材や加工食品があり、ナトリウムの量が表示されているのです。ナトリウムだけの表示では塩分がどのくらい含まれているのかわからないため、医療関係者から、減塩の健康指導に困るという声がありました。そこで、食塩相当量が表示されるようになったのです。

しかし、食塩無添加の食品であっても「食塩相当量」とあると、塩分が含まれているかのように誤認する可能性があります。このことから、新基準ではナトリウム塩を添加していない場合、「ナトリウム

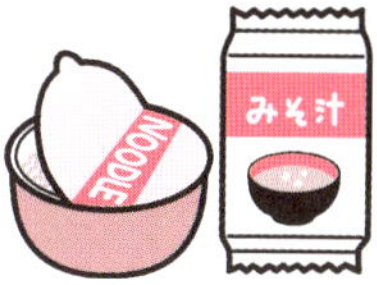

●ナトリウムと食塩相当量の新しい表示ルール

基本の表示
（対象食品の限定なし）

熱量	〇kcal
たんぱく質	〇g
脂質	〇g
炭水化物	〇g
食塩相当量	〇g

任意の表示
（ナトリウム塩を添加していない食品）

熱量	〇kcal
たんぱく質	〇g
脂質	〇g
炭水化物	〇g
ナトリウム	〇mg
（食塩相当量	〇g）

消費者委員会第34回食品表示部会参考資料を元に作成

ナトリウム塩を添加していない場合は、ナトリウムの量もあわせて表示されていることもある。

〇mg（食塩相当量〇g）」とあわせて表示することが認められています。

「ナトリウム」は食塩相当に換算する

「ナトリウム」という表示の場合、実際に含まれている塩分量を把握するには、食塩相当に換算する必要があります。

ナトリウム量（mg）×2・54÷1000
＝食塩相当量（g）

で換算できます。食塩（塩化ナトリウム）は、原子量が35・5の塩素と23のナトリウムが結合した分子（35・5＋23＝58・5）なので、ナトリウム量に「58・5÷23≒2・54」を掛けます。1gは1000mgなので1000で割ると、食塩相当量に換算できるというわけです。

トランス脂肪酸の表示が多くなった理由

生活習慣病予防のため海外での規制が厳しくなっている

トランス脂肪酸は、マーガリンやショートニングに多く含まれる不飽和脂肪酸です。肥満や動脈硬化などの原因になることから、欧米やアジアを中心に含有量が規制されたり、表示義務が課されたりしています。

WHO（世界保健機関）では、トランス脂肪酸の摂取量を総エネルギー摂取量の1％未満にするよう勧告しています。和食を中心とした日本人の平均摂取量は0・6％と推計されているため、日本では含有量の制限や表示義務はありません。

しかし消費者庁では、食品関連企業がトランス脂肪酸に関して、情報開示を行なう際の指針を定めています。これに基づいて、トランス脂肪酸や飽和脂肪酸の情報を、食品のパッケージやウェブサイトなどで公開する企業が増えてきました。脂質や飽和脂肪酸に加えて、栄養成分表示に「トランス脂肪酸」について記載していることもあります。

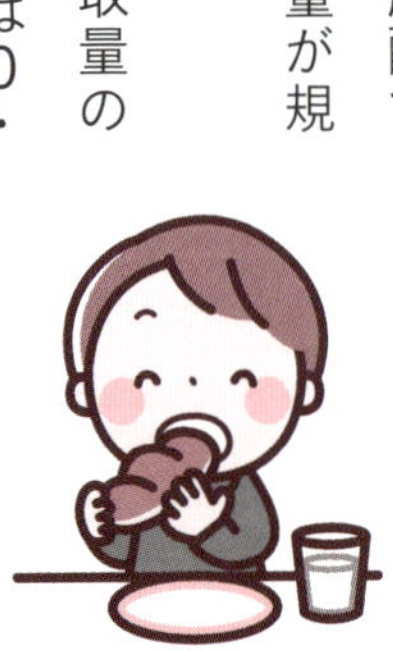

●トランス脂肪酸を多く含む食品

	脂質含有量（g／100g）	トランス脂肪酸含有量（g／100g）
ショートニング	100	1.2～31
マーガリン	81.5～85.5	0.36～13
ファットスプレッド	56.4～79.0	0.99～10
味付けポップコーン	36.8	13
菓子パイ	23.7～37.7	0.37～7.3
クッキー	14.0～32.6	0.21～3.8
コンパウンドクリーム	27.9～41.1	9.0～12

農林水産省のホームページを元に作成

植物性油脂や菓子類にトランス脂肪酸が含まれている。

パンや菓子、サラダ油の原材料を確認

トランス脂肪酸を含む原材料でとくに注意したいのが、マーガリンから水分と添加物を除いて純度を高めたショートニングです。パンやケーキのほか、サクサクとした歯ごたえを出すために、クッキーやパイなどの焼き菓子にも使われています。

サラダ油にもトランス脂肪酸が含まれています。植物油を精製する過程で、脱臭のための高温処理により、不飽和脂肪酸から微量のトランス脂肪酸が生成されるからです。

サラダ油は、家庭用としてだけでなく、レストランやコンビニの食品などでも使われています。

食品を選ぶ際には、原材料の「ショートニング」「マーガリン」「加工油脂」「植物性油脂」「ファットスプレッド」などの有無を確認しましょう。

清涼飲料水に含まれる「ビタミンC」とは？

酸化防止のために添加される人工のビタミンC

清涼飲料水の原材料に、「ビタミンC」とある商品が多いのに気づきます。オレンジジュースやグレープフルーツジュースだけでなく、緑茶やウーロン茶、炭酸飲料などにもビタミンCが含まれているのです。

ビタミンCを添加する理由として、ある飲料メーカーのホームページには「緑茶以外のウーロン茶や紅茶においても、もともとお茶の葉に含まれているビタミンCが、茶葉に加工する段階や抽出する段階で失われてしまうため、それを補うために添加しています。」とあります。いっぽうで、「酸化防止剤（ビタミンC）」と表示している場合もあります。

ビタミンCというと野菜や柑橘類などの果物が頭に浮かび、健康によいイメージですが、清涼飲料水に含まれているビタミンCも同じものなのでしょうか。

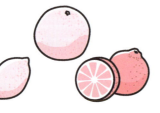

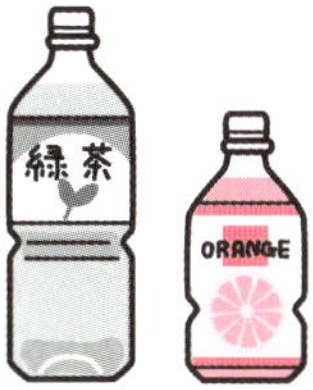

●添加物としてのビタミンCの表示

清涼飲料水の原材料表示の例

●名称：緑茶（清涼飲料水）●原材料名：難消化性デキストリン（食物繊維）、緑茶（国産）、生茶葉抽出物（国産）／ビタミンC

「／」以降に食品添加物を表示している食品もある。

酸化防止剤と表示している例

●品名：清涼飲料水●原材料名：ナチュラルミネラルウォーター、糖類（砂糖、果糖）、乳清発酵液（乳成分を含む）、はちみつ、食塩、ミントエキス、酸味料、香料、酸化防止剤（ビタミンC）

ビタミンCは酸化防止剤などとして添加されていることがある。

原材料の合成ビタミンCは食品添加物

緑茶やウーロン茶などの原材料にある「ビタミンC」は、合成ビタミンCという人工のものです。化学的には、野菜や果物に含まれる天然ビタミンCと同じです。

ビタミンCには抗酸化作用があるので、合成ビタミンCは食品添加物の酸化防止剤として使われています。

合成ビタミンCは、正しくは「L-アスコルビン酸」といいます。デンプンを加水分解して得られるブドウ糖を原料として、発酵によって製造されています。

水に溶けやすく、酸性で強い還元作用があるので、変色や風味の劣化などを防いでくれるのです。

栄養強化の目的で添加される場合もありますが、その場合は、表示が免除されます。

「無添加」は何が入っていないの？

意外と基準があいまいな「無添加」表示の決まり

「無添加」とパッケージに大きく表示されている食品があります。しかし、何か特定の添加物が入っていないのか、添加物がまったく入っていないのか、よくわからないことがあります。

食品表示法などの「食品表示基準」では、「何らかの食品添加物を使用していない」ことを無添加としています。これに則って表示すると消費者にとって不利益になる可能性があるため、何が添加されていないのかを明記するよう、自治体が指導していることもあります。また、お茶のようにもとから添加物を使っていないものに「無添加」と表示するのは、その商品が特別だという誤った印象を与えてしまうため、「無添加」の表示をしないように指導していることもあります。

このように、「無添加」についての基準は、あいまいであることがわかります。

いっぽう日本食品添加物協会では、「無添加とは、食品添加物が、原材料の産地から最終加工食品完成まで、全工程にわたって一切使用されてないこと」と定義しています（「不使用」や「無添加調理」も

●「無添加」「不使用」の基準

◇糖類無添加・砂糖不使用など	◇食塩無添加など
a. いかなる糖類も添加されていないこと。 b. 糖類（添加されたものに限る。）に代わる原材料（複合原材料を含む。）又は添加物を使用していないこと（添加糖類に代わる原材料の例：ジャム、ゼリー、甘味の付いたチョコレート、甘味の付いた果実片、非還元濃縮果汁、乾燥果実ペースト等）。 c. 酵素分解その他何らかの方法により、当該食品の糖類含有量が原材料及び添加物に含まれていた量を超えていないこと。 d. 当該食品の100グラム若しくは100mLまたは1食分、1包装その他の1単位当たりの糖類の含有量を表示していること。	a. いかなるナトリウム塩も添加されていないこと（ただし、食塩以外のナトリウム塩を技術的目的で添加する場合［重曹等、呈味成分ではないナトリウム塩等］であって、当該食品に含まれるナトリウムの量が「低い旨の表示の基準値」以下であるときは、この限りでない。）。 b. ナトリウム塩（添加されたものに限る。）に代わる原材料（複合原材料を含む。）又は添加物を使用していないこと。（添加ナトリウム塩に代わる原材料の例：ウスターソース、ピクルス、ペパローニ、しょう油、塩蔵魚、フィッシュソース等）。

出典：東京都「栄養成分表示ハンドブック」

「無添加」「不使用」がある食品は、上記の条件がクリアされている。

同様）。つまり、加工食品において表示が免除される加工助剤やキャリーオーバー、強化剤などの添加物も添加されていないということです。同協会は、表示を自粛するよう企業に求めています。

糖類と食塩には無添加表示の新基準

２０１５年４月１日より、糖類と食塩の「無添加強調表示」の新しい規則が定められました。

従来は、ブドウ糖や果糖などの糖類を添加していても、砂糖が使われていなければ「砂糖不使用」と表記できました。しかし、消費者にわかりづらいため、新しい規定では「いかなる糖類も添加されていない」「糖類を使用した原材料を含まない」という食品にかぎり、このように無添加を強調できるという、より厳しい基準になっています。

具体的な内容は上のとおりです。

栄養機能食品と栄養補助食品の違いって？

栄養機能食品は国の成分基準をクリアしている商品

レトルト食品や菓子、飲料の中には「栄養機能食品」や「栄養補助食品」と表示しているものがあります。どちらも栄養を補強する食品ですが、国の定めた基準をクリアしているかどうかの違いがあります。栄養機能食品は、健康の維持や体の発達など栄養成分の補給のために利用される食品です。12種類のビタミンや5種類のミネラルの含有量といった、国が定めた基準を満たしていれば、栄養成分の機能を表示することができるものです。

それぞれの栄養素について、1日あたりの摂取目安量に含まれる栄養成分量の上限と下限の値が定められています。この基準値の範囲内のものが「栄養機能食品」と認められています。

このため、その食品に含まれている栄養の成分や成分量、1日あたりの摂取の目安量、摂取方法、含まれている栄養が体にどのように機能するのか、調理や保存といった取り扱いの注意事項、さらには「厚生労働省による個別の審査を受けたものではない」などの表示が義務づけられています。

しかし、栄養機能食品は国への許可申請や届け出は必要ないので、審査が必要な「特定保健用食品（86ページ参照）」とは違います。厳しい基準をクリアしているわけではないので、それだけで十分な栄養が摂れるとは考えないようにしましょう。

栄養補助食品には成分基準はない

栄養補助食品は、毎日の食事だけでは十分に摂ることができない栄養素を補うための食品のことです。一般的に「健康食品」と呼ばれるもので、多くのサプリメントがこれにあたります。

栄養補助食品は、公益財団法人日本健康・栄養食品協会が提唱している食品であり、栄養機能食品のように、栄養成分に対して国によって定められた基準などはありません。

●栄養機能食品の表示

＊栄養機能食品（ビタミンC）
＊ビタミンCは、皮膚や粘膜の健康維持を助けるとともに、抗酸化作用を持つ栄養素です。
＊「食生活は、主食、主菜、副菜を基本に、食事のバランスを。」
商品名：○○○○○
名称：ビタミンC含有食品
原材料名：○○○○○、○○○○○、……
賞味期限：欄外に記載
内容量：○g
販売者：○○○○○
＊栄養成分量表示：1粒あたり
熱量○kcal　たんぱく質○g　脂質○g　炭水化物○g　ナトリウム○mg　ビタミンC○mg
＊1日あたりの摂取目安量：1日あたり2粒を目安にお召し上がりください。
＊摂取方法：水に溶かしてお召し上がりください。
＊摂取上の注意事項：本品は、多量摂取により疾病が治癒したり、より健康が増進するものではありません。1日の摂取量を守ってください。
＊1日あたりの摂取目安量に含まれる当該栄養成分の量が栄養表等表示基準値に占める割合：ビタミンC○％
＊調理または保存方法：保存は高温多湿を避け、開封後キャップをしっかり閉めてお早めにお召し上がりください。
＊本品は、特定保健用食品と異なり、厚生労働省により個別審査を受けたものではありません。

栄養機能食品は、＊はかならず表示するよう定められている。

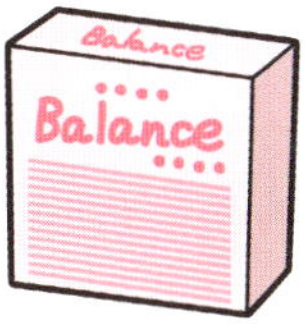

特定保健用食品と機能性表示食品とは？

審査したのが国か企業かで違う

「トクホ」でおなじみの「特定保健用食品」は、食品ごとに有効性や安全性について国の審査を受け、消費者庁の許可を得て販売されています。「食後の血糖値の上昇を緩やかにする」「骨の健康維持に役立つ」など、特定の健康効果や科学的根拠があるかが審査されます。特定保健用食品に含まれる健康効果に関わる成分を「関与成分」といい、特定保健用食品の表示はそれによって分けられています。

●疾病リスクの低減表示

病気になるリスクを低減する効果があると、医学的・栄養学的に確立されている関与成分は、表示が認められます。この「疾病リスク低減表示」が認められているのはカルシウムと葉酸です。カルシウムの場合は、「この食品はカルシウムを豊富に含みます。日頃の運動と適切な量のカルシウムを含む健康的な食事は、若い女性が健全な骨の健康を維持し、歳をとってからの骨粗鬆症になるリスクを低減するかもしれません。」と表示されています。

●規格基準型

許可実績が十分で、科学的根拠が蓄積されている関与成分については、事務局で規格基準の審査が行なわれ表示が許可されます。

●条件付特定保健用食品

まだ有効性の科学的根拠のレベルには届かないが、一定の有効性が確認される成分は、条件付きで表示が許可されます。「〇〇を含んでおり、根拠は必ずしも確立されていませんが、△に適している可能性がある食品です。」と表示されています。

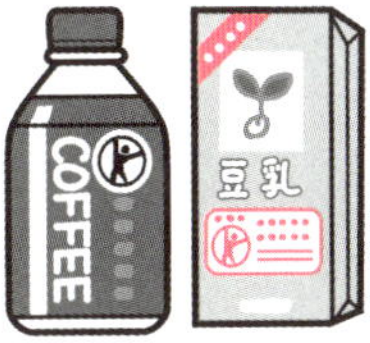

機能性表示食品は企業が科学的根拠を提出

機能性表示食品とは、「脂肪の吸収を抑える」「おなかの調子を整える」など、健康維持や増進に役立つ機能性を表示することができる食品です。安全性や機能性の根拠に関する情報や、健康被害の情報収集体制といった必要な事項は、国ではなく事業者が消費者庁長官に商品の販売前に届け出るものです。特定保健用食品とは異なり、国が安全性と機能性の審査を行なっているものではありません。

知って健康生活！

healthy life

体によい食事の基本

一汁三菜の規則正しい3回の食事が健康寿命を延ばす

健康で活動できる期間を「健康寿命」といいます。病気や認知症を予防して、健康寿命を延ばすのに、何よりも大事なのは、毎日きちんと3回食事をすることです。

できれば、毎日同じ時間に、主食と主菜、副菜の一汁三菜を摂ると、栄養バランスのとれた食事になります。

食事には、体内時計のリズムを整える役割もあります。夜寝てから何時間も何も食べていないため、朝の脳は飢餓状態になっています。糖質からエネルギーを得る脳にとっては、朝食はとても重要です。朝食の米やパンなどから、脳はエネルギーを得て活動を開始できるのです。

昼食は、午後からのエネルギー源です。昼食を抜くと脳はエネルギーを欲するので、間食をしてしまいます。

夕食は、終日消費された栄養素を補い、睡眠時につくられる骨や皮膚、筋肉の元になります。脂肪をためこむのを防ぐため、できれば午後8時までに摂りましょう。遅くなる場合は、夕方に軽食を一度摂り、夕食には脂肪分の少ない消化のよいものを食べましょう。

PART 4

「三大栄養素」と食生活

不可欠な栄養素「三大栄養素」

エネルギーとなって生命を維持する

栄養素とは食品に含まれている固有の成分です。食品にはさまざまな成分が含まれていますが、①エネルギーを供給するもの、②成長、発達、生命の維持に必要なもの、③不足すると特有の生化学または生理学上の変化が起こる原因となるもの、これらの性質を持ったものを栄養素としています（農林水産省）。

人間に必要な栄養素は約50種類もあり、その働きや性質から「たんぱく質」「脂質」「糖質」「ビタミン」「ミネラル」と大きく5つに分類されています。これらの働きは、左ページの図に示しています。

とくに、たんぱく質と脂質、糖質は、「生きていくうえでのエネルギー源となり、生命維持に欠かせない」栄養素で、三大栄養素といいます。栄養素全体の中でも摂取量が多く、私たちの毎日の活動を支えている栄養素です。

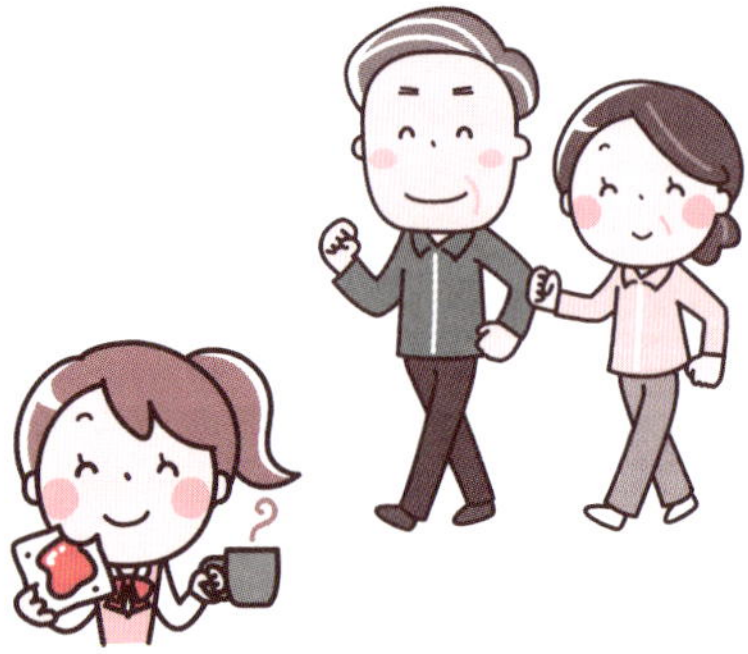

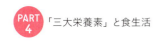

●五大栄養素の働き

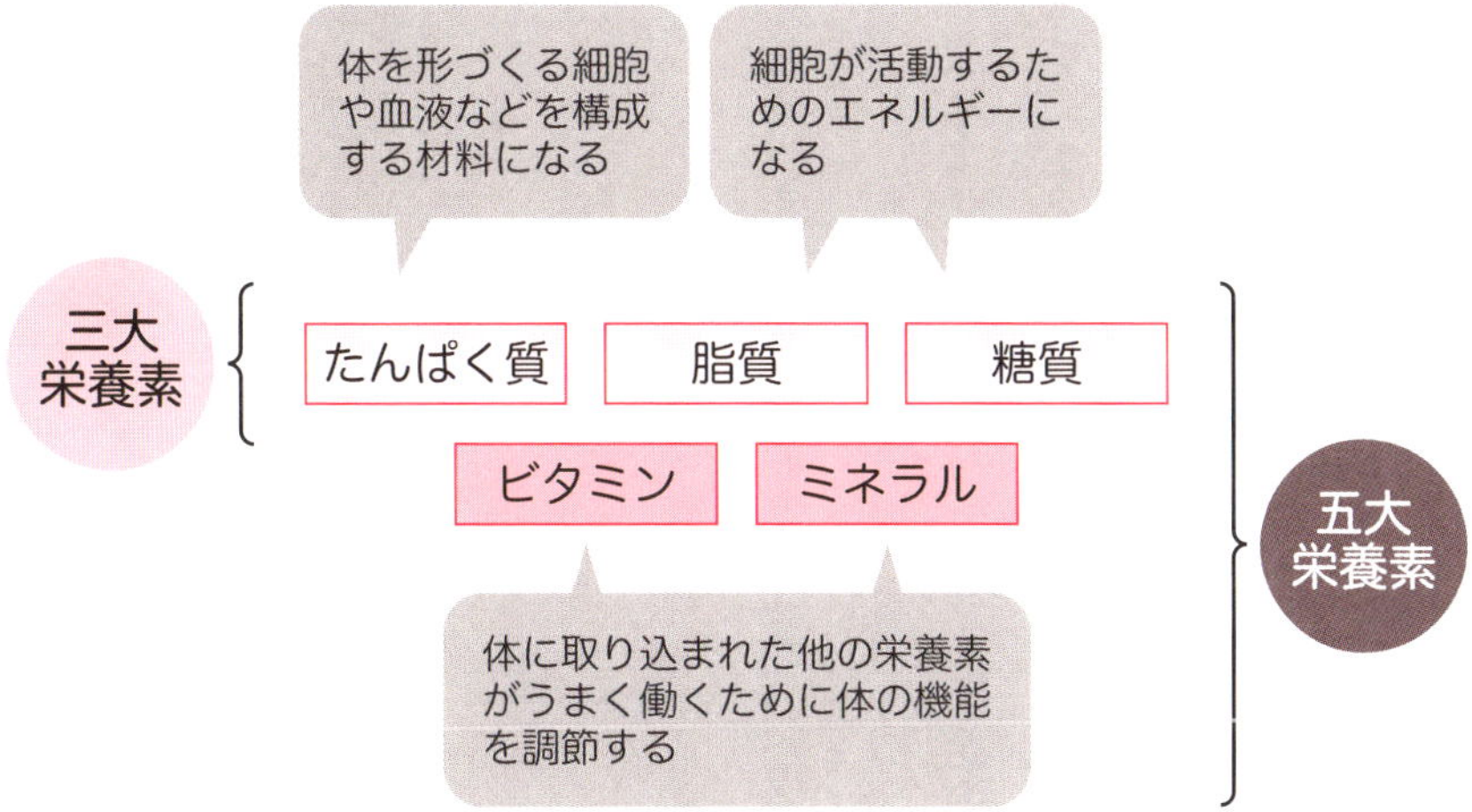

三大栄養素が体を構成したりエネルギーになったりし、それらがうまく働くようビタミンとミネラルが調整している。

バランスよく摂ることが健康維持には大切

「たんぱく質やビタミンを多く摂ったほうがよい」「脂質や糖質は摂らないほうがよい」といった、特定の栄養素だけを摂る健康法がみられます。

しかし、三大栄養素のバランスが崩れると、さまざまな弊害が起こります。たとえば、どれかひとつでも過剰摂取すれば肥満の原因になり、三大疾病（がんなどの「悪性新生物」、心筋梗塞などの「心疾患」、脳卒中などの「脳血管疾患」）につながります。

逆に不足する栄養素があれば疲労や免疫力の低下につながり、精神疾患や感染症にかかりやすくなってしまうのです。

健康維持のためには、栄養素をバランスよく摂らなければいけません。それには、毎日30種類の栄養素が必要といわれています。

日本人に不足しがちな栄養素

食の欧米化で、野菜と魚が不足した食生活が影響

日本人に不足している栄養素は、ビタミンAとカルシウム、ビタミンB_1、カリウム、オメガ3系不飽和脂肪酸、食物繊維、鉄、亜鉛だと、厚生労働省の調査でわかっています。その中でも不足ぎみなのがビタミンAで、年代・性別に関係なく推奨量を摂取できていません。ビタミンAは、緑黄色野菜に多く含まれています。多くの人が慢性的な野菜不足だということが、数字に顕著に表われているのです。

食の欧米化がカルシウムやEPA不足の原因

ビタミンAの次に不足しているのが、カルシウムです。どの年代でも不足がみられ、とくに20〜50代では充足率が50〜60％という低い値になっています。カルシウム不足というと骨粗しょう症が心配されますが、カルシウムは骨や歯をつくっているだけではありません。筋肉の収縮や神経の興奮、ホルモン分泌など、生きていくうえで大切な役割を果たしているのです。

小魚や乳製品からの摂取不足はもちろんのこと、日光に当たることが減りビタミンD不足になったこ

●ビタミンAの推奨量と摂取量

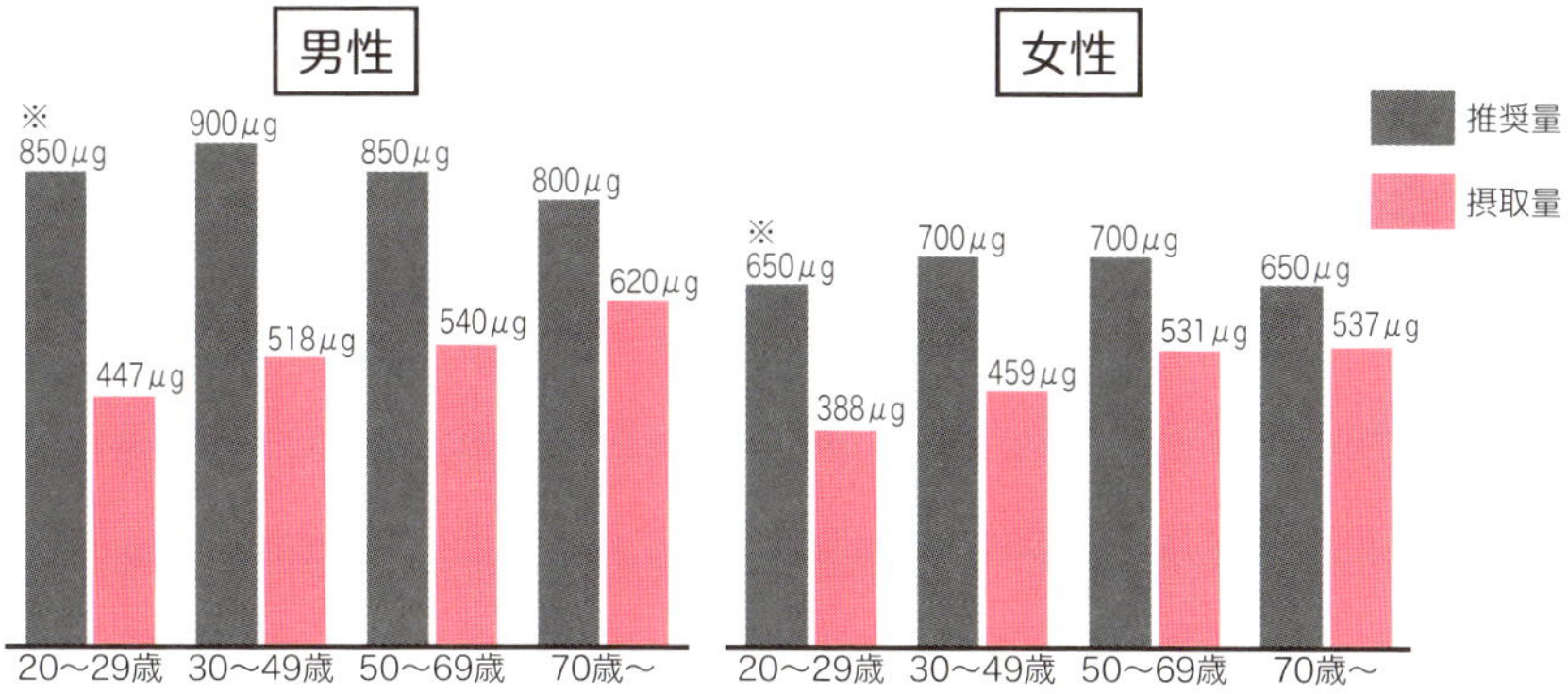

※18〜29歳の推奨量

出典：厚生労働省「日本人の食事摂取基準（2015年版）概要」
厚生労働省「平成25年国民健康・栄養調査結果の概要」

男女ともにどの世代でも、摂取量が推奨量を大きく下回っている。

とで、カルシウムの吸収率も低下しています。

オメガ3系不飽和脂肪酸も不足している栄養素のひとつです。オメガ3系不飽和脂肪酸は、EPAやDHAを多く含む青魚や、エゴマ油、アマニ油、クルミぐらいでしか摂取できません。体内で合成されないので、これらの食品を意識してとらないと不足してしまうのです。

オメガ3系不飽和脂肪酸が不足すると善玉コレステロールが減り、動脈硬化による脳卒中や心筋梗塞の原因となります。

カルシウムやオメガ3系不飽和脂肪酸が不足している原因は、肉を中心とした食の欧米化やファストフードによる食生活と考えられます。魚を多く摂るなど、食生活の改善を目指しましょう。

栄養素の過剰摂取と欠乏

「肥満」と「低栄養」の栄養格差が広がっている

食の欧米化やファストフードの摂取により、日本人は脂肪や動物性たんぱく質、塩分（ナトリウム）を摂りすぎている傾向にあります。脂肪や動物性たんぱく質を摂りすぎると、消費されずに余ったエネルギーが中性脂肪になります。そして中性脂肪が蓄積されると肥満になり、内臓に脂肪がつくメタボリックシンドロームはさまざまな病気の原因になります。たとえば、血管への負担による動脈硬化や、血糖値が高くなることによる糖尿病、脂肪肝からくる肝硬変などです。

動物性たんぱく質の摂りすぎは、ほかにも結石の原因となったり、悪玉菌を増やし腸内環境を悪化させたりします。また、塩分を摂りすぎると、増えたナトリウムを薄めようと補給された水分によって、血管に圧力がかかって高血圧症になります。

高齢者と若い女性の低栄養

脂肪などの摂りすぎとは逆に、「食欲がわかない」「太るから食べない」など、食事を摂れない、ある

●低栄養の悪循環

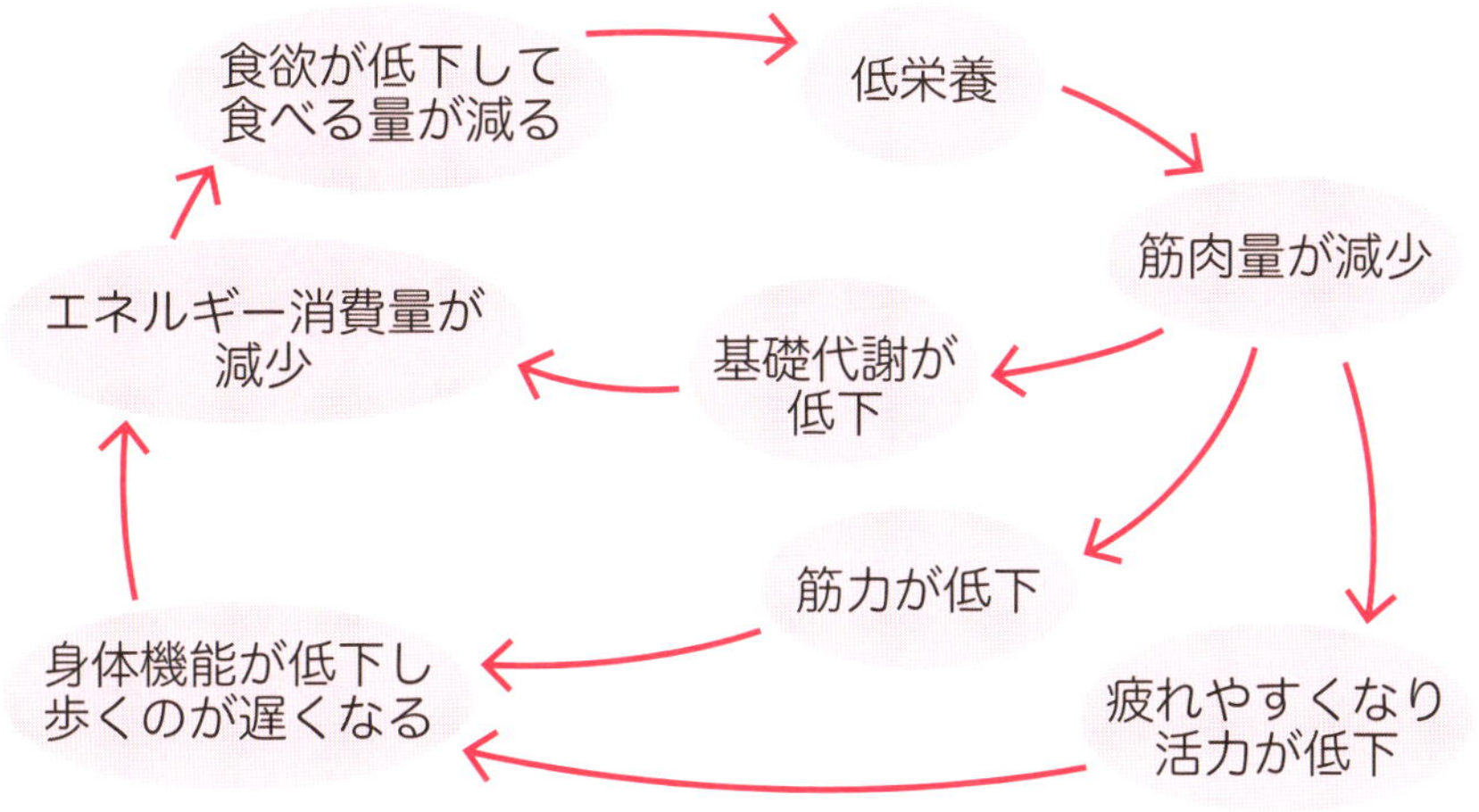

低栄養になると、筋肉量が低下し基礎代謝も下がってしまう。

いは摂らない状態が続き栄養が不足することもあります。すると、活動する気力がなくなり、体調不良や病気が引き起こされます。

このような慢性的な栄養不足の状態を「低栄養」といいます。低栄養は、体を動かすのに必要なエネルギーやたんぱく質、健康維持に必要なミネラルやビタミンなどの五大栄養素が不足した状態です。

75歳以上の高齢者やダイエットをしている若い女性に低栄養が多いことが問題になっています。

高齢者の場合、かむ力の低下や胃や腸などの消化機能の低下などが原因ですが、若くてもけがや病気で満足に食事できない状態が続くと、低栄養に陥ることがあります。

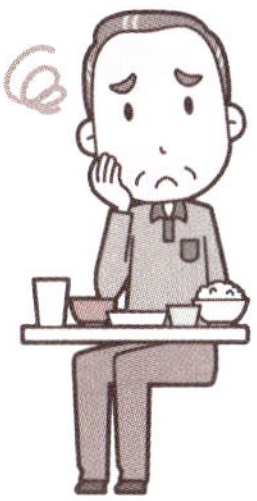

バランスよく栄養素を摂るために

「食事バランスガイド」を見ればバランスのよい1日の食事を組み立てられる

栄養素をバランスよく摂るための目安になるのが「食事バランスガイド」です。厚生労働省と農林水産省が2005年に作成したもので、毎日の食事を「主食」「副菜」「主菜」「牛乳・乳製品」「果物」の5つに分け、それぞれ1日にどれだけ摂ればいいのかを「いくつ（SV）」という単位で示しています。kcalやgといったカロリーや量ではなく、食品の数（SV）が目安となっているので、何をどれだけ食べればよいのかが具体的にわかります。

18歳以上69歳以下の健康な成人なら、1日の目安は、主食5〜7つ（SV）、副菜5〜6つ、主菜3〜5つ、牛乳・乳製品2つ、果物2つです。子どもや高齢者は、これより少なくなっています。糖尿病や高血圧症の人の場合は、それぞれ控えなければならない栄養素があります（18、38ページ参照）。

メニューごとに数えて1日のバランスを考える

「食事バランスガイド」で示されている、具体的な品目（メニュー）をみてみましょう。

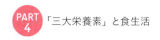

●食事バランスガイド

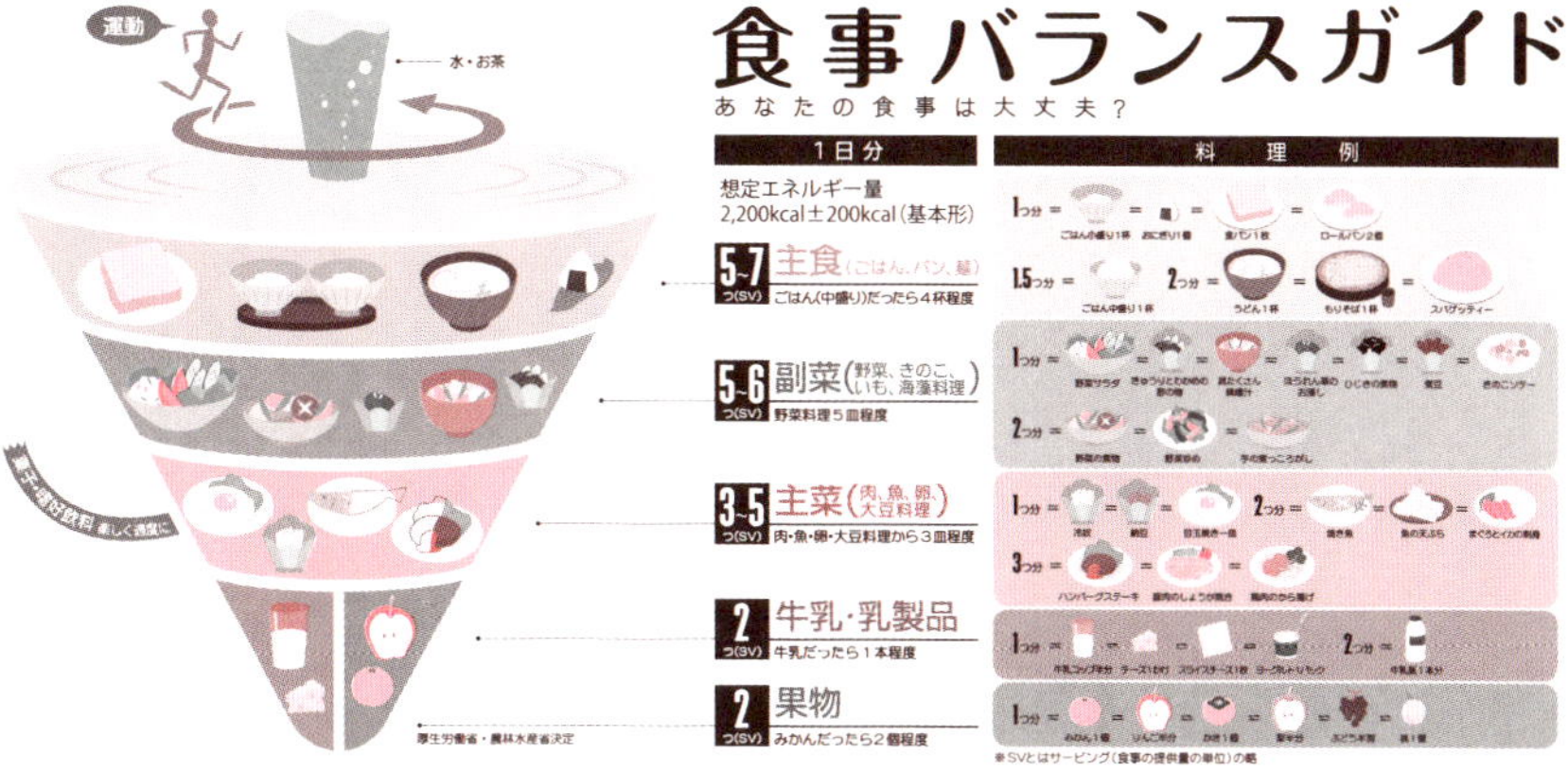

1日のうち、どの品目（メニュー）を組み合わせればいいのかがわかるようになっている。

たとえば主食（米・パン・麺）は、おにぎり1個、食パン1枚はそれぞれ1つ分（SV）とされています。1日の目安量は5~7つなので、単純に考えるとおにぎり3個、食パン2枚を摂ることになります。

このように、それぞれの品目がいくつ分とカウントされるのかをチェックし、1日の食事の組み合わせを考えていきます。

図がコマの形になっているのは、食事のバランスが悪くなると倒れてしまうことを表わしているからです。

軸は生命に欠かせない水分、こまを回すひもは「楽しく適度に」というメッセージが添えられてお菓子や嗜好品となっています。楽しく食事のバランスをとれるように工夫しましょう。

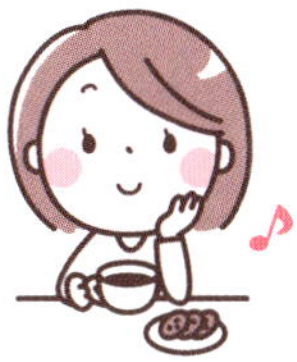

たんぱく質の基礎知識

臓器や筋肉、皮膚など体そのものをつくる

化学名・別名など

protein

欠乏症

脳卒中、免疫力の低下

過剰症

肝臓・腎臓の疲労、痛風など

頭から足の先まで、体のさまざまな部分がつくられるために必要な栄養素です。たんぱく質はアミノ酸がつなぎ合わさることでできています。そして、20種類のアミノ酸が組み合わさり、約10万個以上のたんぱく質を構成して、人間の体はつくられているのです。食品のたんぱく質は、肉や魚といった動物性と、大豆などの植物性に分類されます。

おもな働き

①内臓や筋肉をつくる

内臓や筋肉、血液、皮膚、爪などの構成成分となっています。代謝が行なわれ、これらの部位の細胞は毎日つくりかえられています。新しい細胞の原料とするために、毎日適量のたんぱく質を摂ることが必要になります。

②ホルモンや酵素の材料になる

インスリンや成長ホルモン、女性ホルモンなど数百種類のホルモンと、デンプンを分解するアミラーゼや、脂質を分解するリパーゼなどの酵素をつくる原料になります。

③エネルギー源となる

糖質や脂質が不足気味のときには、たんぱく質1gあたりから4kcalのエネルギーがつくり出されます。

不足した場合

①脳卒中のリスクが高まる

血管の壁がもろくなり、血管が傷つきやすくなるため、脳内の血管が破れやすくなります。

②感染症にかかりやすくなる

免疫グロブリンやマクロファージなどの免疫細胞が十分につくられなくなり、免疫力が下がります。感染症にかかりやすくなり、けがも治りにくくなります。

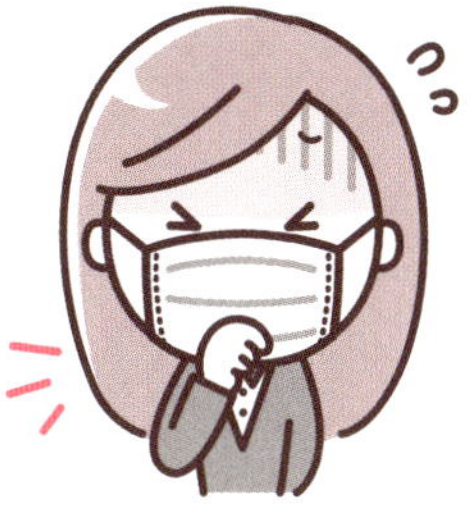

過剰な場合

①肝臓・腎臓の疲労

過剰な分のたんぱく質をエネルギーに変換する際、多くのアンモニアが発生します。そのため、アンモニアを尿素に変える肝臓と、尿を排出する腎臓に大きな負担がかかります。

②痛風、動脈硬化

動物性たんぱく質を多く含む肉や魚介類には、プリン体や脂肪も多いため、尿酸値が高くなって痛風になったり、脂肪が増えて動脈硬化を起こしやすくなったりします。

食べ方のポイント

ニンニクのビタミンB_1は肉のたんぱく質の代謝を助けます。また、卵のたんぱく質はホウレンソウの鉄の吸収をよくするので、ホウレンソウ入りの卵焼きなどにするとよいでしょう。

知っておきたい

不可欠アミノ酸は積極的に食品から

20種類のアミノ酸のうち、ロイシンやトリプトファンなどの9種は、体内で必要量を合成できません。これらを「不可欠アミノ酸」といいます。おもに豚ロースや牛レバーなどの肉、カツオやマグロなどの魚、卵、豆類に多く含まれているので、意識して摂るようにしましょう。

たんぱく質を多く含む食品

適切な摂取量
1日あたり、男性は60g、女性は50g（18歳以上）。

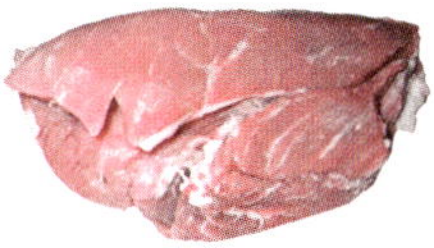

豚もも肉（焼き）
100gあたり30.2g

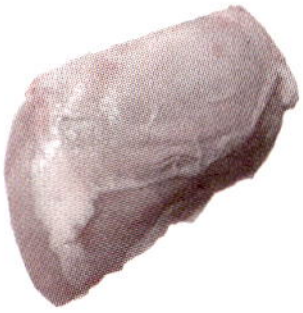

鶏むね肉（皮つき・焼き）
100gあたり34.7g

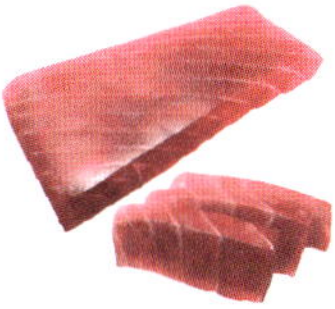

マグロ（赤身・生）
100gあたり26.4g

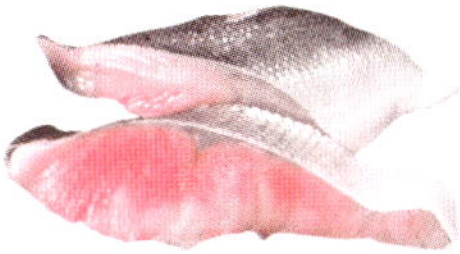

紅ザケ（焼き）
100gあたり28.5g

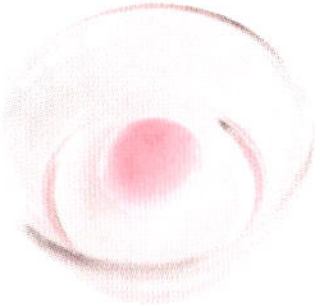

鶏卵
100gあたり49.1g

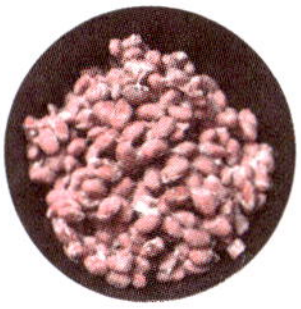

納豆
100gあたり16.5g

豆腐（木綿）
100gあたり6.6g

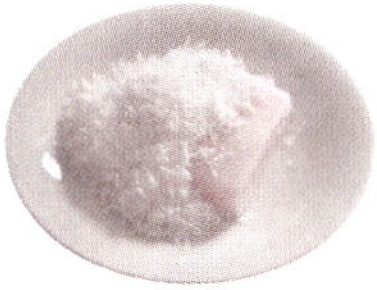

パルメザンチーズ
100gあたり44.09g

脂質の基礎知識

効率よく蓄えられるエネルギー源で、細胞膜を構成する

化学名・別名など
lipid

欠乏症
動脈硬化、発育障害

過剰症
肥満、動脈硬化

脂質は、少量でも多くのエネルギーとなる効率のよい栄養素であり、体内に蓄えることができます。細胞膜やホルモン、血液などの原料となったり、体温を調節したりする働きもあります。脂質を構成する脂肪酸は、肉に含まれる飽和脂肪酸と、魚や野菜に含まれる不飽和脂肪酸に、大きく分けられます。

おもな働き

①エネルギーをつくって蓄える

脂質は体内で1gあたり9kcalと、たんぱく質の2倍以上の高いエネルギーを生成しています。エネルギーとして使わなかった分は皮下や腹腔内に蓄えられ、体温を維持したり、内臓を守るクッションとなったりしています。

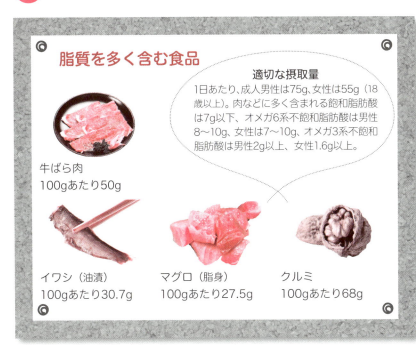

脂質を多く含む食品

適切な摂取量
1日あたり、成人男性は75g、女性は55g（18歳以上）。肉などに多く含まれる飽和脂肪酸は7g以下、オメガ6系不飽和脂肪酸は男性8〜10g、女性は7〜10g、オメガ3系不飽和脂肪酸は男性2g以上、女性1.6g以上。

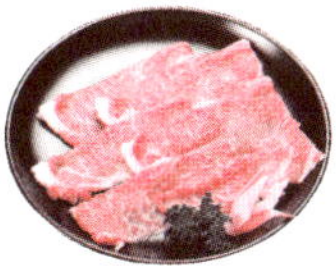
牛ばら肉
100gあたり50g

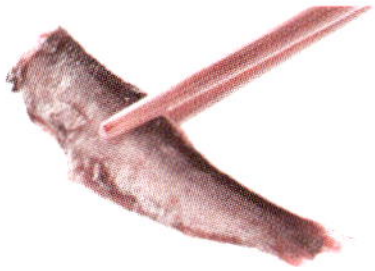
イワシ（油漬）
100gあたり30.7g

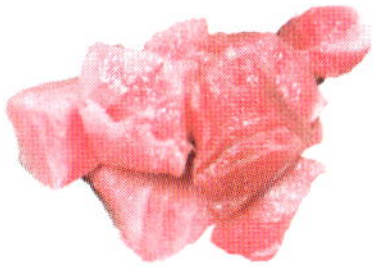
マグロ（脂身）
100gあたり27.5g

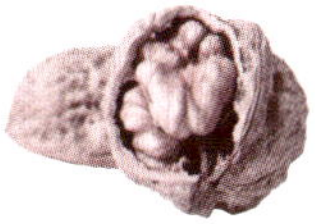
クルミ
100gあたり68g

②細胞膜をつくる

体の約60兆個もの細胞の膜となる成分のひとつで、細胞をしなやかに保つ役割をしています。また、脂質は水を弾くため、細胞の内外の水分量を調整して細胞が正常に働くように作用しています。

③ホルモンや神経組織をつくる

副腎皮質ホルモンや女性ホルモン、男性ホルモン、脳の神経組織、胆汁酸の原料となるなど、健康維持や生命維持に欠かせない働きをしています。

不足した場合

①動脈硬化になりやすくなる

必須脂肪酸（体内でつくられないため食事から

摂取すべき脂肪酸）が不足すると、善玉コレステロールも少なくなり、悪玉コレステロールとのバランスが悪くなって、高コレステロール血症や動脈硬化になりやすくなります。

②子どもの発育に影響

子どもは新陳代謝が活発なので、細胞の機能を正常に保つ必須脂肪酸の摂取は必要不可欠です。不足すると、脳の発育の遅れ、エネルギーの生成能力の低下、皮膚の炎症、臓器の障害などのリスクが高まります。

過剰な場合

①メタボになる

カロリーが高いため、摂りすぎて体内で余ると、皮下脂肪の増加による肥満、内臓脂肪の増

●おもな脂肪酸の種類と多く含む食品

	脂肪酸の種類	おもな種類	食品
飽和脂肪酸	飽和脂肪酸	酪酸・ラウリン酸 ステアリン酸ほか	バター、ラード、ヤシ油、 ココナッツ油、肉脂など
不飽和脂肪酸	一価不飽和脂肪酸	オレイン酸	オリーブ油、ナタネ油など
	オメガ６系 多価不飽和脂肪酸	リノール酸	調合サラダ油（コーン油、大豆油、サフラワー油）ひまわり油）、ごま油
		アラキドン酸	レバー、卵白、サザエ
	オメガ３系 多価不飽和脂肪酸	αリノレン酸	エゴマ油、アマニ油
		EPA	キンキ、サンマ、イワシ、 サバ、ウナギなど
		DHA	サンマ、マグロ、ブリ、 ハマチ、ニジマスなど

脂質を構成する脂肪酸には、大きく飽和脂肪酸と不飽和脂肪酸がある。

加によるメタボリックシンドロームになります。

②血管が傷つきやすくなる

肉などに含まれる飽和脂肪酸を摂りすぎると、血液がドロドロになり、血管が傷つきやすくなります。傷ついたところに、コレステロールがたまり、動脈硬化になり血栓ができやすくなります。

食べ方のポイント

動物性の食品に含まれる飽和脂肪酸は、現代の食生活で不足することはありません。不足しがちなオメガ3系不飽和脂肪酸を多く含む魚を意識的に摂りましょう。刺身やカルパッチョ、ホイル焼きにすると取りこぼすことなく摂ることができます。

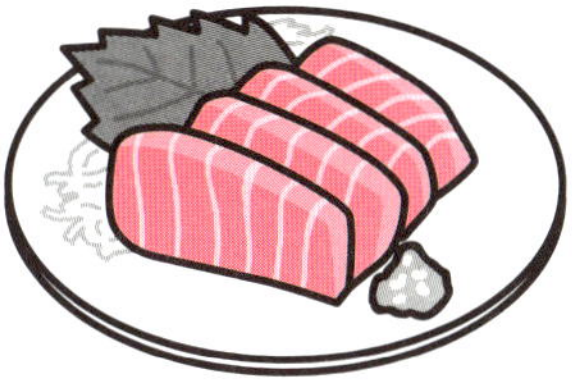

知っておきたい

コレステロールは体内でつくられる

コレステロールは、細胞膜やホルモンをつくるなど、生命維持に必要な栄養素です。このため、食べ物から摂らなくてもいいように、体内でつくられる機能が備わっています。つくられる量は、体重1kgあたり1日に12～13mgほどです。

コレステロールには、悪玉のLDLと善玉のHDLがありますが、どちらも必要です。ただし、脂質を摂りすぎると、LDLが増えすぎて肥満につながります。

脂質

飽和脂肪酸

エネルギー源になり、体内で中性脂肪として蓄えられる

化学名・別名など

saturated fatty acid

欠乏症

血管がもろくなる

過剰症

肥満、動脈硬化

脂肪酸は脂質の約90％を構成し、飽和脂肪酸と不飽和脂肪酸に分けられます。飽和脂肪酸は、バターや肉などの動物性油脂や、ココナッツオイルなど植物性油脂に多く含まれています。

おもな働き

①エネルギーをつくる

中性脂肪として蓄えられ、その後分解されて、生命活動に必要なエネルギー源となります。

②細胞膜をつくる

細胞膜をつくるコレステロールの原料にもなっています。

不足した場合

○血管がもろくなる

体内でつくられるので不足することはありませんが、低栄養（94ページ参照）などで不足してしまうと、血管がもろくなり脳出血性の病気にかかりやすくなります。

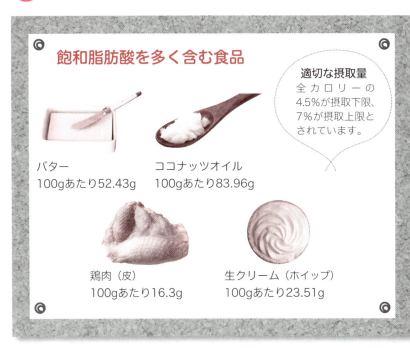

飽和脂肪酸を多く含む食品

適切な摂取量
全カロリーの4.5%が摂取下限、7%が摂取上限とされています。

バター
100gあたり52.43g

ココナッツオイル
100gあたり83.96g

鶏肉（皮）
100gあたり16.3g

生クリーム（ホイップ）
100gあたり23.51g

過剰な場合

①メタボになる

悪玉コレステロールや中性脂肪が増え、内臓脂肪がつき、メタボリックシンドロームになりやすくなります。

②動脈硬化になりやすくなる

中性脂肪値やコレステロール値が高くなると、血管に余分なコレステロールがたまり、動脈硬化が起こりやすくなります。

食べ方のポイント

パーム油は、食品表示では「植物油」と表示されており、牛脂やラードよりも飽和脂肪酸を多く含んでいるので注意しましょう。

脂質

不飽和脂肪酸

コレステロールを減らす脂肪酸

化学名・別名など
unsaturated fatty acid

欠乏症
動脈硬化

過剰症
脂質異常症など

不飽和脂肪酸は、植物性油脂に多く含まれています。構造の違いから、一価不飽和脂肪酸と多価不飽和脂肪酸に分けられます。

さらに多価不飽和脂肪酸は、オメガ6系とオメガ3系に分けられ、どちらもコレステロール値を下げる作用があります。

おもな働き

①動脈硬化の予防（一価不飽和脂肪酸）

酸化しにくく過酸化脂肪になりにくいため、動脈硬化の予防効果が期待できます。

②悪玉コレステロールの減少（多価不飽和脂肪酸）

オメガ6系不飽和脂肪酸は、善玉コレステロールも悪玉コレステロールも減少させます。オメガ3系は、中性脂肪や悪玉コレステロールを減らし、善玉コレステロールを増やします。

不足した場合

○動脈硬化の要因に（多価不飽和脂肪酸）

ＥＰＡ（10ページ参照）やＤＨＡが不足する

不飽和脂肪酸を多く含む食品

適切な摂取量
1日あたり、オメガ6系不飽和脂肪酸の場合、男性は8～10g、女性は7～10g。オメガ3系不飽和脂肪酸の場合、男性は2g以上、女性は1.6g以上（18歳以上）。

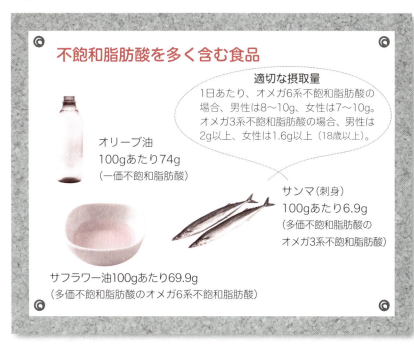

オリーブ油
100gあたり74g
（一価不飽和脂肪酸）

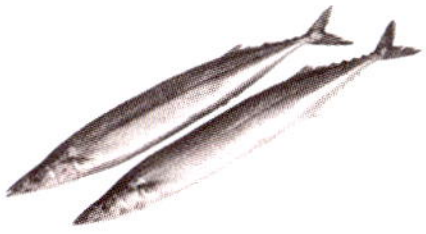

サンマ（刺身）
100gあたり6.9g
（多価不飽和脂肪酸のオメガ3系不飽和脂肪酸）

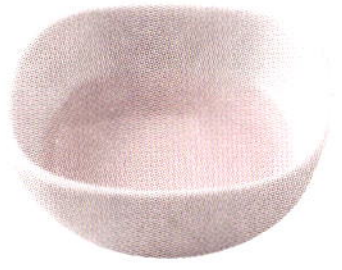

サフラワー油100gあたり69.9g
（多価不飽和脂肪酸のオメガ6系不飽和脂肪酸）

と、動脈硬化や認知症のリスクが高まります。

過剰な場合

①脂質異常症など（オメガ6系不飽和脂肪酸）

脂質異常症や動脈硬化、アレルギー症状の悪化の要因になります。

②さまざまな不調（オメガ3系不飽和脂肪酸）

吐き気や鼻血、軟便がみられることがあります。

食べ方のポイント

オメガ3系不飽和脂肪酸を摂るには、「魚ときどき肉」の割合を心がけましょう。

魚は刺身やカルパッチョなどの生食や、ホイル焼きにして摂ると、効率よく摂取できます。

炭水化物の基礎知識

脳や体に必要なエネルギーをつくる

化学名・別名など
carbohydrate

種　類
糖質、食物繊維

欠乏症
思考力の低下、筋肉量の低下など

過剰症
高血糖、糖尿病など

炭水化物は、消化吸収される糖質と、されない食物繊維に分けられます。糖質は1gあたり4kcalのエネルギーをつくりだします。消化吸収率が高くすぐに消費されるので、蓄えられることはありません。食物繊維は、1gあたり0～2kcalと少量のエネルギーをつくっています。

糖質には、砂糖やブドウ糖といった単糖類と、オリゴ糖や米、パン、麺類、イモ類を構成する多糖類があります。食物繊維には、ゴボウやイモ類などの不溶性と、果物や藻類などの水溶性があります。

おもな働き

①エネルギー源になる

脳や神経組織、赤血球は、糖質から分解されたブドウ糖のみをエネルギー源としています。

②不要なものを体外へ排出する（食物繊維）

炭水化物を多く含む食品

適切な摂取量
1日あたり、炭水化物の場合、男性は約380g、女性は約285g。食物繊維の場合、男性20g以上、女性18g以上（18歳以上）。

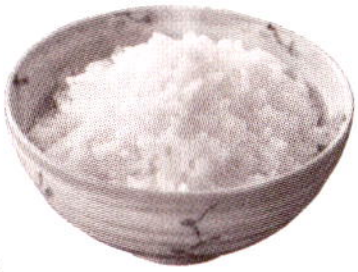

米
100gあたり37.1g

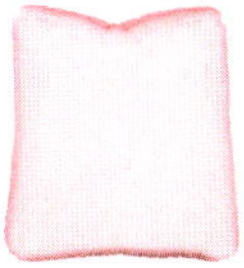

食パン
100gあたり47.1g

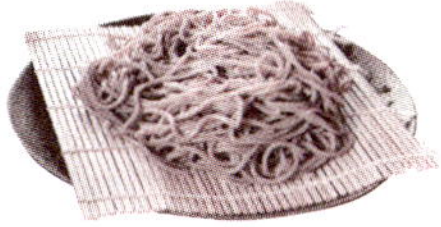

そば（ゆで）
100gあたり26g

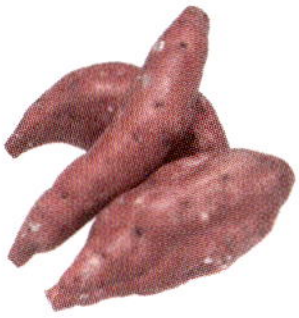

サツマイモ
100gあたり39g

穀物や野菜、イモ類に多く含まれる不溶性食物繊維は、腸内で膨張して腸壁を刺激し、腸の運動を活発にします。不要なものを絡めとって排出するので、大腸がんの予防が期待できます。

③高血糖の予防（食物繊維）

果物や藻類に含まれる水溶性食物繊維は、小腸で糖質やコレステロールを絡めとって体内への吸収を妨げます。そのため、血糖値の上昇が緩やかになり、糖尿病の予防が期待できます。

不足した場合

①脳の働きが低下する

炭水化物から分解されたブドウ糖は、脳の唯一のエネルギー源です。不足すると、集中力が低下したりイライラしたりするだけでなく、認知症のリスクも高まります。

②筋肉量の低下

血中のブドウ糖が不足すると、筋肉を分解してアミノ酸に変化させ、そこから糖質をつくりだします。そうすると筋肉が減ります。

③便秘になる（食物繊維）

食物繊維が不足すると、便秘になります。便秘が続くと不要なものが小腸や大腸にたまって、大腸がんのリスクが高まります。また、余分な糖分や脂質が吸収されやすくなり、高血糖や脂質異常症を招きます。

過剰な場合

①高血糖、糖尿病のリスクに

炭水化物を摂りすぎると急激に血糖値が上昇し、インスリンが多く分泌されます。この状態が慢性化すると、インスリンを分泌するすい臓が疲れて分泌量が低下し、余分な糖分が血中に増えま

●1日あたりの食物繊維の摂取の目標量

	男性	女性
18～29歳	20g以上	18g以上
30～49歳	20g以上	18g以上
50～69歳	20g以上	18g以上
70歳以上	19g以上	17g以上

大腸がんの予防のためにも、食物繊維をしっかり摂ることが大切。

す。これが続くと、糖尿病のリスクが高まります。

②ミネラルが足りなくなる

食物繊維を摂りすぎると、下痢を引き起こすことがあります。下痢をすると水分とともに体内のミネラルが排出されてしまうため、ミネラルの欠乏症を招きます。

食べ方のポイント

不溶性食物繊維と水溶性食物繊維は、1：2の割合で摂るのが理想です。不足しがちな野菜から食物繊維を摂るには、サラダなどの生で摂るより、スープや煮物などにすると一度に多く摂ることができます。

水溶性食物繊維は、藻類やきのこに多く含まれます。みそ汁や炊き込みごはんなどにして摂りましょう。

知っておきたい

不溶性食物繊維が便秘を悪化

食物繊維だからといって、ゴボウやサツマイモなどの不溶性食物繊維だけを多く摂ると、腸内の水分が吸収され、便が固くなり便秘を悪化させてしまいます。

藻類やきのこなどの水溶性食物繊維もバランスよく摂ると、腸内環境が整います。

知って健康生活！

healthy life

年齢に適した食事

中年以降は魚や野菜を意識して摂り、高齢者は低栄養に注意！

健康な生活を送るためには、栄養素バランスのとれた食事が大切だということは、すでに説明しました。ここでは、年齢によって食事で気をつけなければならないことを説明していきます。

30代以降は、好きなだけ食べていると、脂質や糖質が過剰になり、肥満や高血糖、高血圧になるので気をつけましょう。

女性は、40代半ばすぎには閉経期に入り、骨量がぐんと減ります。それまでに、魚や乳製品などからカルシウムを摂り、骨粗しょう症を予防するようにしましょう。

中高年は、脂質や糖質の摂りすぎが問題となっています。主菜は魚料理や大豆製品を中心にし、肉料理に偏らないようにしましょう。副菜は野菜や小魚、藻類を中心にすると、ミネラルやビタミン、食物繊維を多く摂ることができます。

高齢になると筋力が衰えて活動量が減るため、食欲が低下し、低栄養が心配されます。大豆や肉、魚など、高たんぱくな食材を中心に摂りましょう。食欲が湧くように彩りよく、食べやすいように切れ目を入れる、すりつぶすなどの工夫が必要です。

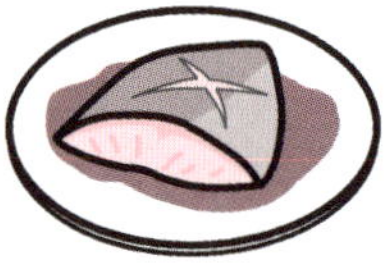

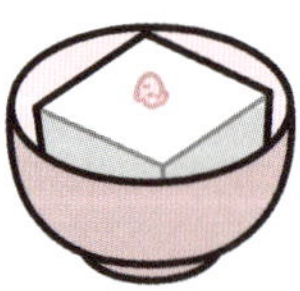

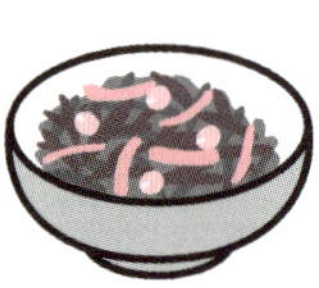

PART 5

「ミネラル」の基礎知識

ミネラルとは?

さまざまな種類があり、体の調子を整えている

化学名・別名など
mineral
欠乏
骨や歯がもろくなる
過剰
高血圧など

人体の約95%は炭素・窒素・水素・酸素の4つの元素(有機物)で構成されています。これらの元素以外はミネラル(無機物)といい、体内に約5%存在しています。体内に多く存在し1日あたりの摂取量が100㎎以上の「主要ミネラル」と、100㎎未満の「微量ミネラル」に分けられます。

いずれも他の栄養素に比べて必要な量は少ないのですが、体内でつくることができません。また、吸収されにくいものや、他の成分によって吸収を妨げられるもの、体内に貯蔵できないものが多いため、さまざまなミネラルを食事で補う必要があります。

おもな働き

①三大栄養素を助けて体の機能を正常に保つ

ミネラルは、たんぱく質、脂質、炭水化物を体内で分解したり、合成したりするのを助けます。基

礎代謝、新陳代謝、エネルギー代謝を促し、体の各機能や組織を正常に保っています。これらの働きを「補酵素」といい、ミネラルとビタミンが担っています。

②全身を安定した状態に保つ

細胞の浸透圧や水分量、体液の量、酸・アルカリ度などの調整をする働きをします。また、筋肉や神経の働きの調節も助け、体内をつねに安定した状態に保つように作用しています。

③体の一部分を形成する

ミネラルのうち、カルシウムやマグネシウム、リンは骨や歯を形成しています。鉄は赤血球の成分として、銅はヘモグロビンの生成になくてはならない存在です。

不足した場合

○骨や歯がもろくなる

ミネラルの中でも、とくに不足しがちなのがカルシウムです。20歳以上の1日の平均摂取量は495㎎で、必要量650㎎に達していません。実際に、過去約30年間でいちども必要量を上回ったことがないのです。骨や歯を形成するマグネシウムも、男性で100㎎以上、女性で10㎎以上足りていません。慢性的に不足すると骨や歯がもろくなったり、筋肉がけいれんしたり、神経系に障害が起こったりします。藻類や魚介類を意識して摂るようにしましょう。

過剰な場合

①高血圧を招く

日本人がとくに摂りすぎてしまうのが、ナトリウムです。摂取すべき目標量は、食塩相当量に換算して約8gですが、実際の平均摂取量は約10gです。年々減ってきてはいますが、ナトリウムの摂りすぎは高血圧症や脳卒中のリスクを高めるので注意しましょう。

②腎臓に負担がかかる

リンは清涼飲料水やレトルト食品、加工食品などの食品添加物として含まれています。知らないうちに、摂りすぎていることがあります。カルシウムの吸収を妨げるので、過剰に摂取すると骨や歯がもろくなったり、腎臓に負担がかかって腎障害になったりします。

知っておきたい

ミネラルウォーターの硬度の基準は？

ミネラルウォーターは、カルシウムとマグネシウムの含有量によって硬度が分けられています。1L中の含有量が60mg未満のものが軟水、60mg以上120mg未満のものが中硬水、120mg以上180mg未満のものが硬水です。硬水は外国産のものに多くみられます。

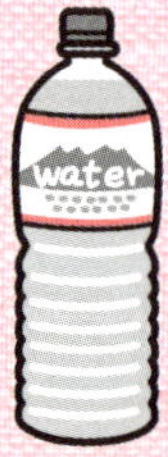

●ミネラルの種類と多く含んでいる食品

主要ミネラル	
カルシウム（→120ページ）	魚介類、乳製品、野菜など
マグネシウム（→122ページ）	藻類、種実類、魚介類など
カリウム（→124ページ）	藻類、豆類、魚介類など
リン（→126ページ）	魚介類、乳製品、肉類など
ナトリウム（→128ページ）	調味料、漬け物、加工食品など
硫黄（→130ページ）	肉類、豆類、野菜、乳製品など
塩素（→132ページ）	調味料、漬け物、加工食品など
微量ミネラル	
鉄（→134ページ）	肉類、魚介類など
亜鉛（→136ページ）	魚介類、肉類、卵など
銅（→138ページ）	肉類、魚介類など
マンガン（→140ページ）	野菜、穀類、種実類など
クロム（→142ページ）	藻類、野菜など
ヨウ素（→144ページ）	藻類、魚介類など
セレン（→146ページ）	魚介類など
モリブデン（→148ページ）	豆類、藻類など
コバルト（→150ページ）	魚介類、肉類など

たんぱく質が足りていれば不足しないため硫黄と塩素、コバルトは厚生労働省による摂取基準がない。

カルシウム

骨や歯をつくり、血液などの機能を調整

化学名・別名など
calcium
元素記号
Ca
欠乏
骨粗しょう症、高血圧
過剰
高カルシウム血症

体内にあるカルシウムのうちの99％が骨や歯に、残りの1％が血液や細胞に含まれています。成長ホルモンを助ける働きもあり、成長期の必要量は成人より多くなっています。

おもな働き

①骨や歯をつくる

カルシウムは骨に貯蔵され、骨を形成しています。血液中のカルシウムが不足すると、骨を溶かして補っています。

②血液の凝固作用を助ける

血中にある凝固因子を助けて活性化させます。血液をアルカリ性に保つ作用もあります。

③筋肉の収縮をうながす

全身の筋肉の収縮を正常に保ちます。

不足した場合

①骨がもろくなる

慢性的に不足すると骨がもろくなり、骨粗しょう症のリスクが高まります。

カルシウムを多く含む食品

適切な摂取量
1日あたり、男性は650～800mg、女性は650mg（18歳以上）。

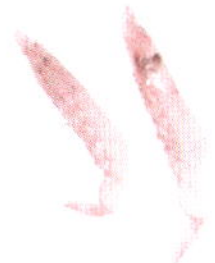

干しエビ
100gあたり7100mg

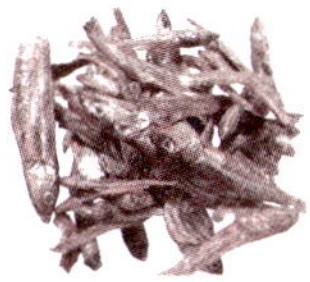

カタクチイワシ（田作り）
100gあたり2500mg

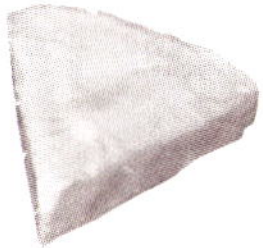

プロセスチーズ
100gあたり630mg

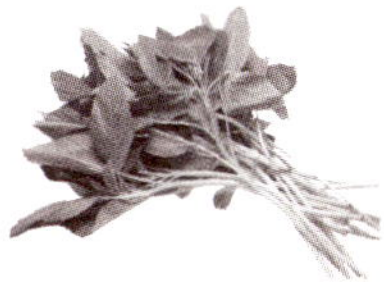

モロヘイヤ
100gあたり260mg

②高血圧になりやすくなる

慢性的に不足すると、骨から血液へ過剰にカルシウムが溶けて血液に沈着し、動脈硬化や高血圧の原因になります。

過剰な場合

○高カルシウム血症になる

血液中のカルシウムの濃度が異常に高くなると、食欲不振や倦怠感などの症状が出ます。

食べ方のポイント

ビタミンDは血中のカルシウムの吸収を助けます。シイタケや魚介類などのビタミンDを多く含む食品といっしょに摂りましょう。

マグネシウム

骨や歯を強くして、多くの酵素を助ける

化学名・別名など
magnesium

元素記号
Mg

欠乏
骨粗しょう症、
低マグネシウム血症

過剰
下痢

マグネシウムの50～60％は骨に存在して、カルシウムとともに骨の形成や骨を強くする働きをしています。残りは全身の細胞内にあり、エネルギー代謝をはじめ、３００種類以上の酵素の活性化に関わっています。

おもな働き

①骨の形成を助ける

カルシウムを骨や歯に行き渡らせます。

②血液循環を正常に保つ

細胞の中のカルシウムやナトリウムの量を一定に保つように作用し、血圧や血液の循環を正常に保っています。

不足した場合

①骨や歯がもろくなる

慢性的に不足すると、骨からマグネシウムが取り出されます。カルシウムもいっしょに溶け出すので、骨粗しょう症のリスクが高まります。

②低マグネシウム血症

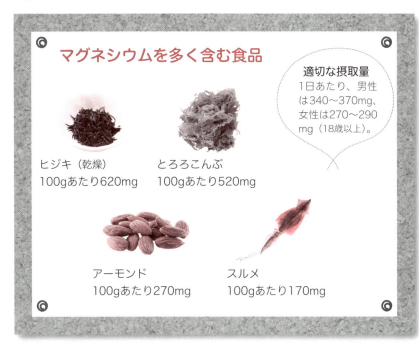

マグネシウムを多く含む食品

適切な摂取量
1日あたり、男性は340〜370mg、女性は270〜290mg（18歳以上）。

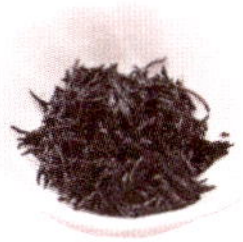

ヒジキ（乾燥）
100gあたり620mg

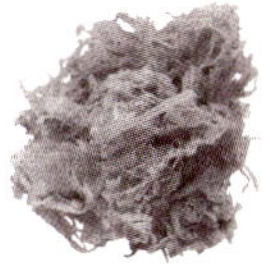

とろろこんぶ
100gあたり520mg

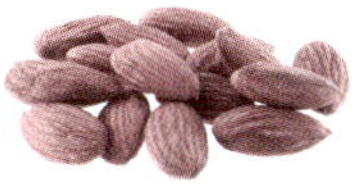

アーモンド
100gあたり270mg

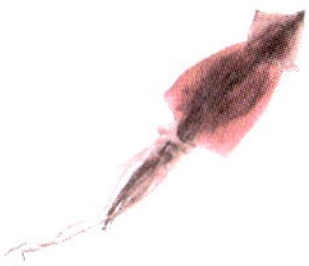

スルメ
100gあたり170mg

加工食品などに含まれるリンを多く摂ると、マグネシウムの吸収が妨げられ、不足すると脱力感などの症状が出ます(低マグネシウム血症)。

過剰な場合

○下痢を起こす

サプリメントなどで摂りすぎると、下痢になることがあります。

食べ方のポイント

マグネシウムとカルシウムの割合が1：2のときにカルシウムの吸収率がもっともよくなります。ヒジキなど、マグネシウムとカルシウムが両方含まれている食品を摂るとよいでしょう。

カリウム

血圧を正常に保ち、筋肉を正常に動かす

化学名・別名など
potassium

元素記号
K

欠乏
低カリウム血症、高血圧

過剰
高カリウム血症

おもに細胞内液の浸透圧が一定になるように調節しています。また、ナトリウムとともに、血圧を調節したり神経の情報伝達が正常に働くように作用したりしています。

おもな働き

①血圧の上昇を抑制する

余分なナトリウム（塩分）の排出を促して、体内のナトリウム量を一定に保つ作用がありま す。血管内にある余分なナトリウムも排出し、血圧の上昇を抑えます。

②筋肉の収縮・弛緩作用

ナトリウムと連携して、筋肉の収縮と弛緩を調節し、心臓の筋肉を正常に動かしています。

不足した場合

①低カリウム血症

利尿剤の使用や夏場の多汗などで不足すると、倦怠感や食欲不振などに陥ります。

②血圧が上がる

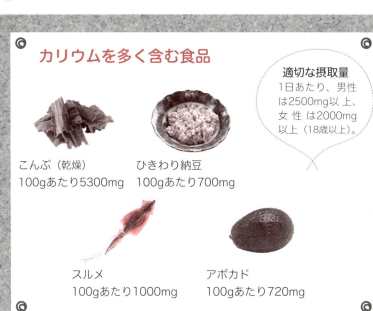

カリウムを多く含む食品

適切な摂取量
1日あたり、男性は2500mg以上、女性は2000mg以上（18歳以上）。

こんぶ（乾燥）
100gあたり5300mg

ひきわり納豆
100gあたり700mg

スルメ
100gあたり1000mg

アボカド
100gあたり720mg

余分なナトリウムを排出できなくなるので、高血圧症のリスクが高まります。

過剰な場合

○高カリウム血症

腎機能が弱っていると、不整脈や血圧低下などの高カリウム血症になることがあります。

食べ方のポイント

カリウムは水に溶けやすいので、塩もみしたり水に浸けておいたりすると、流れだしてしまいます。洗うときは、軽く水洗いしましょう。

サラダなどで生で食べるか、スープやみそ汁にして煮汁ごと食べるのがおすすめです。

リン

骨や歯、エネルギーをつくる

化学名・別名など
phosphorus
元素記号
P
欠乏
骨軟化症
過剰
副甲状腺機能異常、骨量の減少

多くはカルシウムやマグネシウムとともに骨や歯をつくる成分になっています。残りはビタミンB_1と結合して、糖質を代謝してエネルギーをつくりだしています。

おもな働き

①骨や歯をつくる

体内のリンの約85%が骨や歯の原料となっています。カルシウムと結合して、骨の硬度を保つ作用があります。

②エネルギーをつくる

筋肉を動かすなど、生命活動に使われるエネルギーの構成成分です。エネルギーを運搬・貯蔵したり、神経や筋肉の機能を正常に保ったりと、生命維持活動に大切な役割をしています。

不足した場合

○骨軟化症

投薬などで慢性的に不足すると、骨軟化症のリスクが高まります。

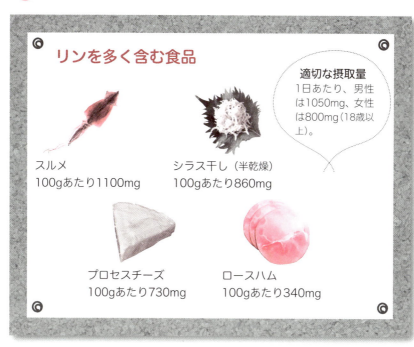

リンを多く含む食品

適切な摂取量
1日あたり、男性は1050mg、女性は800mg（18歳以上）。

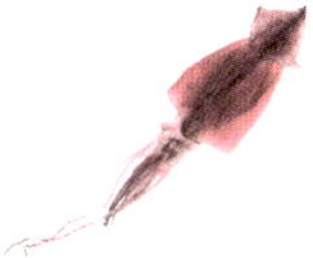

スルメ
100gあたり1100mg

シラス干し（半乾燥）
100gあたり860mg

プロセスチーズ
100gあたり730mg

ロースハム
100gあたり340mg

過剰な場合

①副甲状腺機能異常

副甲状腺ホルモンの分泌が過剰になります。慢性的になると腎不全が起こることがあります。

②骨量の減少

カルシウムの2倍以上の量を摂るとカルシウムの吸収が抑制され、骨量や骨密度が低下します。

食べ方のポイント

リンは結着剤として加工食品に多く含まれているため、摂りすぎる心配があります。

リンとカルシウムは1：1の割合で摂るのが理想的。リンとカルシウムを多く含む牛乳やチーズなどの乳製品を摂るのがおすすめです。

ナトリウム

体液を弱アルカリ性に保つ。摂りすぎに注意な栄養素

化学名・別名など
sodium

元素記号
Na

欠乏
倦怠感、食欲不振

過剰
高血圧症、胃がんなど

体液が酸性になるのを防ぎ、弱アルカリ性に保つ作用があります。食塩（塩化ナトリウム）から1日10g以上摂っているといわれています。不足より摂りすぎが心配な栄養素です。

おもな働き

①水分の代謝作用

血液や体液に存在するナトリウムは、血液などの濃度を適正に保つために、体内の水分量を調節しています。

②筋肉の弛緩・収縮作用

心臓の筋肉をはじめ、あらゆる筋肉の収縮と弛緩を調節する働きがあります。

不足した場合

○倦怠感、食欲不振

夏に多く汗をかいたり下痢をしたりすると不足し、倦怠感や食欲不振に陥ります。

ナトリウムを多く含む食品

適切な摂取量
1日あたりの目標量は、男性は8g未満、女性は7g未満（18歳以上）。
※必要な摂取量は、食塩相当量で1日1.5g。

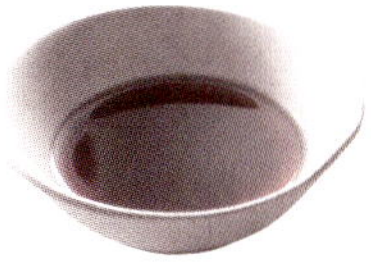

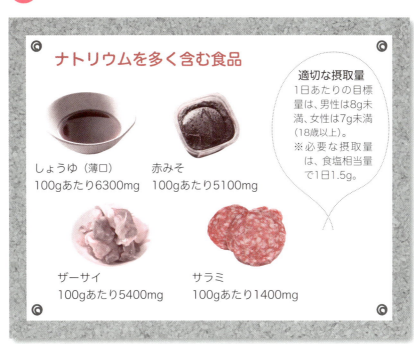

しょうゆ（薄口）
100gあたり6300mg

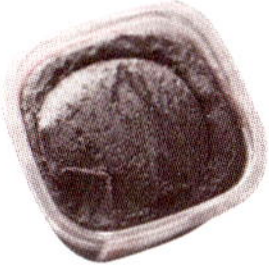

赤みそ
100gあたり5100mg

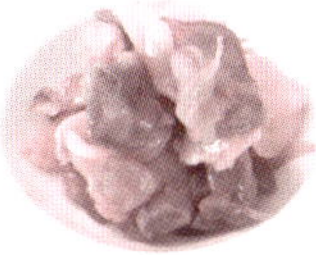

ザーサイ
100gあたり5400mg

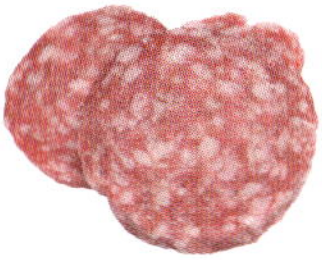

サラミ
100gあたり1400mg

過剰な場合

①高血圧症

塩分濃度を下げるため、尿や汗の排出が抑制されます。このとき、血中の水分量が増して血圧が上がります。

②胃がん

胃の中のナトリウム（食塩）の濃度が高まると、粘膜がダメージを受けて胃炎が起こりやすくなり、胃がんのリスクが高まります。

食べ方のポイント

ナトリウムを排出するカリウムを多く摂りましょう。また、塩分を控えるために、香辛料や出汁を効かせて薄味にするなどの工夫が必要です。

硫黄

毛髪や爪、皮膚をつくる

化学名・別名など
sulfur

元素記号
S

欠乏
肌荒れ、脱毛

過剰
動脈硬化

硫黄は「システイン」というアミノ酸に含まれています。硫黄の大部分は体内でたんぱく質やアミノ酸の構成要素になり、毛髪や爪、皮膚、軟骨の原料になっています。

また、ビタミンB_1やパントテン酸と結びついて糖質や脂質の代謝を促す作用もあります。

おもな働き

①解毒作用がある

肝臓の解毒機能を助ける作用があり、有害なミネラルなどが体内に蓄積するのを防ぎます。

②毛髪や爪、皮膚をつくる

アミノ酸と結びつき、毛髪や爪、皮膚、軟骨などの組織をつくる働きをしています。

③糖質や脂質の代謝を促す

ビタミンB群とともに、糖質や脂質の代謝を促す働きがあります。

不足した場合

○皮膚にしわやしみをつくる

硫黄を多く含む食品

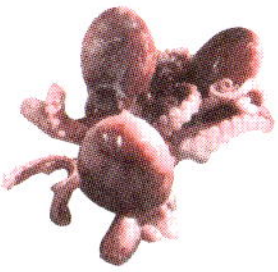

イイダコ（生）
100gあたり349mg

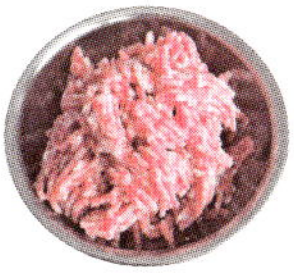

牛ひき肉
100gあたり163mg

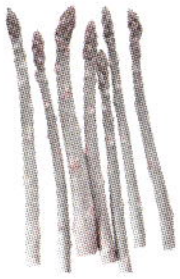

グリーンアスパラ
100gあたり58mg

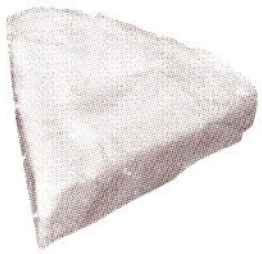

プロセスチーズ
100gあたり146mg

適切な摂取量
硫黄はアミノ酸（たんぱく質）に多く含まれており、不足することがないので厚生労働省では必要な摂取量や目標値などは定めていません。

慢性的に不足すると、皮膚のしわやしみ、脱毛などの症状がみられます。

過剰な場合

○動脈硬化の原因になる

通常、摂りすぎることはありません。慢性的に過剰摂取が続くと、血液中のシステイン濃度が上がり、動脈硬化のリスクが高まります。

食べ方のポイント

動物性たんぱく質に多く含まれているので、肉や魚を摂らない人だと不足することがまれにあります。このような場合は、鶏卵や牛乳、ニラ、タマネギから摂るようにしましょう。

塩素

食べた物を消化し、殺菌する

化学名・別名など
chlorine
元素記号
Cl
欠乏
消化不良
過剰
腸内環境の悪化

体内には、約150gの塩素が存在しています。おもに胃液中の塩酸に含まれ、消化酵素のペプシンの活性化を促します。

血中では、ほかのミネラルといっしょに、酸とアルカリのバランス調整をしています。

おもな働き

①食べ物の消化を促す

たんぱく質を消化するペプシンという酵素を助け、胃の中で食べ物を消化する働きがあります。

②老廃物の排出を助ける

肝臓の働きを助けて、体内で不要になった老廃物を体外へ排出するのを補助します。

③体液の浸透圧を正常に保つ

ナトリウムと結びついて、細胞の浸透圧を正常に保つ働きをしています。

不足した場合

○消化不良

低栄養などで不足した場合は、胃酸不足で消

塩素を多く含む食品

適切な摂取量
食塩で摂れるので、とくに栄養補給の対象とはなっていません。このため、厚生労働省では必要な摂取量や目標値などは定めていません。

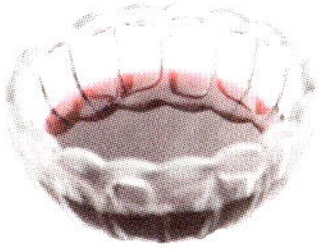
しょうゆ（薄口）
100gあたり16g

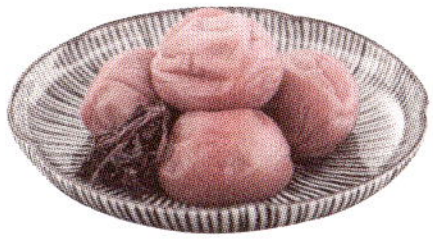
梅干し
100gあたり22.1g

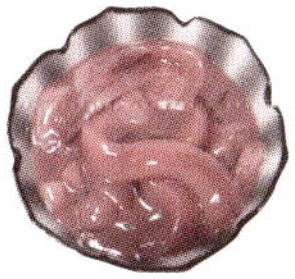
イカの塩辛
100gあたり6.9g

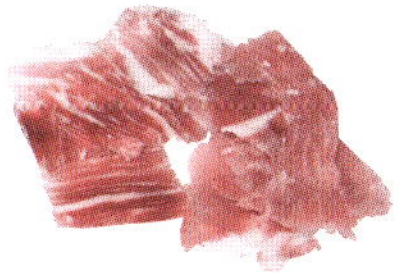
生ハム
100gあたり5.6g

化不良や食欲不振になりやすくなります。

過剰な場合

○腸内細菌のバランスが悪くなる

水道水を多く飲むなどして塩素を摂りすぎると、腸内の細菌が殺菌されて、腸内環境が悪くなります。

食べ方のポイント

塩素は食塩に含まれている栄養素です。摂りすぎになりやすいので、塩分控えめの食事を心がけましょう。食塩の代わりに、ユズやカボス、ショウガなどの香りの強い食材を使うのがおすすめです。

鉄

酸素を全身に運び、筋肉に蓄える

化学名・別名など
iron

元素記号
Fe

欠乏
貧血、脳機能の低下

過剰
内臓障害

鉄は体内に3～4gほど含まれています。動物性の食品に含まれる「ヘム鉄」と、植物性の食品に含まれる「非ヘム鉄」があります。

体への吸収率は、ヘム鉄のほうが非ヘム鉄よりも5～6倍高くなっています。

おもな働き

①酸素を全身に運ぶ
鉄は、赤血球の成分のヘモグロビンの構成要素です。肺で酸素と結びついて、全身に酸素を運搬します。

②血液中の酸素を筋肉に蓄える
筋肉組織に含まれるミオグロビンというたんぱく質には鉄が含まれています。血中のヘモグロビンから酸素を受け取り、筋肉に蓄えます。

不足した場合

①貧血
赤血球に必要な鉄が不足して、貧血になります。

②脳機能の低下

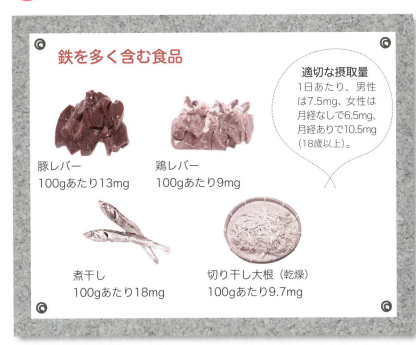

鉄を多く含む食品

適切な摂取量
1日あたり、男性は7.5mg、女性は月経なしで6.5mg、月経ありで10.5mg（18歳以上）。

豚レバー
100gあたり13mg

鶏レバー
100gあたり9mg

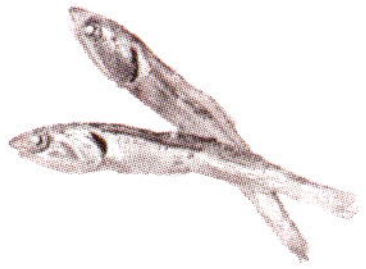

煮干し
100gあたり18mg

切り干し大根（乾燥）
100gあたり9.7mg

全身に十分に酸素が行き渡らなくなり、脳の機能が低下します。

過剰な場合

○肝臓などの内臓に障害

サプリメントなどで摂りすぎると、肝臓に鉄が沈着し内臓に障害を起こすことがあります。

食べ方のポイント

非ヘム鉄は、たんぱく質やビタミンDといっしょに摂ると、吸収率が上がります。多量の食物繊維と摂ると、鉄が排出されてしまいます。

さらに、緑茶に含まれるタンニンや、コーヒーや紅茶のカフェインは、鉄の吸収を阻害します。

亜鉛

多く酵素の働きを助け、成長、健康を維持する

化学名・別名など
zinc
元素記号
Zn
欠乏
発育不良、味覚障害
過剰
貧血

肝臓や腎臓、歯、骨、筋肉に多く含まれており、おもにたんぱく質の合成や細胞分裂、新陳代謝などに関わっています。

体内に貯蔵する方法がないので、つねに食事で補給する必要があります。

おもな働き

①体の成長

新しい細胞をつくったり、たんぱく質を合成したりして、成長を促す働きがあります。

②眼の機能回復

網膜細胞の代謝を高め、ビタミンAの代謝を促進して、眼の機能回復にも作用しています。

③ホルモンの合成と分泌

インスリンの合成を促す働きをしたり、性ホルモンの分泌を調整したりしています。

不足した場合

①発育不良

たんぱく質の合成、細胞の生成の機能が低下

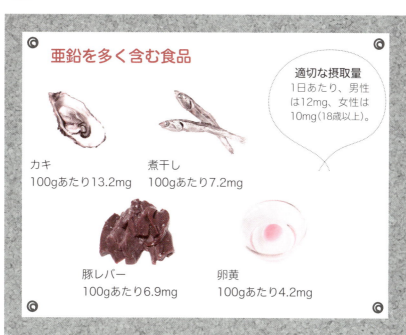

亜鉛を多く含む食品

適切な摂取量
1日あたり、男性は12mg、女性は10mg(18歳以上)。

カキ
100gあたり13.2mg

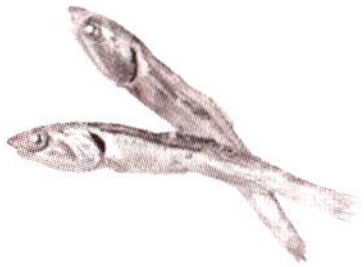
煮干し
100gあたり7.2mg

豚レバー
100gあたり6.9mg

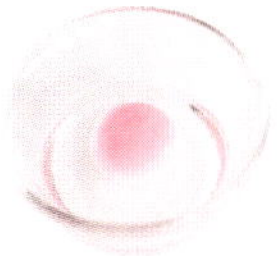
卵黄
100gあたり4.2mg

し、発育が遅れます。

②味覚障害

舌にある味蕾(味を感じる器官)の細胞の新陳代謝が滞り、味覚障害が起こります。

過剰な場合

○貧血

鉄や銅の吸収が阻害され、貧血が起こります。

食べ方のポイント

動物性たんぱく質やビタミンCといっしょに摂ると、吸収率が高まります。不溶性食物繊維に含まれるフィチン酸、緑黄色野菜に含まれるシュウ酸などは、亜鉛の吸収を妨げます。

銅

鉄の働きを助ける血のミネラル

銅も鉄と同じように、血液中に存在するヘモグロビンをつくり、「血のミネラル」と呼ばれています。

骨の形成を助ける作用もあります。

おもな働き

①鉄とともにヘモグロビンをつくる

銅は、セルロプラスミンというたんぱく質の酵素に含まれ、鉄の代謝を促して、ヘモグロビンをつくる働きをしています。

②活性酸素を除去する

赤血球の活性酸素を除去する酵素（※）を合成しています。この酵素は過酸化脂質の生成を抑制して、動脈硬化や糖尿病のリスクを低下させます。 ※SOD（スーパーオキシドジスムターゼ）

不足した場合

①貧血

病気などで銅が欠乏するとヘモグロビンがつくられないので、貧血になりやすくなります。

化学名・別名など
copper

元素記号
Cu

欠乏
貧血、
毛髪の色素が抜ける

過剰
嘔吐、下痢

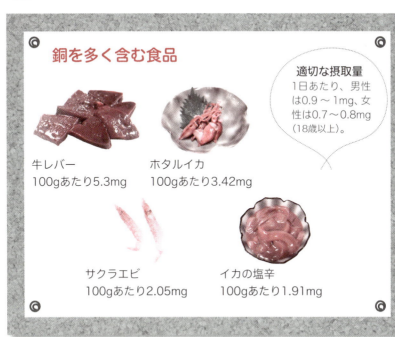

銅を多く含む食品

適切な摂取量
1日あたり、男性は0.9～1mg、女性は0.7～0.8mg（18歳以上）。

牛レバー
100gあたり5.3mg

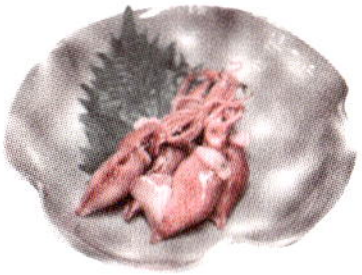

ホタルイカ
100gあたり3.42mg

サクラエビ
100gあたり2.05mg

イカの塩辛
100gあたり1.91mg

②毛髪の色素が抜ける

銅はメラニン色素をつくる酵素に働きかけるので、不足すると毛髪や皮膚の色素が抜ける可能性があります。

過剰な場合

○嘔吐、下痢

サプリメントなどで摂りすぎると、嘔吐や下痢などの中毒症状が出ることがあります。

食べ方のポイント

銅鍋で調理したり、銅製の容器に酢の物などの酸性の食品を保存したりすると、銅が食品に溶け出すことがあるので、注意が必要です。

マンガン

骨や脂質、糖質の代謝を助ける

化学名・別名など
manganese
元素記号
Mn
欠乏
—
過剰
肺炎、中枢神経の障害

体内に約10㎎存在しています。マンガンは、土壌に含まれている成分なので、ショウガやシソなどの植物性食品に多く含まれています。食品からの吸収率は0・5〜3％と低めですが、通常の食生活で不足することはありません。

おもな働き

①骨の生成を助ける

軟骨に必要な成分です。カルシウムやリンと協力して骨を形成し、骨や関節を正常に保つ働きをしています。

②脂質や糖質の代謝を助ける

糖質と脂質の代謝を促す酵素を活性化し、エネルギーの生成や成長を促進させる働きがあります。

不足した場合

植物性食品に多く含まれているため、不足することはありません。

マンガンを多く含む食品

適切な摂取量
1日あたり、男性は4mg、女性は3.5mg（18歳以上）。

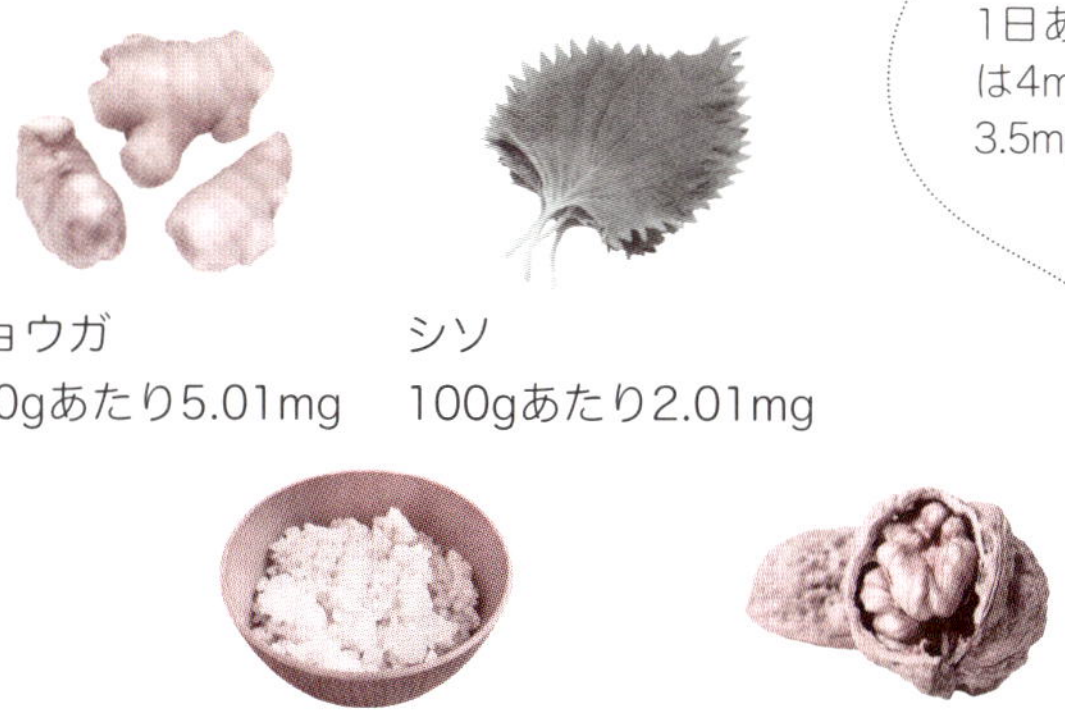

ショウガ
100gあたり5.01mg

シソ
100gあたり2.01mg

玄米
100gあたり1.04mg

クルミ
100gあたり3.44mg

過剰な場合

○肺炎、中枢神経系の障害

通常、摂りすぎることはありません。鉱山で働く人が粉塵を吸いこみ、肺炎や中枢神経系の障害が起こったことが報告されています。

食べ方のポイント

多量の鉄といっしょに摂ると、マンガンが吸収されにくくなります。レバーやアサリなど、鉄を多く含む食品といっしょに摂らないようにしましょう。

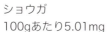

クロム

インスリンの働きを助け、糖尿病を予防

化学名・別名など
chromium
元素記号
Cr
欠　乏
インスリンの分泌低下
過　剰
嘔吐、下痢、肝障害など

食品には、自然界に存在する三価クロムが含まれています。体内に約6㎎存在し、糖質代謝やコレステロール代謝、たんぱく質代謝の維持に関わっています。

人工物である六価クロムには毒性があります。

おもな働き

①インスリンの働きを助ける

インスリンの分泌や作用を増強し、正常な糖質代謝を促し、血糖値を安定させます。

②コレステロールの代謝を助ける

中性脂肪やコレステロールの量を正常に保ち、代謝を促す働きがあります。

不足した場合

◯インスリンの分泌量が低下

通常、不足することはありません。静脈栄養などの治療を行なうとクロムが不足し、インスリンの分泌が低下します。その結果、糖尿病や高血圧、動脈硬化などのリスクが高まります。

クロムを多く含む食品

適切な摂取量
1日あたり、男性、女性ともに1μg（18歳以上）。

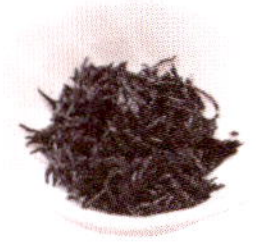
ヒジキ
100gあたり26μg

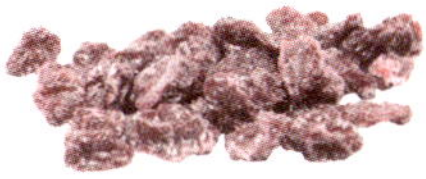
ドライトマト
100gあたり11μg

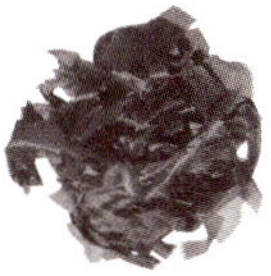
カットワカメ
100gあたり10μg

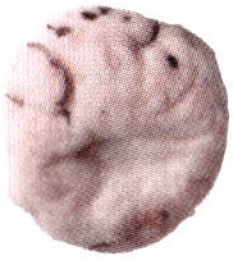
がんもどき
100gあたり8μg

過剰な場合

○嘔吐、下痢、肝障害など

三価クロムは吸収率が低いので、摂りすぎることはあまりありません。長期間にわたる過剰摂取では嘔吐や下痢、ひどくなると腎尿細管障害や肝障害、造血障害、中枢神経障害のリスクが高まります。

食べ方のポイント

カキなどの亜鉛を多く含む食品といっしょに食べると、インスリンの分泌が促されます。

クロムはどの食品にも含まれているので、偏りのない食事をすれば不足する心配はありません。

ヨウ素

成長や脂質代謝を促進する

化学名・別名など
iodine
元素記号
I
欠乏
甲状腺肥大、発育不良
過剰
甲状腺肥大、甲状腺腫

「ヨード」ともいいます。約3分の2がのどにある甲状腺ホルモンの原料になるため、「甲状腺のミネラル」とも呼ばれています。

おもな働き

①甲状腺ホルモンをつくる

甲状腺ホルモンをつくるチロキシンの構成成分です。心臓の拍動や血圧の調整、脳の発育などにも関わっています。

②基礎代謝を高める

脂質や糖質、たんぱく質などのエネルギー代謝を促して、新陳代謝を活発にします。

不足した場合

①甲状腺肥大

甲状腺肥大や甲状腺腫になり、体力低下や倦怠感、貧血などの症状がみられるようになります。

②発育不良

とくに乳幼児や幼児で過剰に不足すると、知能の発達や体の発育が遅れることがあります。

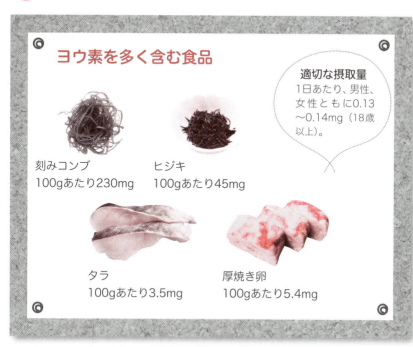

ヨウ素を多く含む食品

適切な摂取量
1日あたり、男性、女性ともに0.13～0.14mg（18歳以上）。

刻みコンブ
100gあたり230mg

ヒジキ
100gあたり45mg

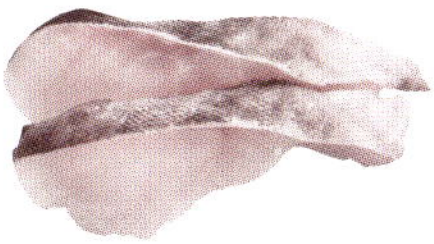

タラ
100gあたり3.5mg

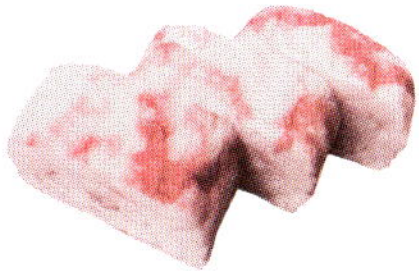

厚焼き卵
100gあたり5.4mg

過剰な場合

○甲状腺肥大

摂りすぎても、不足したときと同様に甲状腺肥大や甲状腺腫になり、体力低下や倦怠感、貧血、脱毛の症状が現われます。

食べ方のポイント

ヨウ素は藻類や魚介類に多く含まれています。定期的に、ワカメやコンブ、タラなどを、食卓に取り入れましょう。

また、「ヨード卵」には1個あたり0・6㎎のヨウ素が含まれています。藻類を多く含んだえさが鶏に与えられています。

セレン

高い抗酸化作用で免疫力を高める

化学名・別名など
selenium
元素記号
Se
欠乏
筋力低下など
過剰
脱毛、爪の変形、呼吸困難など

セレンは、体内にごく少量しか存在しません。このため、1日に必要な量と過剰となる量の差が微少なのが特徴です。摂りすぎると、中毒になる毒性の強い成分なので、注意が必要です。

おもな働き

①抗酸化作用
体内の酸化を防ぎます。作用はビタミンEの60倍といわれます。血管の老化を防いで動脈硬化を抑制したり、免疫力を高めたりします。

②発育促進
甲状腺ホルモンを活発化させる作用があり、運動能力の発達、体の成長を促します。

③ビタミンを再生
ビタミンを再生し、活性化する作用もあります。

不足した場合

○筋力低下
静脈栄養などの特別な場合のみ、筋力低下や、肌や毛髪の異常などがみられます。

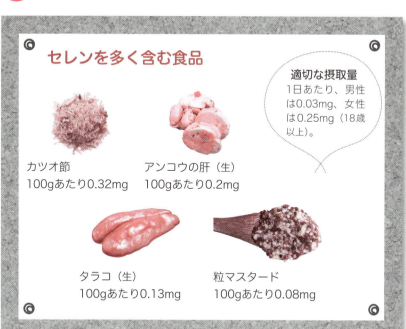

セレンを多く含む食品

適切な摂取量
1日あたり、男性は0.03mg、女性は0.25mg（18歳以上）。

カツオ節
100gあたり0.32mg

アンコウの肝（生）
100gあたり0.2mg

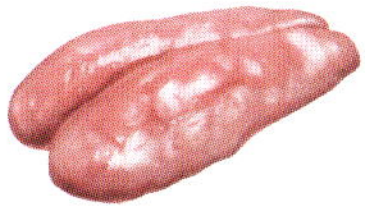

タラコ（生）
100gあたり0.13mg

粒マスタード
100gあたり0.08mg

過剰な場合

①脱毛、爪の変形、胃腸障害

1日400μg（0・0004mg）を摂り続けると、脱毛や爪の変形、胃腸障害が起こります。

②呼吸困難、腎障害、心筋梗塞

サプリメントなどで摂りすぎると、呼吸困難や腎障害などの症状が出ることがあります。

食べ方のポイント

ビタミンCやビタミンE、βカロテンをいっしょに摂ると、これらの抗酸化作用がアップします。マグロのカルパッチョにレモンの果汁をかけたり、パプリカを添えたりしましょう。

モリブデン

有害物質を分解し排出する

化学名・別名など
molybdenum
元素記号
Mo
欠乏
神経過敏症、頻脈
過剰
高尿酸血症、関節痛

モリブデンは、おもに肝臓や腎臓にごく少量存在しています。胃や小腸で吸収され、体内での吸収率が高いミネラルです。

たんぱく質や糖質、脂質の三大栄養素の代謝を促すために必要なミネラルです。

おもな働き

①プリン体を尿酸に分解する

痛風の原因となるプリン体を尿酸に分解し、尿として体外へ排出するのを助けています。

②有害物質を体外へ排出

銅などの有害物質を排出する作用があり、有害物質による中毒を予防します。

不足した場合

○神経過敏症、頻脈

通常、不足することはありません。静脈栄養などで慢性的に不足した場合、血液中の尿酸値が低下し、神経過敏や頻脈、こん睡になることが報告されています。

モリブデンを多く含む食品

適切な摂取量
1日あたり、男性は25 ～ 30μg、女性は20～25μg（18歳以上）。

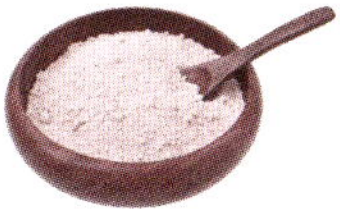

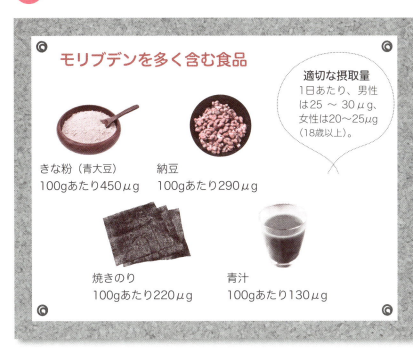

きな粉（青大豆）
100gあたり450μg

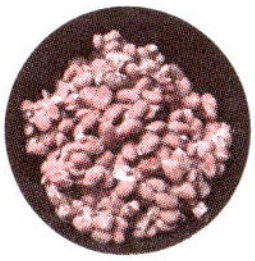

納豆
100gあたり290μg

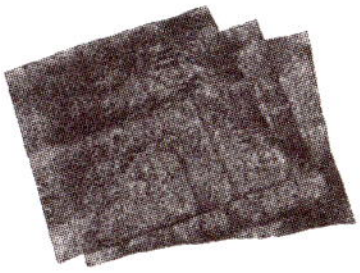

焼きのり
100gあたり220μg

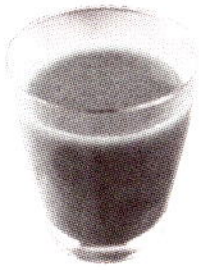

青汁
100gあたり130μg

過剰な場合

○高尿酸血症、関節痛

摂りすぎても尿として排出され、過剰症を心配することはありません。銅とのバランスが大切で、銅が極端に少なくなると、モリブデンが体内で過剰になり、高尿酸血症や関節痛がみられたと報告されています。

食べ方のポイント

モリブデンと銅、鉄をバランスよく摂ると、血液が効率よくつくられ、体内の代謝が促されます。レバーやイカ、タコ、モロヘイヤなど、鉄や銅を含む食品をいっしょに摂りましょう。

コバルト

ビタミンB_{12}として赤血球をつくるのを助ける

化学名・別名など
cobalt
元素記号
Co
欠乏
悪性貧血、舌の痛みなど
過剰
—

コバルトは、体内に2gほど存在しています。ビタミンB_{12}の構成成分で、ほかのミネラルのように単体では作用しないとされています。

コバルトは、ビタミンB_{12}の形で摂取されるので、ここではビタミンB_{12}の作用を紹介します。

おもな働き

①造血作用がある

骨髄でビタミンB_{12}の成分として、赤血球や血色素などをつくるのを助けます。造血機能に不可欠な成分です。

②肝臓に蓄えられる

肝臓に蓄えられ、胆汁として排出されます。

不足した場合

①悪性貧血

赤血球のもととなる赤芽球が赤血球に発育しなくなります。巨大な巨赤芽球に変異して、正常な赤血球が減少して貧血になります。

②舌の痛み、神経障害

コバルト（ビタミンB_{12}）を多く含む食品

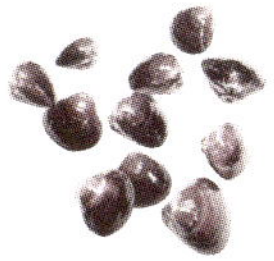

シジミ（水煮）
100gあたり81.6μg

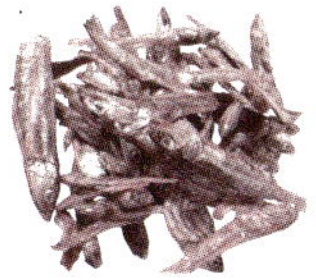

イワシ（田作り）
100gあたり64.5μg

適切な摂取量
※コバルト単体としての摂取基準は定められていません。

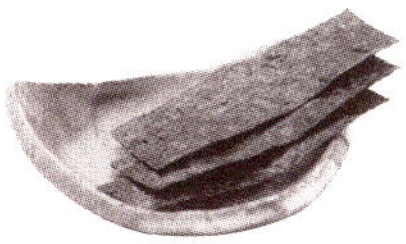

味付けのり
100gあたり58.1μg

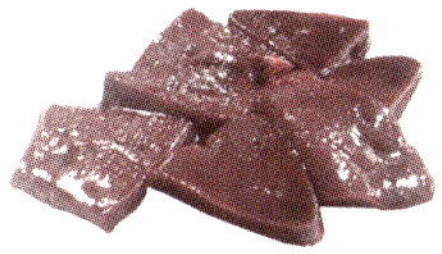

牛レバー
100gあたり52.9μg

舌が赤くなってヒリヒリとした痛みが現われます。さらに進行すると神経障害が起こることもあります。

過剰な場合

過剰に摂取しても不要な分は吸収されないので、過剰症の心配はありません。

食べ方のポイント

ビタミンB_{12}は水に溶けるので、水に浸けたりゆでたりすると損なわれます。みそ汁やスープにして、汁ごと食べるのがおすすめです。

葉酸が多く含まれるホウレンソウなどといっしょに摂ると、血液をつくる働きが高まります。

知って
健康生活！

healthy life

栄養補給で集中力アップ！

ブドウ糖や魚の脂質（DHA）が脳の活力を高める

「頭がぼーっとしてなかなか仕事がはかどらない」という人は脳のエネルギーが不足しているのかもしれません。

脳のエネルギー源になるブドウ糖は、穀類やイモ類、糖類から分解して得られます。実際に、「ブドウ糖の入った飲料を飲んだら、暗算の正確性が高まった」「朝食を食べなかった人よりも、食べた人のほうが集中力が高かった」などの実験結果が報告されています。

まずは3食きちんと摂り、主食である米やパン、麺類を食べて、しっかりと脳にブドウ糖を補給しましょう。集中力や記憶力だけでなく、体温も上がり活力も湧いてきます。

糖質と同様に、記憶や情報伝達に欠かせない栄養素が脂質です。とくに魚類に多く含まれるDHA（ドコサヘキサエン酸）は、記憶力を高め、認知症予防に効果があるという研究報告もあります。

DHAは、もともと脳の神経細胞の膜の中にあります。DHAが神経細胞膜にたくさんあると膜がやわらかくなり、神経伝達物質がたくさん生産されて、脳内の情報伝達が活発になります。DHAは、サバやイワシ、マグロなどに含まれています。

PART 6

「ビタミン」の基礎知識

ビタミンの働き

潤滑油として他の栄養素の活動を補助する

種類

ビタミンA／ビタミンD／ビタミンE／ビタミンK／ビタミンB_1／ビタミンB_2／ビタミンB_6／ビタミンB_{12}／ビタミンC／ナイアシン／葉酸／パントテン酸／ビオチン

ビタミンは、おもに三大栄養素の代謝を助ける栄養素です。たんぱく質と脂質、糖質がうまく働くための潤滑油としての働きをしています。

必要量は少ないのですが、体の機能を調節するためには欠かせません。体内でつくられないものが多く、食品から摂る必要があります。ビタミンには13種類あり、水にはほとんど溶けない「脂溶性ビタミン」と、水によく溶ける「水溶性ビタミン」に分けられます。

ビタミンの種類

●脂溶性ビタミン

油に溶けやすく、水には溶けにくい性質のビタミン。ビタミンA・D・E・Kの4種類がこれにあたります。脂溶性ビタミンは、尿で体外に排出されず体内に蓄積されます。そのため、摂りすぎると

●ビタミンの種類と働き

脂溶性ビタミン	**ビタミンA**	目と皮膚を正常に保つ
	ビタミンD	カルシウムの吸収を促進する
	ビタミンE	細胞の老化を抑える
	ビタミンK	止血・凝固作用
水溶性ビタミン	**ビタミンB_1**	糖質の代謝を促進する
	ビタミンB_2	細胞を再生する
	ビタミンB_6	抗アレルギー作用
	ビタミンB_{12}	赤血球をつくる
	ビタミンC	免疫機能を高める
	ナイアシン	アルコールを分解する
	葉酸	赤血球をつくる
	パントテン酸	脂肪の分解・合成
	ビオチン	皮膚を正常に保つ

三大栄養素がうまく働くよう作用するなど、体の機能を調節している。

倦怠感や頭痛、食欲不振などの過剰症を起こすことがあります。

●水溶性ビタミン

水に溶けやすく、脂に溶けにくい性質のビタミン。ビタミンB・C群の9種類がこれにあたります。摂りすぎても、尿で体外に排出されるため、過剰摂取はまれです。しかし、体内に蓄積されにくいため、毎日の食事から摂る必要があります。

食べ方のポイント

脂溶性ビタミンは、油に溶け油とともに体内に吸収されるので、炒めたり揚げたりするのに適しています。水溶性ビタミンは、水に浸けたりゆでたりすると、損失が多くなります。

ビタミンA

目や粘膜、皮膚をサポートする

化学名・別名など
レチノール
欠乏
視力の低下、免疫力の低下など
過剰
頭痛、腹痛など

ビタミンAは目の栄養に欠かせないビタミンです。ほとんどがレチノールで構成されており、おもに動物性食品に含まれています。油といっしょに小腸で吸収され、肝臓に蓄えられます。

おもな働き

①目の機能を正常に保つ
網膜で光を感じる物質をつくり、視力を保つ役割をしています。

②粘膜や皮膚を健康に保つ
内臓や目、口など全身の粘膜や皮膚の上皮細胞の代謝を活発にします。

不足した場合

①視力の低下、夜盲症
暗所での視力が低下し、夜盲症のリスクが高まります。

②免疫力の低下
皮膚や粘膜が乾燥して角質化が進むと、抵抗力が弱まり感染症にかかりやすくなります。

ビタミンAを多く含む食品

適切な摂取量
1日あたり、男性は600μg、女性は540μg（18歳以上）。
※許容上限：1500μg

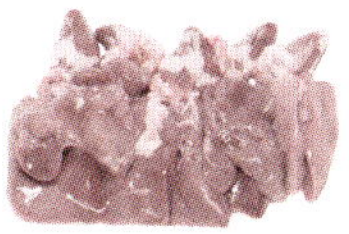

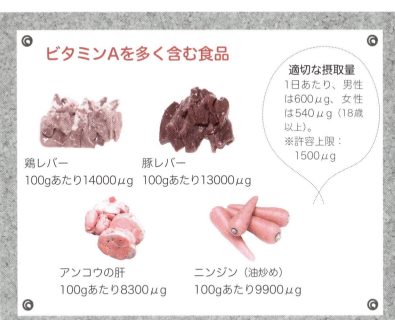

鶏レバー
100gあたり14000μg

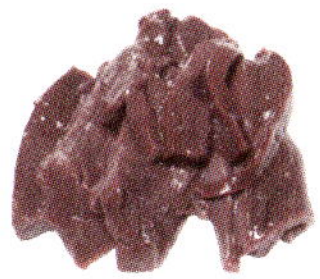

豚レバー
100gあたり13000μg

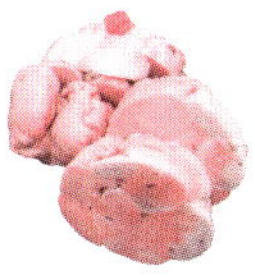

アンコウの肝
100gあたり8300μg

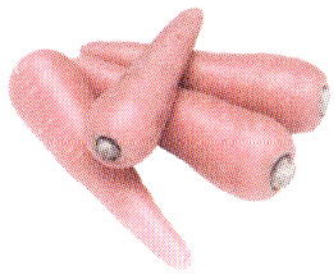

ニンジン（油炒め）
100gあたり9900μg

過剰な場合

①頭痛、腹痛、脱毛

レチノールを摂りすぎると、頭痛や腹痛、脱毛などの過剰症が現われることがあります。

②胎児の異常

妊娠中にレチノールを摂りすぎると、胎児に奇形が起こることがあります。

食べ方のポイント

油に溶けて体内で吸収されるので、炒めたり揚げたりすると吸収率が高まります。体内に吸収された後は、たんぱく質によって運ばれます。

豆類などのたんぱく質もいっしょに摂るとよいでしょう。

ビタミンD

カルシウムの吸収を助けて骨を形成する

化学名・別名など
カルシフェロール

欠乏
くる病、骨粗しょう症

過剰
便秘、下痢、食欲不振、腎機能障害

カルシウムの吸収を助け、骨の形成に関わるビタミンです。紫外線を浴びることでも合成されますが、日光に当たる時間が極端に少ない人は、食品から摂りましょう。

おもな働き

①血中のカルシウム濃度の調整

血液のカルシウム濃度が高くなりすぎると、余分なカルシウムを骨に蓄えたり、体外に排出したりします。低くなると、骨にあるカルシウムを血中に送り出して調整をしています。

②カルシウムの骨への沈着を助ける

腸内でカルシウムがスムーズに吸収できるよう助ける働きをしています。

不足した場合

①くる病

とくに乳幼児期に不足すると、全身の骨が曲がる「くる病」になることがあります。

②骨粗しょう症

ビタミンDを多く含む食品

適切な摂取量
1日あたり、男性、女性ともに5.5μg（18歳以上）。
※許容上限：100μg

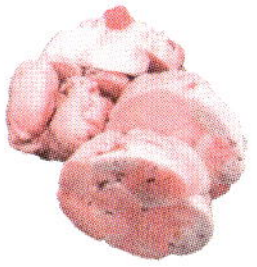

アンコウの肝
100gあたり110μg

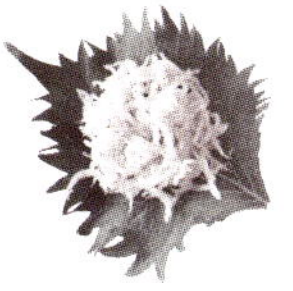

シラス干し（半乾燥）
100gあたり61μg

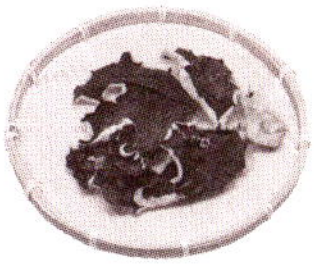

キクラゲ（乾燥）
100gあたり440μg

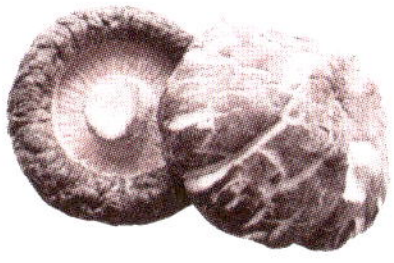

干しシイタケ
100gあたり17μg

骨密度が低くなり骨がスカスカになる「骨粗しょう症」のリスクが高まります。

過剰な場合

①便秘、下痢、食欲不振

カルシウムが内臓などに沈着して、便秘や下痢、食欲不振などの症状が出ることがあります。

②腎機能障害

カルシウムが腎臓に大量に沈着すると、尿毒症になることがあります。

食べ方のポイント

乳製品や魚といっしょに摂ると、カルシウムが効率よく骨に蓄えられます。

ビタミンE

体内の酸化を防ぎ、細胞や血管の老化を防ぐ

化学名・別名など

トコフェロール

欠乏

溶血性貧血、動脈硬化

過剰

頭痛、かゆみ、骨粗しょう症

ビタミンEには強い抗酸化作用があります。心筋や肝臓、副腎などの臓器や筋肉の細胞膜の中にあり、活性酸素の攻撃から細胞を守っています。

おもな働き

①細胞の酸化を防ぐ

細胞膜内の不飽和脂肪酸の酸化を抑え、過酸化脂質の生成を抑制して、細胞の老化を防ぎます。

②血行促進

血管の内壁にある細胞膜の酸化も抑えられるため、血管が健康に保たれ血行がよくなります。

不足した場合

①溶血性貧血

酸化脂肪酸が増え、赤血球の膜がもろくなって壊れやすくなります。新鮮な酸素が全身に十分供給されず、溶血性貧血のリスクが高まります。

②動脈硬化

血管の内壁にある細胞の老化が進んでコレステロールが沈着しやすくなり、動脈硬化になり

ビタミンEを多く含む食品

適切な摂取量
1日あたり、男性は6.5mg、女性は6.0mg（18歳以上）。
※許容上限：
男性は750〜900mg、女性は650〜700mg

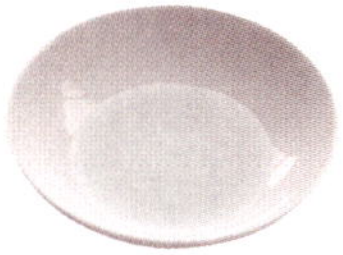

ひまわり油
100gあたり38.7mg

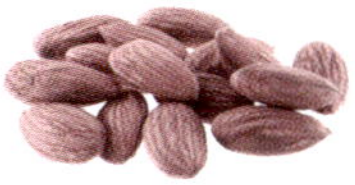

アーモンド（フライ）
100gあたり29.4mg

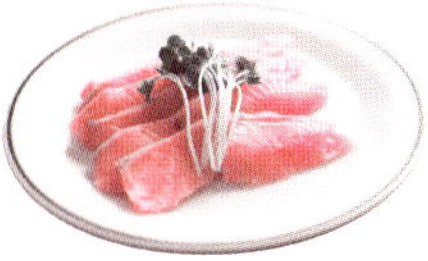

トラウトサーモン
100gあたり5.5mg

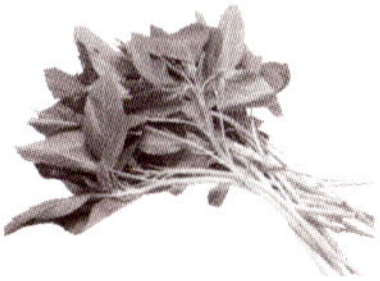

モロヘイヤ
100gあたり6.5mg

やすくなります。

過剰な場合

①頭痛、かゆみ

まれに頭痛やかゆみなどの過剰症が現われることがあります。

②骨粗しょう症

過剰に摂ると破骨細胞が大きくなり、骨の代謝バランスが乱れて骨量が減少します。

食べ方のポイント

脂溶性なので、炒め物や揚げ物にすると吸収率が高まります。サーモンのソテーやカボチャの素揚げなどがおすすめです。

ビタミンK

血液の凝固と骨の形成を助ける

化学名・別名など
フィロキノン、メナキノン

欠乏
血が止まらない、骨粗しょう症など

過剰
血栓の薬効が妨げられる

ビタミンKには、植物や海藻類に含まれる天然のK_1と、体内の腸内細菌でつくられるK_2の2種類があります。体内でもつくられるため、通常の食事で不足することはありません。

おもな働き

①血液の凝固作用

血液凝固因子のプロトロンビンを肝臓で生成する働きがあります。

②骨の形成を助ける

ビタミンDによって腸から吸収されたカルシウムを、骨に取り込む働きをしています。

不足した場合

①止血しにくくなる

不足すると血がなかなか止まらなくなったり、鼻血が出やすくなったりします。

②骨粗しょう症

カルシウムが骨に取り込まれなくなり、骨がもろくなります。

ビタミンKを多く含む食品

適切な摂取量
1日あたり、男性、女性ともに150μg（18歳以上）。

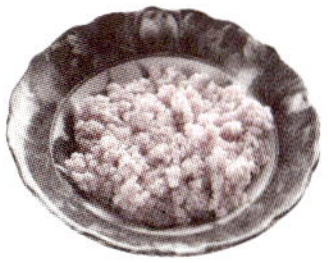

ひきわり納豆
100gあたり930μg

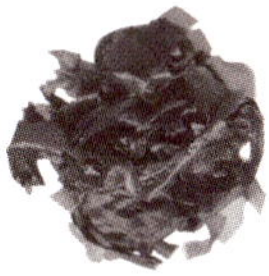

カットワカメ
100gあたり1800μg

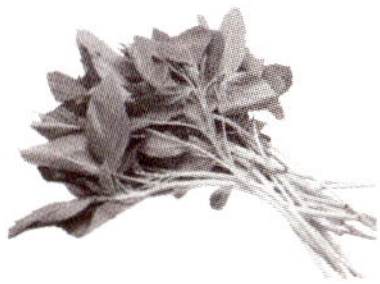

モロヘイヤ
100gあたり640μg

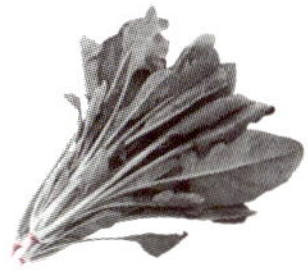

ホウレンソウ（油炒め）
100gあたり510μg

③出血症（新生児）

出血症を起こしやすくなり、とくに頭がい内で起こると、ひきつけなどの症状が現れます。

過剰な場合

○血栓の薬の効き目を妨げる

血栓の薬を服用している場合やサプリメントで過剰に摂取した場合、薬効が妨げられることがあります。

食べ方のポイント

脂溶性なので、油で炒めると効率よく摂ることができます。たとえばホウレンソウは、炒めるとゆでたときの約2倍も摂取することができます。

ビタミンB_1

糖質からエネルギーをつくり、神経を正常に保つ

化学名・別名など
チアミン
欠乏
集中力の低下、
脚気など
過剰
イライラ、不眠など

糖質からエネルギーをつくるのを助けています。水溶性なので水に溶けやすく、熱にも弱いため、調理すると30～50％が失われます。

おもな働き

①エネルギーをつくるのを助ける

米やパン、麺類の糖質を分解してエネルギーに変えるときに、酵素の働きを助けます。

②神経を正常に保つ

神経細胞内に存在して、糖質を栄養源とする脳神経や中枢神経にエネルギーを供給し、正常に保つ作用があります。

不足した場合

①集中力の低下、疲れ

糖質からエネルギーがつくられなくなって乳酸がたまり、集中力の低下や疲れ、頭痛がみられるようになります。

②脚気

慢性的に不足すると多発性神経炎の「脚気《かっけ》」

ビタミンB_1を多く含む食品

適切な摂取量
1日あたり、男性は1.0 ～ 1.2mg、女性は0.8 ～ 0.9mg（18歳以上）。

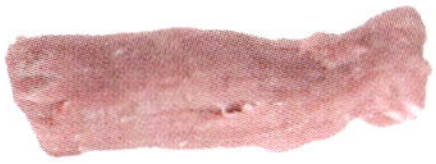

豚ヒレ肉（焼き）
100gあたり2.09mg

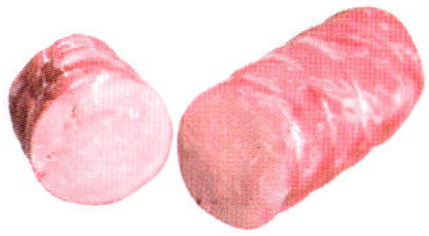

ボンレスハム
100gあたり0.9mg

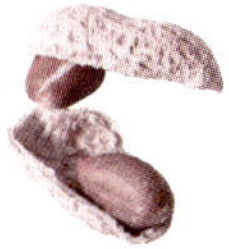

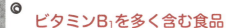

落花生（乾燥）
100gあたり0.85mg

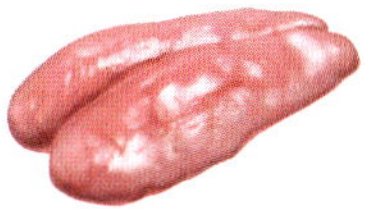

焼きタラコ
100gあたり0.77mg

になります。

過剰な場合

○イライラ、不眠、頭痛

サプリメントなどで摂りすぎると、イライラや不眠、頭痛になることがあります。

食べ方のポイント

ニンニクなどに含まれるアリシンといっしょに摂ると、ビタミンB_1と結びついて血液中に長時間とどまるようになります。

たとえば、豚肉といっしょにタマネギやニンニクを摂れば、豚肉に含まれるビタミンB_1の働きを体内で長続きさせることができるのです。

ビタミンB2

代謝を促し、皮膚、毛髪、粘膜を健康に保つ

化学名・別名など
リボフラビン
欠乏
皮膚や粘膜の炎症、メタボ、老化
過剰
下痢、多尿

三大栄養素を燃焼させてエネルギー代謝や細胞の新陳代謝を促し、健康な皮膚や髪、爪をつくることから、「美容のビタミン」ともいわれます。

おもな働き

①エネルギー代謝を助ける
たんぱく質や脂質、糖質からエネルギーをつくるのを助けます。

②皮膚、毛髪、爪をつくる
脂質を使って細胞の再生や新しい細胞をつくるのを助けます。成長を促したり、皮膚や髪、爪、粘膜などを再生させたりします。

不足した場合

①皮膚や粘膜の炎症
細胞をつくる材料が不足するため、皮膚の荒れや口内炎、口角炎になりやすくなります。

②メタボ、老化
脂質がうまくエネルギーに変えられなくなり、脂肪が体内にたまりやすくなります。メタ

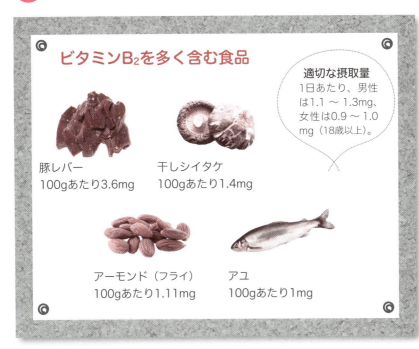

ビタミンB_2を多く含む食品

適切な摂取量
1日あたり、男性は1.1 ～ 1.3mg、女性は0.9 ～ 1.0mg（18歳以上）。

豚レバー
100gあたり3.6mg

干しシイタケ
100gあたり1.4mg

アーモンド（フライ）
100gあたり1.11mg

アユ
100gあたり1mg

ボになったり老化が早まったりします。

過剰な場合

○下痢、多尿

摂りすぎても排出されるため、過剰になることはありません。ただし所要量の400倍を超えた場合、下痢や多尿などが報告されています。

食べ方のポイント

水に溶けにくく熱にも比較的強いので、どのような調理法でも摂り逃しはありません。

肉のほか、のりやワカメなどの藻類やチーズ、納豆などにも含まれるので、さまざまな食品から摂りましょう。

ビタミンB6

たんぱく質を合成し、神経伝達を正常に保つ

化学名・別名など
ピリドキシン、ピリドキサール、ピリドキサミン
欠乏
舌炎、口角炎、口内炎、結膜炎
過剰
腎臓結石、感覚神経障害

食品から摂るだけでなく腸内細菌によって体内でもつくられ、肝臓や脳、筋肉などに蓄えられています。

おもに、たんぱく質からエネルギーをつくる過程で必要な酵素を助けています。

おもな働き

①たんぱく質からエネルギーをつくる

たんぱく質を分解して、エネルギーをつくるのを助けています。

②神経伝達を正常に保つ

脳の神経細胞の間で情報の橋渡しをしている神経伝達物質の合成を助け、脳の神経伝達を正常に保っています。

不足した場合

○舌炎、口角炎、結膜炎

抗生物質の服用時や、妊娠時に不足することがあります。不足すると、代謝異常が起こり、舌炎や口角炎、結膜炎など、粘膜や皮膚にトラ

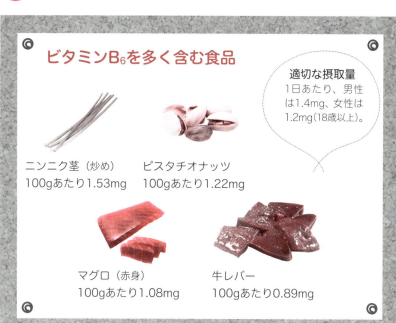

ビタミンB_6を多く含む食品

適切な摂取量
1日あたり、男性は1.4mg、女性は1.2mg(18歳以上)。

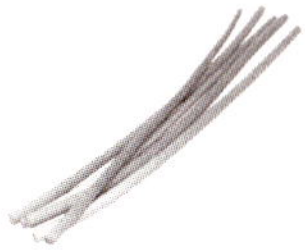

ニンニク茎（炒め）
100gあたり1.53mg

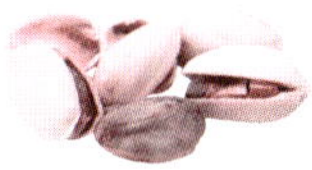

ピスタチオナッツ
100gあたり1.22mg

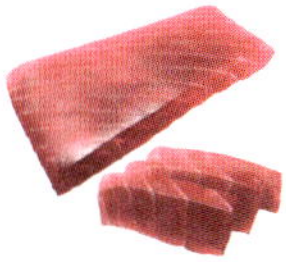

マグロ（赤身）
100gあたり1.08mg

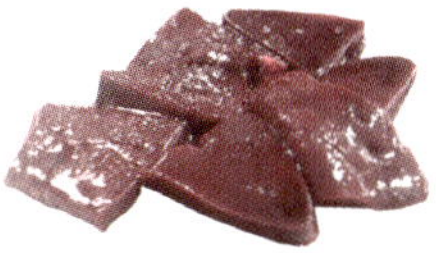

牛レバー
100gあたり0.89mg

ブルが起こります。

過剰な場合

○腎臓結石、感覚神経障害

サプリメントなどで1日200~500㎎の摂取を続けると、手足のしびれなどの感覚障害や腎臓結石などの症状が現れることがあります。

食べ方のポイント

ビタミンB_6を効率よく摂るには、牛レバーや豚レバー、牛乳などビタミンB_2の多い食品といっしょに摂ります。とくに牛レバーは、B_6もB_2も両方多く含んでいるのでおすすめです。

ビタミンB_{12}

赤血球をつくり、血液の健康を維持する

化学名・別名など
シアノコバラミン

欠乏
悪性貧血、
神経伝達の異常

過剰
―

肝臓には数年分のビタミンB_{12}が蓄えられており、さらに腸内細菌によって体内でもつくられています。動物性食品に多く含まれ、植物性だとモヤシや納豆などに含まれます。水溶性ですが、比較的熱に強いのが特徴です。

おもな働き

①ヘモグロビンの生成を助ける

葉酸といっしょに赤血球をつくる働きを助けています。

②神経細胞を正常に保つ

神経細胞にある核酸（DNA）の合成を助けます。核酸は、遺伝子の成分になっていて、細胞の再生に重要な働きをしています。

不足した場合

①悪性貧血

ビタミンB_{12}と葉酸が不足すると、働きが悪い大きな赤血球ができ、「巨赤芽球性貧血」という悪性貧血になることがあります。

ビタミンB_{12}を多く含む食品

適切な摂取量
1日あたり、男性、女性ともに2.0μg（18歳以上）。

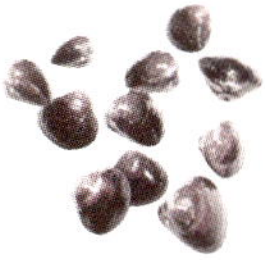

シジミ（水煮）
100gあたり81.6μg

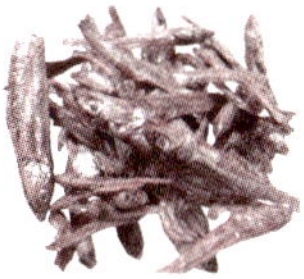

イワシ（田作り）
100gあたり64.5μg

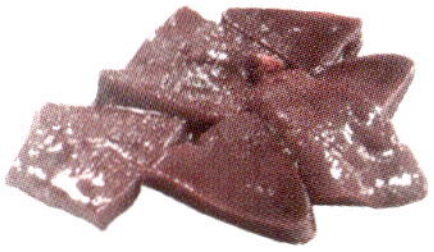

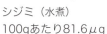

牛レバー
100gあたり52.8μg

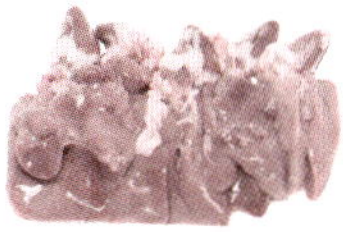

鶏レバー
100gあたり44.4μg

②神経伝達の異常

神経伝達がうまくいかなくなって神経が過敏になり、気分が落ち込むなどの症状が出ます。

過剰な場合

過剰に摂取しても吸収されないため、過剰症になることはありません。上限量もありません。

食べ方のポイント

水溶性ですが、熱に強く調理で大きく失われることはありません。

植物性食品にはほとんど含まれていないので、魚や肉を食べない人や、抗生物質を服用している場合は、多く摂るよう意識しましょう。

ビタミンC

コラーゲンをつくり、老化を防ぐ

化学名・別名など
L-アスコルビン酸

欠乏
壊血病、しみが増える

過剰
下痢、頻尿

体内のさまざまな機能や化学反応に関わり、体内でもっとも多く働くビタミンです。いちどに多く摂っても排出されて、体内でつくられないので、食品からこまめに摂りましょう。

おもな働き

①老化を防ぐ

抗酸化作用が強く、体内の酸化を抑制する働きがあります。たとえば、悪玉コレステロールの酸化を抑えて動脈硬化を防ぎます。

②コラーゲンをつくる

体を構成するたんぱく質の30%を占めるコラーゲンの生成に関わり、血管や骨、筋肉、皮膚などを健康に保っています。

③鉄の吸収

吸収されにくい植物性の非ヘム鉄を、吸収されやすいヘム鉄に変えます。

不足した場合

①壊血病になる

ビタミンCを多く含む食品

適切な摂取量
1日あたり、男性、女性ともに100mg（18歳以上）。

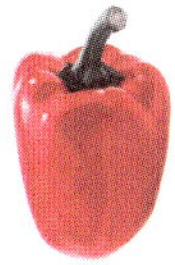

赤ピーマン（油炒め）
100gあたり180mg

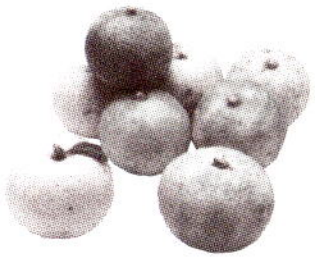

ユズ
100gあたり160mg

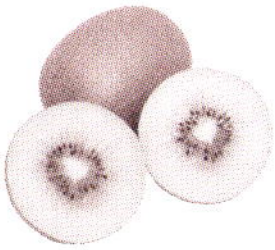

キウイフルーツ（黄色）
100gあたり140mg

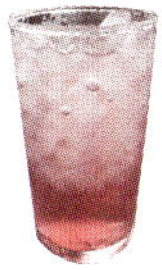

アセロラ飲料（果汁10%）
100gあたり120mg

毛細血管がもろくなり、壊血病《かいけつびょう》になります。

②しみが増える

メラニン色素が沈着しやすくなり、しみが増えます。

過剰な場合

○下痢、頻尿

サプリメントなどで摂りすぎると、下痢や頻尿になることがあります。

食べ方のポイント

水に溶けやすいので、野菜や果物は生で摂るか、野菜スープや鍋物など汁も食べられるように工夫しましょう。

ナイアシン

エネルギー代謝を助け、アルコールも分解する

化学名・別名など
ニコチン酸、
ニコチン酸アミド

欠　乏
皮膚の病気（ペラグラ）

過　剰
皮膚の炎症

ナイアシンはビタミンB群の仲間で、ニコチン酸とニコチン酸アミドの総称です。

全身に広く分布し、とくに肝臓に多く存在します。通常の食事で不足することはありません。

おもな働き

①エネルギーをつくるのを助ける

ナイアシンは、体内でNAD（ニコチンアミド・アデニン・ジヌクレオチド）という物質に変わり、糖質や脂質をエネルギーに変えるときに必要な酵素を助けています。

②アルコールを分解

アルコールを分解し、さらに有毒なアセトアルデヒドを分解して無毒化します。

③皮膚や粘膜を健康に保つ

皮膚や粘膜の代謝に関わる酵素をサポートし、皮膚や粘膜を健康に保つ働きをしています。

不足した場合

○皮膚の病気「ペラグラ」になる

ナイアシンを多く含む食品

適切な摂取量
1日あたり、男性は15mgNE、女性は11～12mgNE（18歳以上）。

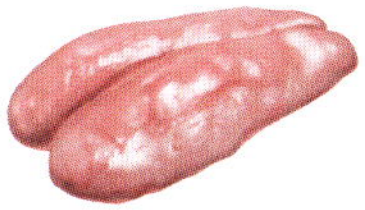
タラコ（焼き）
100gあたり56.9mg

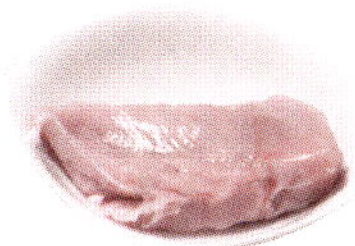
鶏むね肉（皮なし）
100gあたり18.4mg

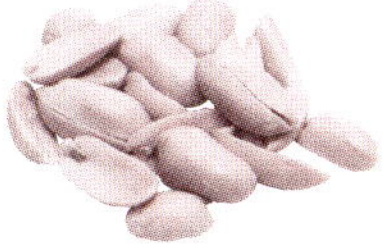
バターピーナッツ
100gあたり17mg

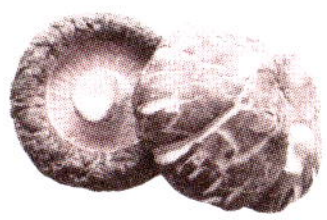
干しシイタケ
100gあたり16.8mg

慢性的に不足すると、日本ではまれですが、皮膚病の「ペラグラ」にかかることがあります。

過剰な場合

○皮膚の炎症

通常、摂りすぎることはありません。摂りすぎると皮膚が炎症を起こし、赤くなってかゆみを伴うことがあります。

食べ方のポイント

水溶性ですが熱に強いのが特徴です。鶏むね肉のから揚げやバター焼きなどがおすすめです。お酒のおつまみにピーナッツや焼きたらこを食べると、二日酔いの予防になります。

葉酸

赤血球をつくり、発育を正常にする

化学名・別名など
プテロイルモノグルタミン酸

欠乏
悪性貧血、胎児の神経管閉鎖障害、動脈硬化

過剰
発熱、じん麻疹

細胞がつくられるときに、なくてはならない栄養素であり、腸内細菌によって体内でもつくられています。植物性食品のほか、牛肉やウナギ、ウニなどにも含まれています。

おもな働き

①赤血球をつくる

ビタミンB_{12}とともに、正常な赤血球をつくるのを助けています。「造血のビタミン」とも呼ばれています。

②細胞の再生を助ける

遺伝子情報を持つDNAの成分がつくられるときに働く酵素を助け、細胞の再生を促します。

不足した場合

①悪性貧血

赤血球の赤芽球が大きくなり、正常な赤血球をつくることができなくなります。

②胎児の神経管閉鎖障害

妊娠初期に不足すると、胎児に神経管閉鎖障害

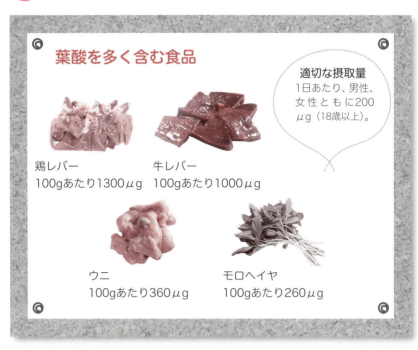

葉酸を多く含む食品

適切な摂取量
1日あたり、男性、女性ともに200μg（18歳以上）。

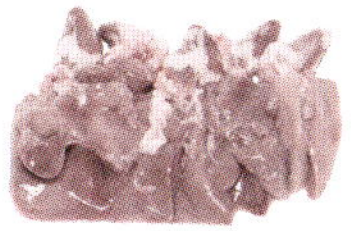

鶏レバー
100gあたり1300μg

牛レバー
100gあたり1000μg

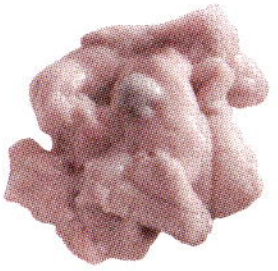

ウニ
100gあたり360μg

モロヘイヤ
100gあたり260μg

による無脳症などの異常が出ることがあります。

③**動脈硬化**

血液中のホモシステインというアミノ酸が増え、動脈硬化を引き起こしやすくなります。

過剰な場合

○**発熱、じん麻疹**

サプリメントなどで大量に摂ると、発熱や蕁麻疹の症状が出るという報告があります。

食べ方のポイント

水に溶けやすいため、モロヘイヤやホウレンソウをゆでると40%も減少します。サラダ（生）やジュースにすると、効率よく摂ることができます。

パントテン酸

エネルギー代謝を助け、ストレスを緩和する

化学名・別名など
ビタミンB_5
欠乏
疲労感、しびれ
過剰
―

さまざまな食品に含まれており、通常の食事で不足することはありません。

ビタミンB群の仲間であり、おもに三大栄養素の代謝に欠かせない栄養素です。

おもな働き

①エネルギー代謝を助ける

体内でコエンザイムAという補酵素に変化して、ビタミンB_1とともに糖質の代謝を、ビタミンB_2とともに脂質の代謝を助けています。

②ストレスの緩和

副腎の働きを助けて、ストレスに対抗する副腎皮質ホルモンの合成を促します。ストレスをやわらげる働きもあります。

③皮膚や毛髪の健康を保つ

ビタミンCを助けて、コラーゲンの生成を助け、皮膚や毛髪の健康を維持します。

不足した場合

○疲労感、しびれ

パントテン酸を多く含む食品

適切な摂取量
1日あたり、男性は5mg、女性は4mg（18歳以上）。

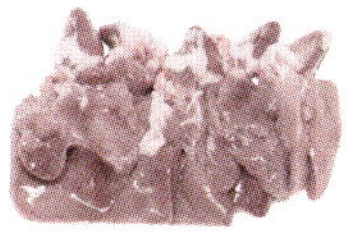
鶏レバー
100gあたり10.1mg

卵黄
100gあたり4.33mg

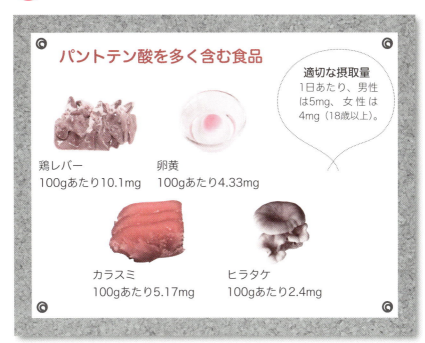

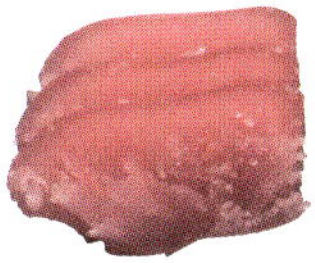
カラスミ
100gあたり5.17mg

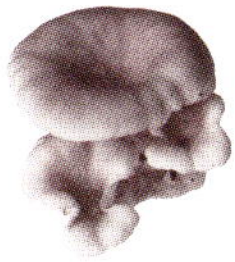
ヒラタケ
100gあたり2.4mg

抗生物質などの服用のために不足した場合は、疲労感や手足のしびれ、頭痛、食欲不振などの症状が現われることがあります。

過剰な場合

水溶性なので、摂りすぎても尿で排出されるため、過剰症は報告されていません。

食べ方のポイント

水に溶けやすく、熱に弱いのが特徴です。カリフラワーをゆでると60％も減ってしまいます。汁も食べられるよう、野菜スープなどで摂る必要があります。鶏肉やシイタケで出汁をとると、効率よく摂ることができます。

ビオチン

皮膚の炎症を抑え、エネルギーの代謝を助ける

化学名・別名など
ビタミンH

欠乏
皮膚炎、脱毛など

過剰
ー

ビオチンは、アトピー性皮膚炎の治療薬に用いられています。

ビタミンB群の仲間で、動物性食品と植物性食品のどちらにも含まれています。腸内細菌で合成され、体内でもつくられています。

おもな働き

①皮膚炎を改善

皮膚の炎症の原因物質ヒスタミンの元になるヒスチジンを、体外に排出する働きがあります。このため、アトピー性皮膚炎や他の皮膚炎の治療薬としても使われています。

②エネルギーの代謝を助ける

たんぱく質と脂質、糖質のエネルギー代謝に関わる「カルボキシラーゼ」という酵素を助けています。

不足した場合

○皮膚炎、脱毛

通常、不足することはありません。抗生物質

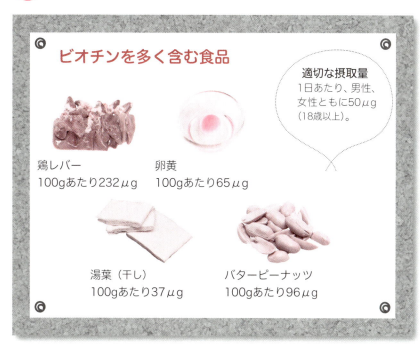

ビオチンを多く含む食品

適切な摂取量
1日あたり、男性、女性ともに50μg（18歳以上）。

鶏レバー
100gあたり232μg

卵黄
100gあたり65μg

湯葉（干し）
100gあたり37μg

バターピーナッツ
100gあたり96μg

の服用などで、腸でビオチンの吸収が阻害されます。欠乏症として、皮膚炎や脱毛、白髪などの症状が現われることも報告されています。

過剰な場合

通常の食生活では、摂りすぎても排出されるので過剰症などの心配はありません。

食べ方のポイント

水溶性ビタミンですが、食品ではたんぱく質と結びついた形で存在しているので、分解されにくくなっています。

また、大量の生の卵白といっしょに摂ると、吸収が阻害されます。

知って健康生活！

healthy life

サプリメントは「補給」として活用する

食事でどうしても不足するものを補い、過剰摂取に注意する

サプリメントは、手っ取り早く栄養素を摂れるので便利ですが、その効果は一面的で、食事の代わりにはなりません。安易にサプリメントに頼らず、まずは食事で栄養素を摂るよう工夫しましょう。

たとえば、魚がきらいで食べられない場合でも、カルシウムは乳製品や野菜など、他の食品から十分に補うことができます。それでも、どうしても食事から不足する場合には、サプリメントで補給するようにしましょう。

サプリメントは、医薬品ではなく食品に分類されています。自己判断で自由に飲用できるので、科学的根拠に基づいたものを選びましょう。ただし、過剰に摂ってしまうと、さまざまな症状が現われることがあります。たとえば、ビタミンAは頭痛やめまい、亜鉛は下痢や胃の障害などを引き起こすことがあります。

とくに持病のある人は、服用している薬との飲み合わせで、薬効が落ちたり、逆に強く効きすぎたりすることもあるので、かならず主治医に相談しましょう。

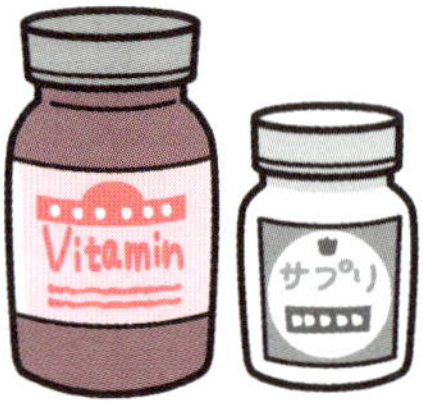

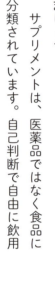

PART 7

「ファイトケミカル」
――第7の栄養素

ファイトケミカルとは？

強い抗酸化作用を持った植物性食品の新しい成分

種類

ポリフェノール、フラボノイド、カロテノイド、イオウ化合物

第7の栄養素といわれるファイトケミカルは、野菜や果物、豆類、藻類、お茶などの植物性食品に含まれています。

色素や香り、苦味、えぐみ、渋味などの成分から発見された物質で、「phyto《ファイト》」は「植物」、「chemical《ケミカル》」は「化学物質」という意味です。

植物は強い紫外線や風雨にさらされるため、強い抗酸化力や抗菌力を持っています。さらに、強い香りや苦味、鮮やかな色素で、害虫や動物から身を守っています。

この植物の防衛手段の成分がファイトケミカルです。これらの強い抗酸化作用を、人の健康維持や病気予防に役立たせるために、さまざまな研究が進められています。

おもな働き

強い抗酸化作用で、体内の活性酸素を抑制し、血管をはじめとするさまざまな臓器の健康を維持します。生活習慣病や感染症などの予防効果が期待できます。

●おもなファイトケミカルと多く含んでいる食品

ポリフェノール・フラボノイド	
アントシアニン	赤ワインほか果実類、豆類、野菜
クルクミン	ウコン、カレー粉
カテキン	緑茶、番茶
ルチン	そば、イチジク
カロテノイド	
アスタキサンチン	サケ、エビ
カプサイシン	トウガラシ
リコピン	トマト、ミニトマト、スイカ
カロテン	ニンジン
イオウ化合物	
アリシン	ニンニク、長ネギ

ファイトケミカルの大半は、3つの大きなグループに分けられる。

ファイトケミカルの種類

ファイトケミカルの種類は1万以上にものぼりますが、多くの種類は以下のグループに分けられています。

●ポリフェノール・フラボノイド

紫色や濃い赤色の色素、苦味やえぐみなどの成分です。おもに青紫色の色素をアントシアニンと呼んでいます。

●カロテノイド

パプリカなどの、黄色や赤色、オレンジ色の色素の成分です。

●イオウ化合物

イオウ成分を持ち、独特の強いにおいが特徴です。アリシンやアホエンなどがあります。

アントシアニン

目の疲れや病気、メタボや花粉症を予防

アントシアニンはポリフェノールの一種です。ブルーベリーやビルベリー、ナスなど、青紫色をした野菜や果物に含まれる色素であり、500種類以上もあります。

強い抗酸化力があり、植物はアントシアニンなどの色素で紫外線から細胞を守っています。

おもな働き

①目の疲れやぼやけを改善する

視神経の働きを支えているのは、網膜にあるロドプシンというたんぱく質です。アントシアニンには、ロドプシンの再合成を促し、目の疲れやぼやけを改善する働きがあります。

②白内障を予防する

アントシアニンの強い抗酸化力が、目の中にある水晶体を紫外線から守る働きをして、白内障の予防に役立っています。アントシアニンを与えたマウスの白内障の進行が遅くなった、という研究結果もあります。

③生活習慣病の予防

内臓脂肪の蓄積を抑制する効果もあります。

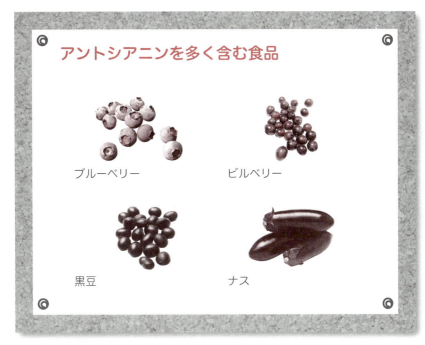

アントシアニンを多く含む食品

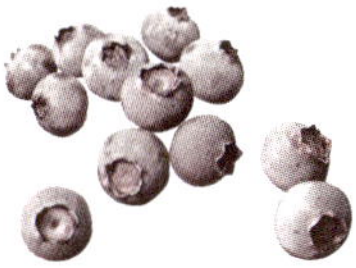

ブルーベリー

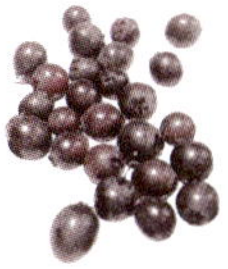

ビルベリー

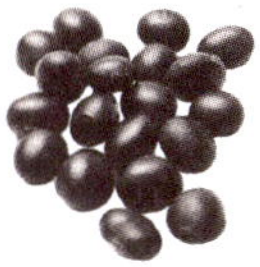

黒豆

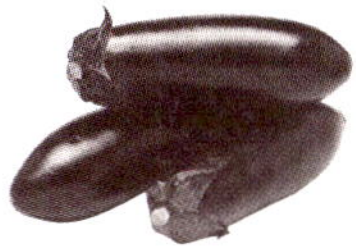

ナス

脂肪の合成を低下させて、内臓脂肪や血中の脂肪の蓄積を抑え、血糖値の上昇も抑えているという研究結果があります。

④花粉症の予防

目や鼻の炎症を起こすヒスタミンを減少させる働きがあります。動物にアントシアニンを与えると、ヒスタミンの量が60%も減少したという研究結果があり、花粉症への予防効果が期待できます。

食べ方のポイント

長時間の加熱や長期間の保存に弱く、多く摂っても尿で体外に排出されてしまいます。

果実はまるごと食べ、野菜は生でサラダにして食べるとよいでしょう。

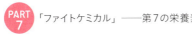

イソフラボン

更年期障害、生活習慣病、前立腺がんを予防

ポリフェノールの一種であり、大豆やクズなど、マメ科の植物に多く含まれています。

強い抗酸化力があり、活性酸素を抑制して生活習慣病の予防と改善に作用します。女性ホルモンとよく似た働きをするのも特徴です。

おもな働き

①更年期障害の緩和

更年期障害は、卵巣機能が衰えて女性ホルモンであるエストロゲンが減少することで起こります。イソフラボンは、エストロゲンの分泌を促し、更年期障害の症状の改善に作用します。

②骨粗しょう症の予防

骨量を増やす働きがあります。さらに、エストロゲンの分泌を促し、骨の中にカルシウムを蓄えて、骨粗しょう症を予防します。

③生活習慣病の予防

増えすぎた血中のコレステロールを減少させる働きがあります。動脈硬化や高血圧などの生活習慣病の予防が期待できます。

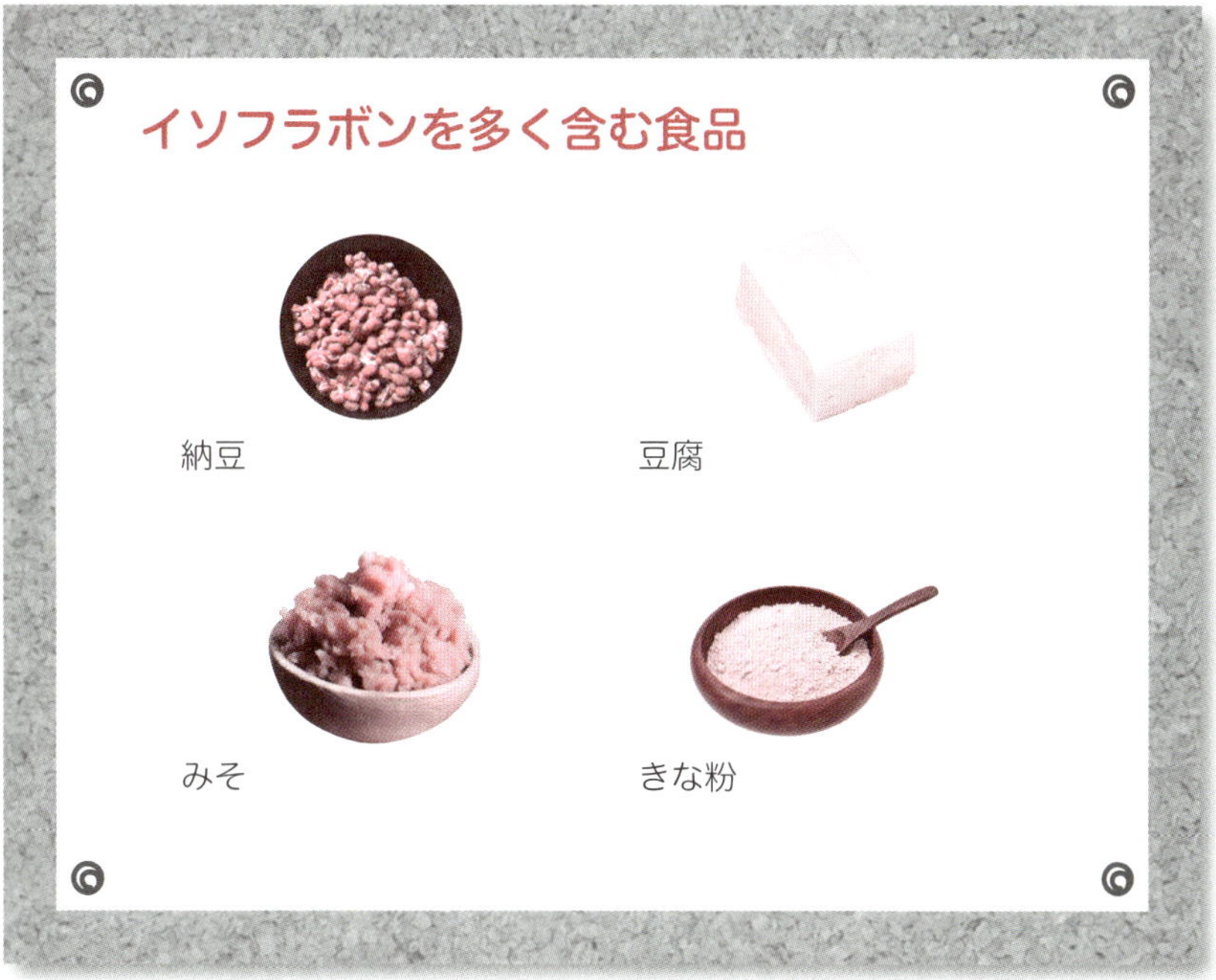
イソフラボンを多く含む食品
納豆
豆腐
みそ
きな粉

④前立腺がんの予防

女性ホルモンと同じような働きのあるイソフラボンの摂取で、男性ホルモンを抑えて前立腺がんの予防効果が期待できます。

食べ方のポイント

1日に必要とされるイソフラボンの摂取量は40〜50㎎といわれています。豆腐半分、納豆1パックの量です。

食品からであればこれ以上摂っても問題ありませんが、サプリメントで1日に150㎎以上摂り続けると、乳がんになる危険があるといわれています。

セサミン

抗酸化作用が高く、肝機能を助ける

セサミンは、ゴマの種子に含まれるゴマリグナンというリグナン類のひとつであり、ほかにセサミノール、セサモリンなどがあります。

おもな働き

①肝臓の負担を軽減

セサミンは、胃腸で消化、吸収されて静脈（門脈）を通って肝臓へ運ばれます。肝臓で作用して肝機能を高めます。アルコール代謝に対する酵素の働きを高めたり、飲酒によるアセトアルデヒドの毒性を軽減したりする働きがあります。肝臓の負担を軽減し、二日酔いを防ぐ効果が期待できます。

②コレステロール値を調整する

高い抗酸化作用によって肝細胞の酸化を抑制して、機能を向上させる効果があります。肝臓が正常に働くようになるため、血中の悪玉コレステロールが減り、善玉コレステロールが増えます。血管にコレステロールがたまって起こる動脈硬化の予防も期待できます。

③肝臓がんの予防

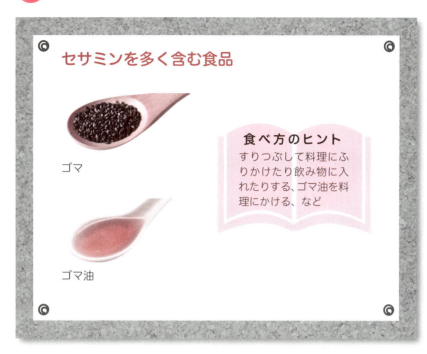

セサミンを多く含む食品

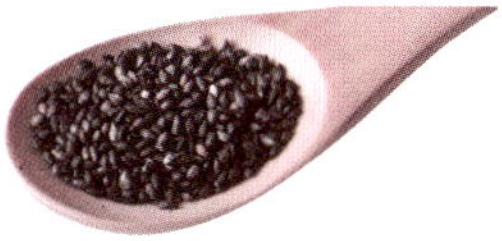

ゴマ

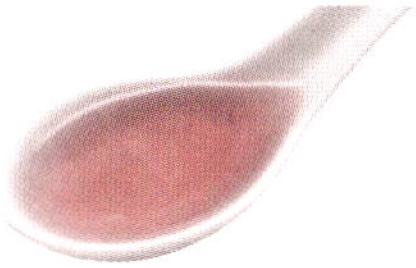

ゴマ油

食べ方のヒント

すりつぶして料理にふりかけたり飲み物に入れたりする、ゴマ油を料理にかける、など

抗酸化作用によって、細胞を傷つける酸化脂肪酸の生成を抑制する働きがあります。肝臓の負担軽減とともに、肝臓がんの予防効果が期待できます。

食べ方のポイント

セサミンとの相乗効果を期待できるのが、アスタキサンチンです。アスタキサンチンは、エビやサケなどの赤い色素です。

セサミンと同様に、抗酸化作用は高いのですが、熱や胃酸に弱いという特徴があります。セサミンといっしょに摂ることにより、壊れることなく体内に吸収されます。

紅サケにゴマをふりかけて焼いたり、ゴマ油で炒めたりするのがおすすめです。

クルクミン

肝機能を高めたり、二日酔いを予防したりする

ウコンに含まれているポリフェノールの一種であり、ウコンやターメリックに含まれる黄色の色素成分です。

肝臓の解毒機能を高める作用や、胆汁の分泌を促進する働きがあります。

おもな働き

①肝臓の機能を高める

肝臓の解毒機能を高めるのを助けたり、胆汁の分泌を促したりします。この作用によって、肝臓の機能が高められると考えられています。

動物に強い毒性を持つダイオキシンを投与して、血清値が低下した後にクルクミンを投与すると、その値が正常に戻りました。このように、解毒作用があることが報告されています。

②コレステロールを減らす

胆のうでつくられる胆汁酸は、コレステロールからつくられています。そのため、クルクミンによって胆汁の分泌が促進されると、多くのコレステロールが使われて、コレステロール値を低く抑えることができます。

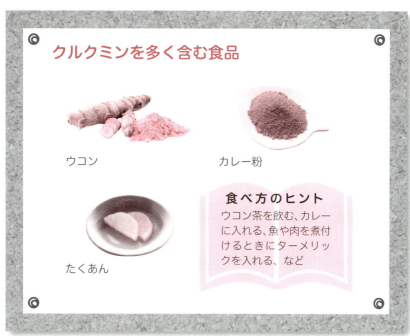

クルクミンを多く含む食品

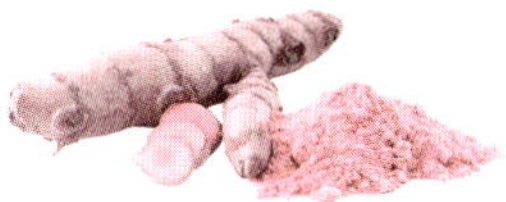

ウコン

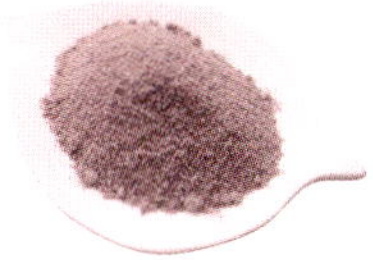

カレー粉

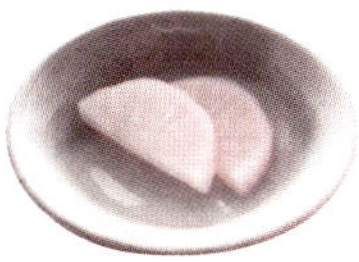

たくあん

食べ方のヒント

ウコン茶を飲む、カレーに入れる、魚や肉を煮付けるときにターメリックを入れる、など

③二日酔いの予防

大量にアルコールを摂ると、毒性のあるアセトアルデヒドがつくられます。これが血中に長時間滞留すると、二日酔いなどの中毒症状が起こるわけです。飲酒の前後にクルクミンを摂取すると、胆汁の分泌が促進され、アセトアルデヒドの代謝が促されます。

④脳の機能を活性化

アルツハイマー型認知症の原因となるたんぱく質の蓄積を抑制する働きもあります。

食べ方のポイント

飲酒の前後にカレーを食べたり、たくあんをおつまみにしたりして、肝臓の負担を軽減するようにしましょう。

ケルセチン

抗酸化作用があり、血流をよくする

ポリフェノールの一種で、黄色い色素を持つフラボノイドに分類されています。野菜や果物、とくにタマネギの皮に多く含まれ、血行をよくして動脈硬化を予防することで知られています。

おもな働き

①血流の改善

活性酸素による血管内皮細胞のダメージを防いで血管をしなやかに保ち、血流を改善します。

②悪玉コレステロールの増加を抑制

抗酸化作用により、悪玉コレステロールが酸化するのを予防し、酸化した悪玉コレステロールが増えるのを抑制します。大型の白血球の一種（マクロファージ）は、酸化コレステロールを取り込んで血栓をつくるので、動脈硬化を防ぐ効果も期待できます。

③血糖値の上昇を抑える

インスリンの分泌を促す働きがあり、血糖値の上昇を抑えることが期待できます。

④関節痛を緩和する

抗炎症作用があるため、関節の痛みを緩和す

ケルセチンを多く含む食品

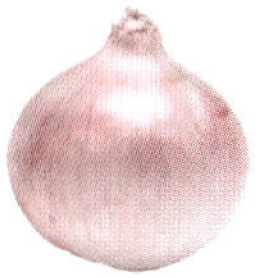
タマネギ

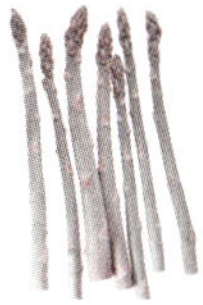
アスパラガス

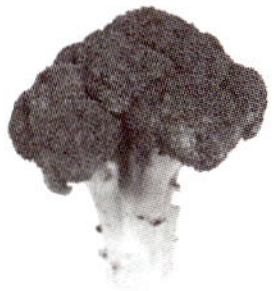
ブロッコリー

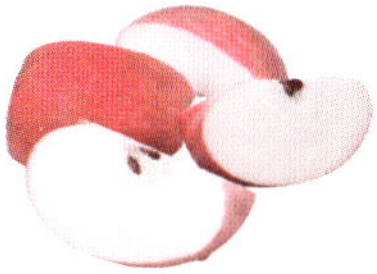
リンゴ

る効果があるといわれています。

⑤アレルギー症状の緩和

抗炎症作用によって、炎症物質のヒスタミンの発生を抑える働きがあります。アレルギーによる炎症の症状をやわらげる効果が期待できます。

食べ方のポイント

野菜や果物に含まれるケルセチンは水に溶けやすいので、水に浸けて洗うのは避け、スープやみそ汁にすると、効率よく摂取できます。油といっしょに摂ることでも吸収力が高まります。熱に強いので、炒めたり揚げたりするとよいでしょう。乳製品の脂肪やドレッシングの油分にも同様の効果があるので、ブロッコリーなどにヨーグルトをかけるのもおすすめです。

カテキン

抗酸化作用で生活習慣病を予防

カテキンは緑茶に多く含まれるポリフェノールの一種であり、お茶特有の苦味や渋味の成分のもととなる物質です。

カテキンには、強い抗酸化作用と殺菌作用があります。寿司屋で濃い緑茶が出されるのは、殺菌効果を期待してのことといわれています。

おもな働き

①生活習慣病の予防

コレステロールが酸化して血管は衰えます。その原因の活性酸素の増加を抑え、動脈硬化を予防します。

②血糖値の上昇を抑える

だ液やすい液に含まれる消化酵素の働きを抑制して、消化を緩やかにさせます。それにともない、血糖値の急な上昇も抑えられます。

③脂肪の吸収を抑える

小腸で脂肪を吸収する消化酵素「リパーゼ」の働きを抑制します。脂肪の分解が抑えられ、吸収が低下します。脂肪の燃焼を助ける作用もあります。

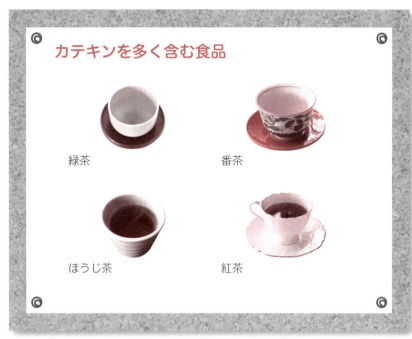

カテキンを多く含む食品

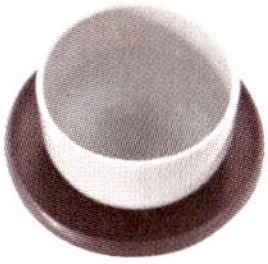
緑茶

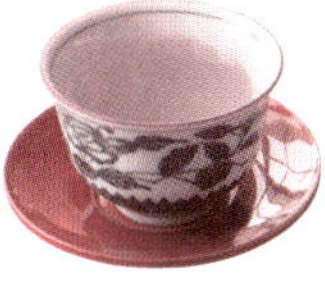
番茶

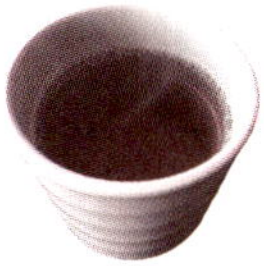
ほうじ茶

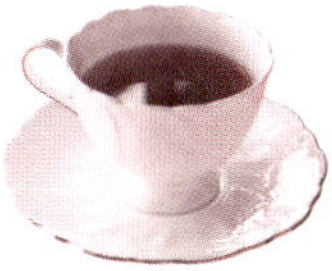
紅茶

④感染症を予防する

カテキンの抗菌作用が、ピロリ菌の活動を抑えたり風邪を予防したりすることが、研究でわかっています。細菌やウイルスから体を守り、感染症を予防する効果が期待できます。

食べ方のポイント

カテキンは、紅茶やほうじ茶などにも含まれていますが、緑茶にもっとも多く含まれています。一番煎じで40％、二番煎じで20％ほどのカテキンが茶殻に残ってしまいます。茶葉を粉末にしてお湯で煎じたり、牛乳に入れて飲んだり、塩と混ぜて天ぷら用の抹茶塩にしたりすると効率よく摂れます。

アスタキサンチン

眼精疲労を改善したり、脳卒中を予防したりする

カロテノイドという赤色の天然色素の一種であり、エビやカニの甲羅、サケに含まれています。強力な抗酸化作用のある脂溶性の成分ですが、ビタミンA・Dのように体内に蓄積されません。

おもな働き

①眼精疲労の改善

ほかの物質がはじかれてしまう目の「血液網膜関門」を通って網膜で抗酸化作用を発揮し、眼精疲労が改善されます。1カ月間アスタキサンチンを摂取したら、水晶体のピントを調節する力が回復したという研究報告があります。眼精疲労とともに、目の奥の痛みや肩こりも改善したという報告もあります。

②脳出血性疾患の予防

抗酸化作用によって悪玉コレステロールの酸化を抑え、血管の健康を保ちます。脳梗塞や脳出血の予防効果も期待できます。さらに、アスタキサンチンを摂っていると、脳梗塞や脳出血が起こっても、脳の脂質過酸化が抑制されて、脳の損傷が軽減したという報告もあります。

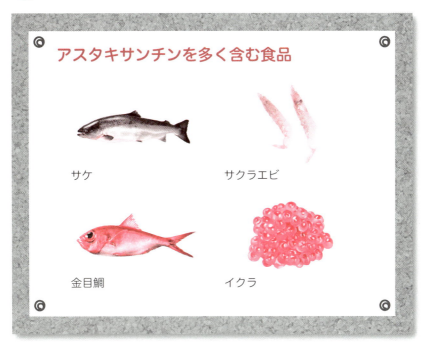

③疲労回復

脂肪をエネルギーに変えやすくします。これにより、糖質の利用が少なくなって筋肉疲労が軽減。運動で生み出される疲労物質が抑制され、疲労回復に役立ちます。

④肌のしみを防ぐ

アスタキサンチンを皮膚に塗ると、表皮で活性酸素が除去されます。そのため、活性酸素によって起こる炎症促進物質の生成が抑えられます。そして、メラニン色素の生成が抑制され、しみの予防になると期待できます。

食べ方のポイント

脂溶性なので、揚げたり炒めたりすると吸収率が高まります。

カプサイシン

脂肪を燃焼して肥満を予防

カプサイシンは、トウガラシに含まれる辛味成分です。体内に吸収されると、体温が上がったり汗が出たりします。

また、エネルギーの代謝に関わるホルモンの分泌を促して脂肪の燃焼を助ける働きがあるため、肥満を予防するとして注目されています。

水に強く、油やアルコールに溶けやすいため、ラー油などの調味料に使われています。気体になりにくく、砕いても加熱しても壊れにくいのが特徴で、七味のような粉末にして使われます。

おもな働き

①肥満の予防

アドレナリンを分泌する働きがあります。アドレナリンが分泌されると、脂肪を分解する酵素「リパーゼ」が活性化されます。すると、脂肪が燃焼され、体脂肪がたまりにくくなります。

②血流を改善

エネルギーの代謝が活発になって体温が上がることで、血行がよくなります。

③疲労を回復する

カプサイシンを多く含む食品

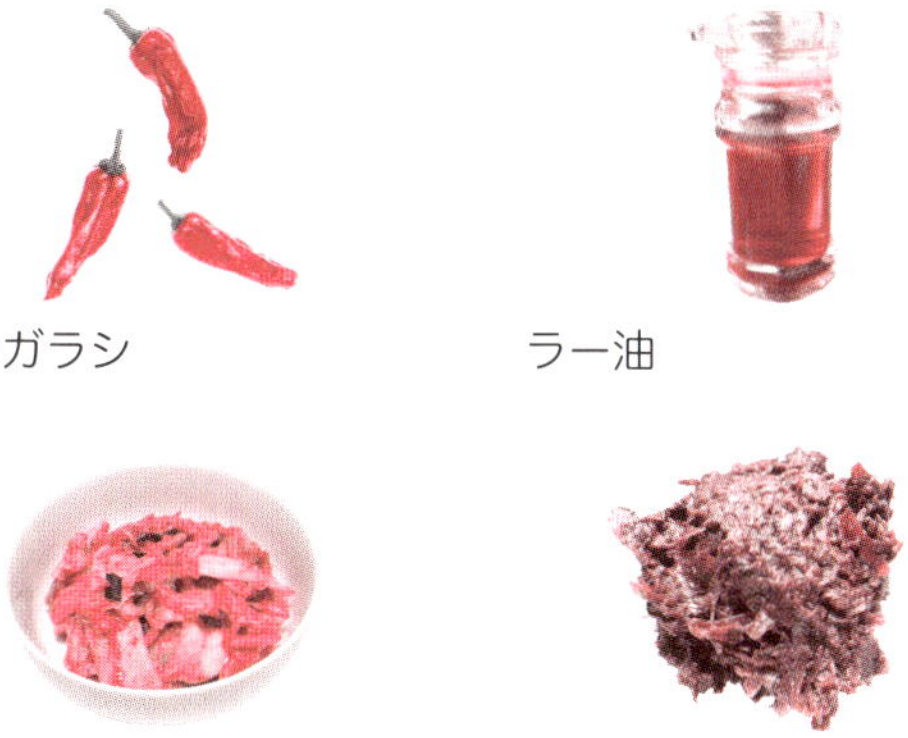

トウガラシ　ラー油

キムチ　豆板醤

血行をよくして老廃物を排出させ、疲れをたまりにくくする働きがあります。

④高血圧を予防

食塩で味つけする代わりに七味などのトウガラシを料理にかければ、高血圧を予防することができます。

食べ方のポイント

大量に摂ると、刺激で胃腸が炎症を起こすことがあります。とくに小さい子どもは、胃腸障害の可能性が高くなるため注意が必要です。

さらに、がん細胞を壊死させる「ナチュラルキラー細胞」が減少し、がんになるリスクが高まるといわれています。一度に大量に摂らないように注意しましょう。

リコピン

血管の健康を維持し、生活習慣病を予防

リコピンはカロテノイドの一種で、赤色の天然色素です。トマトやスイカに多く含まれています。ミニトマトのほうが大玉のトマトより、100gあたりの含有量が多いことがわかっています。

リコピンには、β-カロテンの2倍以上、ビタミンEの約100倍もの抗酸化作用があります。

おもな働き

①血管をしなやかにして血流を改善

悪玉コレステロールの酸化を抑える働きがあります。血中の悪玉コレステロールが低下すると、血管がしなやかになり、血流がよくなります。

②生活習慣病を予防する

活性酸素を抑制する働きがあります。中性脂肪や悪玉コレステロールが増えるのも抑え、肥満や血圧上昇、高血糖といった生活習慣病を予防し、高血圧症や糖尿病、心筋梗塞、脳卒中などを防ぎます。

③肌を健康に保つ

紫外線によって増加する活性酸素はメラニン

リコピンを多く含む食品

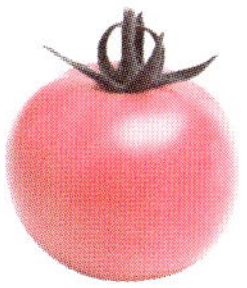

ミニトマト

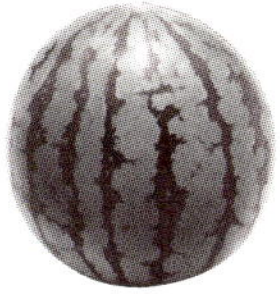

スイカ

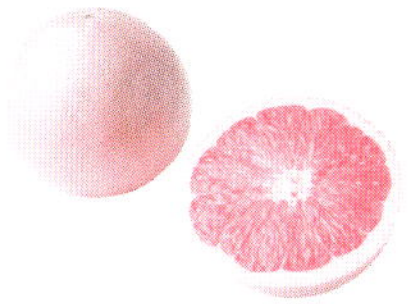

ピンクグレープフルーツ

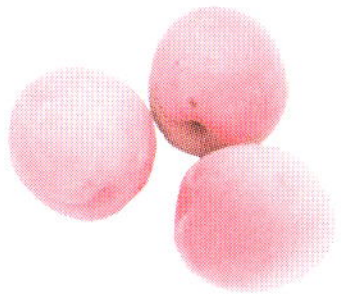

あんず

色素を生成して、しみやくすみを増やします。

リコピンの抗酸化作用で、活性酸素を抑えることにより、メラニン色素の生成も抑制して肌の健康を保ちます。

食べ方のポイント

リコピンは脂溶性なので、油に溶けて吸収率がアップします。

トマトを生で食べるなら、アマニ油やオリーブオイルなどの油を含んだドレッシングをかけるとリコピンの吸収率が高まります。

炒めると1個あたりのかさが減っていちどにたくさん食べられるので、炒め物やトマトソース、スープにするのもおすすめです。

アリシン

強い抗菌力で感染症を予防し、疲労回復に作用

ニンニクやタマネギといった、香りの強いユリ科の野菜に多く含まれています。アリシンには強い抗菌・殺菌作用があるのが特徴です。

調理の段階で、切ったり、すりおろしたりすることで、アリインが分解され、アリシンがつくられます。

おもな働き

①感染症予防

強い抗菌・殺菌作用により、風邪などの原因になる連鎖球菌やブドウ状球菌、さらにはサルモネラ菌やチフス菌といった病原菌から、体を守る働きがあります。胃潰瘍や胃がんの原因となるピロリ菌を抑制するという報告もあります。

②疲労回復、滋養強壮

糖代謝を促すビタミンB_1と結びついて、体を動かすエネルギーをつくりだす働きがあります。体外に排出されやすいビタミンB_1を、体内に長く留まらせ、疲労回復の効果を持続させることができます。

アリシンを多く含む食品

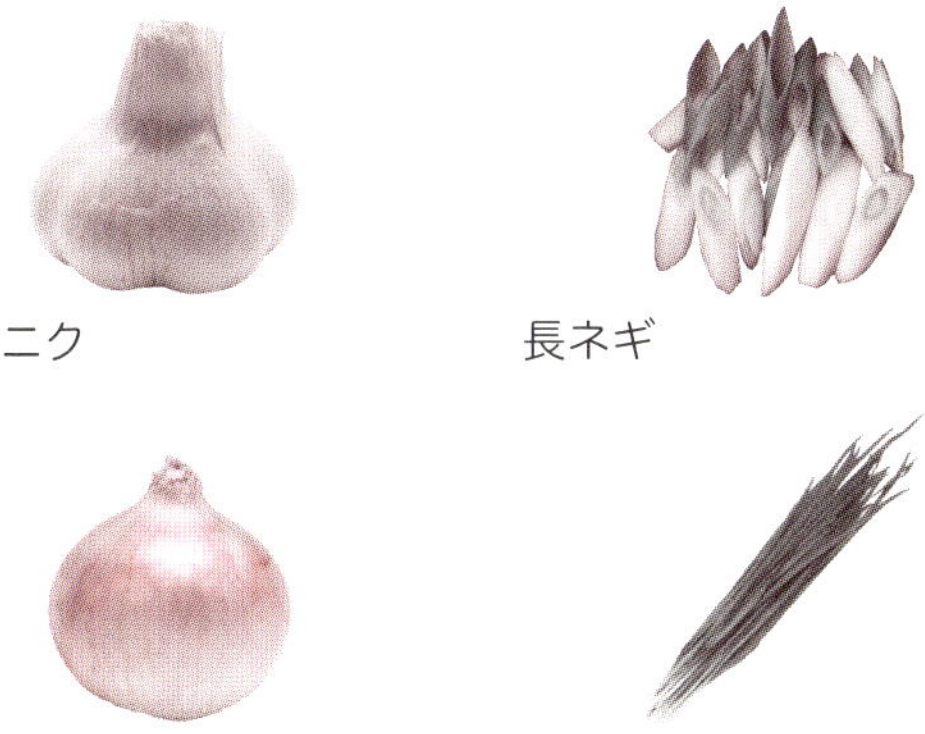

③血糖値の上昇を抑える

ビタミンB_1とともに、すい臓からインスリンが分泌されるのを促し、血糖値の上昇を抑える働きがあります。

④食欲増進

調理によってかもし出される香りは、だ液や胃液などの消化液の分泌を促す作用があります。消化液の分泌によって食欲を増進させるほか、胃腸の活動が活発になり、消化吸収を高める効果もあります。

食べ方のポイント

ニンニクは生で大量に摂ると、抗菌・殺菌作用が強すぎて、悪玉菌だけでなく善玉菌も損失します。1日あたり1片ぐらいが適量です。

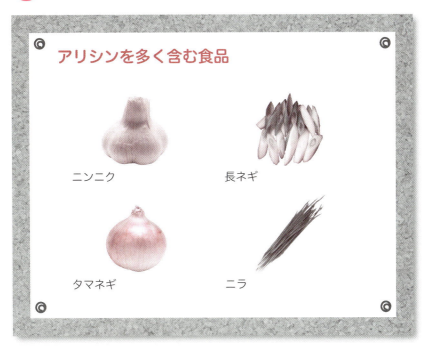

スルフォラファン

肝機能を高めたり、ピロリ菌を抑制したりする

ブロッコリーや大根など、アブラナ科の野菜に多く含まれる成分です。調理で切ったり、食べるときに噛んだり、消化吸収されたりして、独特のにおいや苦味の物質がスルフォラファンに変化します。

強い抗酸化作用を持ち、老化防止や免疫力の向上などの作用があります。新芽の部分のブロッコリースプラウトには、ブロッコリーの100倍以上ものスルフォラファンが含まれているといわれています。

おもな働き

①肝機能を向上させる

体内の解毒酵素を活性化する作用があります。肝臓の解毒力を高め、肝機能を向上させます。肝機能が低下し、毒素や老廃物が体内にたまって引き起こされる肝炎や肝硬変の予防にも効果が期待できます。

②ピロリ菌の感染予防

強い抗菌作用によって、ピロリ菌の生成を抑制します。ピロリ菌による胃炎や胃潰瘍、胃が

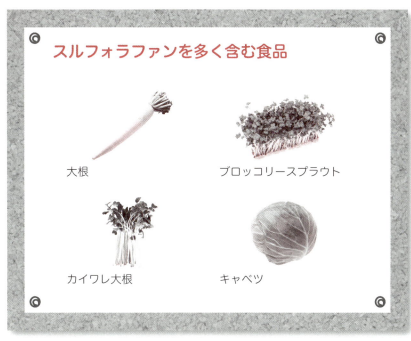

スルフォラファンを多く含む食品

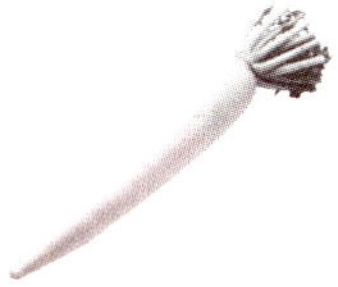
大根

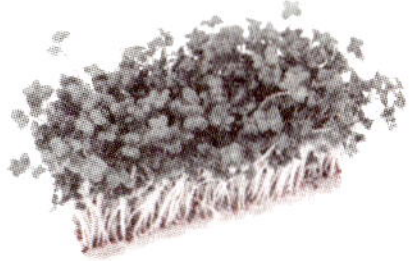
ブロッコリースプラウト

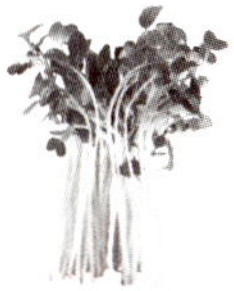
カイワレ大根

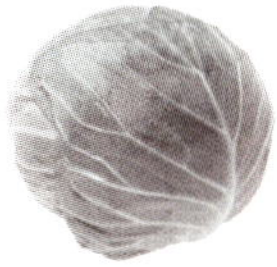
キャベツ

んの予防に繋がります。

③しみやそばかすを抑制

抗酸化作用によって、紫外線からメラニン色素を生み出すチロシナーゼの生成を抑える働きがあります。メラニン色素が抑えられ、しみやそばかすの予防が期待できます。

食べ方のポイント

水溶性で水に溶けだしやすいので、スープやみそ汁にすると、効率よく摂ることができます。ブロッコリースプラウトやカイワレ大根、キャベツを生のままサラダで食べるのがおすすめです。熱には強いので、炒め物などにしても摂取できます。

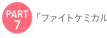

ルテイン

加齢黄斑変性や白内障を予防

ルテインは、もともと目の水晶体や黄斑部などに存在している成分です。カロテノイドの一種で、抗酸化作用を持つ黄色の天然色素です。もともと体内に存在する成分ですが、体内ではつくられず、加齢によって減少します。加齢とともに、白内障や加齢黄斑変性にかかりやすくなるのは、このためです。

加齢による目の病気の予防のために、ルテインを食品から摂ることが必要です。緑黄色野菜などに多く含まれ、ルテインは「天然のサングラス」とも呼ばれています。

おもな働き

①加齢黄斑変性を予防

加齢とともに体内のルテインが減少します。ルテインの抗酸化作用は、黄斑部のダメージを抑制し、加齢黄斑変性を予防する効果があります。毎日ルテインを10㎎摂取したところ、加齢黄斑変性の症状が改善したという報告もあります。

②白内障を予防

白内障は、活性酸素により水晶体のたんぱく

ルテインを多く含む食品

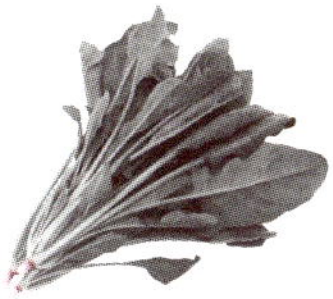
ホウレンソウ

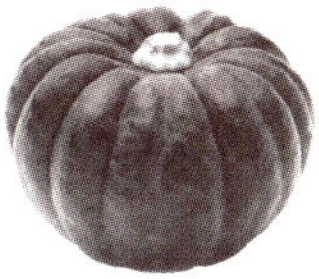
カボチャ

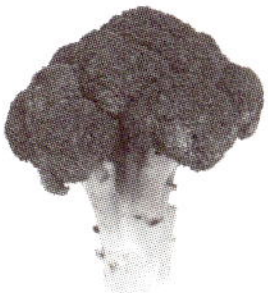
ブロッコリー

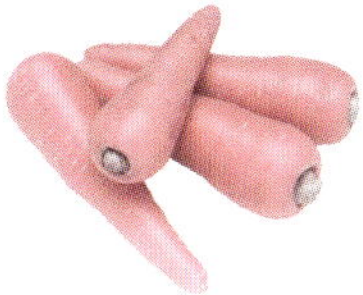
ニンジン

質が変性し、白くにごって見えづらくなる病気です。ルテインには、目に入ってくる紫外線などの有害な光線を吸収し、白内障を予防する作用があります。

③炎症を抑制

抗炎症作用は、炎症を引き起こす因子の働きを抑え、目のぶどう膜の炎症を抑制し、ぶどう膜炎が発症するリスクを抑える効果が期待できます。

食べ方のポイント

脂溶性の成分なので、油に溶けて吸収されます。炒め物や揚げ物で摂るのがおすすめです。ホウレンソウのソテーやカボチャのグラタンなどで効率よく摂りましょう。

可食部100gあたり ビタミン ビタミンA						ビタミン	ビタミンE				ビタミン										食塩相当量	アルコール	廃棄率	備考
レチノール	α-カロテン	β-カロテン	β-クリプトキサンチン	β-カロテン当量	レチノール活性当量	ビタミンD	α-トコフェロール	β-トコフェロール	γ-トコフェロール	δ-トコフェロール	ビタミンK	ビタミンB1	ビタミンB2	ナイアシン	ビタミンB6	ビタミンB12	葉酸	パントテン酸	ビオチン	ビタミンC				
µg	µg	µg	µg	µg	µg	µg	mg	mg	mg	mg	µg	mg	mg	mg	mg	µg	µg	mg	µg	mg	g	g	%	
(0)	-	-	-	(0)	(0)	(0)	0.1	0	0	0	(0)	0.06	0.04	1.6	0.14	(0)	9	0.46	2.6	(0)	0	-	0	歩留り：玄皮麦45～55%、玄裸麦55～65%
(0)	-	-	-	(0)	(0)	(0)	1.2	0.6	0	0	(0)	0.41	0.09	6.3	0.35	(0)	38	1.03	-	(0)	0	-	0	
(0)	0	2	0	2	Tr	(0)	0.5	0.1	0.7	Tr	(0)	0.07	0.04	1.2	0.03	(Tr)	32	0.47	2.4	(0)	1.3	-	0	
(0)	-	-	-	(0)	(0)	(0)	0.4	0.1	0.8	0.2	(Tr)	0.08	0.08	0.7	0.04	(Tr)	45	0.63	-	(0)	1.3	-	0	
(0)	0	1	0	1	Tr	(0)	1.2	0.1	0.1	0	(0)	0.41	0.04	6.3	0.45	(0)	27	1.37	6.0	(0)	0	-	0	うるち米
(0)	0	0	0	0	(0)	(0)	0.1	Tr	0	0	0	0.08	0.02	1.2	0.12	(0)	12	0.66	1.4	(0)	0	-	0	うるち米。歩留り：90～91%
(0)	0	0	0	0	(0)	(0)	0.5	Tr	0.1	0	(0)	0.16	0.02	2.9	0.21	(0)	10	0.65	2.5	(0)	0	-	0	うるち米。玄米47g相当量を含む
(0)	0	0	0	0	(0)	(0)	Tr	Tr	0	0	(0)	0.02	0.01	0.2	0.02	(0)	3	0.25	0.5	(0)	0	-	0	うるち米。精白米47g相当量を含む
(0)	0	0	0	0	(0)	(0)	Tr	Tr	0	0	0	0.02	0.01	0.2	0.02	(0)	3	0.27	-	0	0.5	-	0	塩むすび(のり、具材なし)。食塩0.5gを含む
(0)	-	-	-	(0)	(0)	(0)	0.1	Tr	0.8	Tr	(0)	0.05	0.02	0.5	0.04	(0)	8	0.33	2.7	(0)	0	-	0	別名：そば切り 原材料配合割合：小麦粉65、そば粉35
(0)	3	91	170	180	15	(0)	3.0	0.1	8.3	0.4	-	0.13	0.08	2.0	0.27	(0)	22	0.46	-	(0)	1.4	-	0	別名：とうきび

可食部100gあたり ビタミン ビタミンA						ビタミン	ビタミンE				ビタミン										食塩相当量	アルコール	廃棄率	備考
レチノール	α-カロテン	β-カロテン	β-クリプトキサンチン	β-カロテン当量	レチノール活性当量	ビタミンD	α-トコフェロール	β-トコフェロール	γ-トコフェロール	δ-トコフェロール	ビタミンK	ビタミンB1	ビタミンB2	ナイアシン	ビタミンB6	ビタミンB12	葉酸	パントテン酸	ビオチン	ビタミンC				
µg	µg	µg	µg	µg	µg	µg	mg	mg	mg	mg	µg	mg	mg	mg	mg	µg	µg	mg	µg	mg	g	g	%	
(0)	-	-	-	6	1	(0)	1.3	Tr	0	0	(0)	0.12	0.06	1.0	0.33	(0)	47	1.30	-	23	0	-	10	別名：かんしょ(甘藷)、石焼き芋 廃棄部位：表層 有機酸：0.5g
(0)	Tr	Tr	-	Tr	(0)	(0)	Tr	0	0	0	Tr	0.09	0.03	1.3	0.18	(0)	21	0.47	0.4	35	0	-	10	別名：ばれいしょ(馬鈴薯) 廃棄部位：表層。有機酸：0.5g
(0)	-	-	-	Tr	(0)	(0)	0.1	Tr	Tr	Tr	(0)	0.05	0.02	0.8	0.18	(0)	22	0.52	-	15	0	-	6	別名：ばれいしょ(馬鈴薯) 廃棄部位：表皮。有機酸：0.5g
(0)	-	-	-	Tr	(0)	(0)	0.1	Tr	Tr	Tr	(0)	0.06	0.03	0.8	0.18	(0)	18	0.37	0.3	21	0	-	0	別名：ばれいしょ(馬鈴薯)
(0)	-	-	-	Tr	(0)	(0)	0.2	0	0	0	(0)	0.10	0.02	0.4	0.09	(0)	8	0.61	2.2	6	0	-	10	別名：やまいも 廃棄部位：表層、ひげ根及び切り口
(0)	-	-	-	(0)	(0)	(0)	0.2	Tr	0	0	(0)	0.08	0.02	0.3	0.08	(0)	6	0.50	1.6	4	0	-	0	別名：やまいも

可食部100gあたり ビタミン ビタミンA						ビタミン	ビタミンE				ビタミン										食塩相当量	アルコール	廃棄率	備考
レチノール	α-カロテン	β-カロテン	β-クリプトキサンチン	β-カロテン当量	レチノール活性当量	ビタミンD	α-トコフェロール	β-トコフェロール	γ-トコフェロール	δ-トコフェロール	ビタミンK	ビタミンB1	ビタミンB2	ナイアシン	ビタミンB6	ビタミンB12	葉酸	パントテン酸	ビオチン	ビタミンC				
µg	µg	µg	µg	µg	µg	µg	mg	mg	mg	mg	µg	mg	mg	mg	mg	µg	µg	mg	µg	mg	g	g	%	
(0)	-	-	-	(0)	(0)	(0)	(0)	(0)	(0)	(0)	(0)	(0)	(0)	(0)	(0)	(0)	(0)	(0)	-	(0)	0	-	0	
(0)	-	-	-	(0)	(0)	(0)	(0)	(0)	(0)	(0)	(0)	(0)	(0)	(0)	(0)	(0)	(0)	(0)	-	(0)	0	-	0	
(0)	-	-	-	(0)	(0)	(0)	(0)	(0)	(0)	(0)	(0)	(0)	(0)	(0)	(0)	(0)	(0)	(0)	-	(0)	0	-	0	

可食部100gあたり ビタミン ビタミンA						ビタミン	ビタミンE				ビタミン										食塩相当量	アルコール	廃棄率	備考
レチノール	α-カロテン	β-カロテン	β-クリプトキサンチン	β-カロテン当量	レチノール活性当量	ビタミンD	α-トコフェロール	β-トコフェロール	γ-トコフェロール	δ-トコフェロール	ビタミンK	ビタミンB1	ビタミンB2	ナイアシン	ビタミンB6	ビタミンB12	葉酸	パントテン酸	ビオチン	ビタミンC				
µg	µg	µg	µg	µg	µg	µg	mg	mg	mg	mg	µg	mg	mg	mg	mg	µg	µg	mg	µg	mg	g	g	%	
(0)	Tr	7	1	7	1	(0)	2.3	0.9	13.0	8.6	18	0.71	0.26	2.0	0.51	(0)	260	1.36	27.5	3	0	-	0	
(0)	1	30	4	33	3	(0)	3.1	1.8	14.0	10.1	-	0.72	0.28	2.2	0.50	(0)	380	0.99	29.7	4	0	-	0	
(0)	0	3	0	3	Tr	(0)	1.6	0.8	4.2	3.2	7	0.17	0.08	0.4	0.10	(0)	41	0.26	9.8	Tr	0	-	0	
(0)	1	5	2	7	1	(0)	2.2	1.1	14.4	9.8	38	0.14	0.26	2.7	0.39	(0)	260	0.71	27.4	1	0	-	0	有機酸：1.8g
(0)	4	50	3	53	4	(0)	2.4	0.7	15.4	9.0	57	0.29	0.29	2.2	0.51	(0)	250	0.91	28.9	1	0	-	0	有機酸：1.8g
(0)	-	-	-	0	(0)	(0)	0.2	0.1	3.1	1.3	13	0.07	0.03	0.1	0.05	(0)	12	0.02	3.8	Tr	0.1	-	0	
(0)	-	-	-	(0)	(0)	(0)	1.5	0.2	8.1	2.5	43	0.03	0.04	0.2	0.08	(0)	21	0.20	7.6	Tr	0.5	-	0	
(0)	-	-	-	0	(0)	(0)	0.5	0.2	5.9	3.3	600	0.07	0.56	1.1	0.24	Tr	120	3.60	18.2	Tr	0	-	0	ビタミンK：メナキノン-7を含む
(0)	0	0	0	0	(0)	(0)	0.8	0.3	9.0	5.4	930	0.14	0.36	0.9	0.29	0	110	4.28	-	Tr	0	-	0	ビタミンK：メナキノン-7を含む
(0)	Tr	2	Tr	3	Tr	(0)	0.7	0.2	3.7	1.6	16	0.05	0.01	0.1	0.03	(0)	3	0.12	10.5	0	0	-	0	

可食部100gあたり ビタミン ビタミンA						ビタミン	ビタミンE				ビタミン										食塩相当量	アルコール	廃棄率	備考
レチノール	α-カロテン	β-カロテン	β-クリプトキサンチン	β-カロテン当量	レチノール活性当量	ビタミンD	α-トコフェロール	β-トコフェロール	γ-トコフェロール	δ-トコフェロール	ビタミンK	ビタミンB1	ビタミンB2	ナイアシン	ビタミンB6	ビタミンB12	葉酸	パントテン酸	ビオチン	ビタミンC				
µg	µg	µg	µg	µg	µg	µg	mg	mg	mg	mg	µg	mg	mg	mg	mg	µg	µg	mg	µg	mg	g	g	%	
(0)	-	-	-	8	1	(0)	29.4	0.3	0.7	0	Tr	0.08	1.11	3.5	0.08	(0)	46	0.60	61.6	0	0.3	-	0	
(0)	-	-	-	23	2	(0)	1.2	0.1	23.6	2.6	7	0.26	0.15	1.0	0.49	(0)	91	0.67	-	0	0	-	0	廃棄率：殻つきの場合55%
(0)	-	-	-	17	1	(0)	0.1	0.2	22.2	0.3	7	0.95	0.25	5.1	0.60	(0)	93	0.56	11.7	Tr	0	-	0	試料：洗いごま
(0)	-	-	-	17	1	(0)	0.1	0.2	23.4	0.4	12	0.49	0.23	5.3	0.64	(0)	150	0.51	-	Tr	0	-	0	
(0)	0	120	0	120	10	(0)	1.4	Tr	25.5	0.6	29	0.43	0.24	1.0	1.22	(0)	59	1.06	-	(0)	0.7	-	45	廃棄部位：殻
(0)	-	-	-	6	1	(0)	10.1	0.4	6.0	0.3	Tr	0.85	0.10	17.0	0.46	(0)	76	2.56	92.3	(0)	0	-	30	別名：なんきんまめ、ピーナッツ 廃棄率：殻27%及び種皮3%
(0)	-	-	-	6	1	(0)	1.9	0.2	3.3	0.4	1	0.20	0.10	17.0	0.48	(0)	98	2.42	95.6	0	0.3	-	0	別名：なんきんまめ、ピーナッツ

日本食品標準成分表2015年版（七訂）抜粋

※文部科学省「日本食品標準成分表2015年版（七訂）」を元に作成しています。

1 穀類

可食部100gあたり

食品番号	索引番号	食品名	エネルギー (kcal)	エネルギー (kJ)	水分 (g)	たんぱく質 (g)	アミノ酸組成によるたんぱく質 (g)	脂質 (g)	トリアシルグリセロール当量 (g)	脂肪酸 飽和 (g)	脂肪酸 一価不飽和 (g)	脂肪酸 多価不飽和 (g)	コレステロール (mg)	炭水化物 (g)	利用可能炭水化物（単糖当量） (g)	食物繊維 水溶性 (g)	食物繊維 不溶性 (g)	食物繊維 総量 (g)	灰分 (g)	ナトリウム (mg)	カリウム (mg)	カルシウム (mg)	マグネシウム (mg)	リン (mg)	鉄 (mg)	亜鉛 (mg)	銅 (mg)	マンガン (mg)	ヨウ素 (µg)	セレン (µg)	クロム (µg)	モリブデン (µg)
01006	6	おおむぎ 押麦	340	1423	14.0	6.2	5.4	1.3	(1.1)	(0.36)	(0.12)	(0.56)	(0)	77.8	71.2	6.0	3.6	9.6	0.7	2	170	17	25	110	1.0	1.2	0.40	-	0	1	0	8
01012	12	こむぎ[玄穀]国産 普通	337	1410	12.5	10.6	-	3.1	2.6	0.56	0.35	1.53	(0)	72.2	-	0.7	10.1	10.8	1.6	2	470	26	80	350	3.2	2.6	0.35	3.90	-	-	-	-
01026	26	こむぎ[パン類]食パン	264	1105	38.0	9.3	7.5	4.4	(4.1)	(1.90)	(1.15)	(0.87)	(0)	46.7	49.1	0.4	1.9	2.3	1.6	500	97	29	20	83	0.6	0.8	0.11	0.24	1	24	1	18
01028	27	こむぎ[パン類]コッペパン	265	1109	37.0	8.5	7.1	3.8	(3.6)	(1.64)	(1.00)	(0.75)	(Tr)	49.1	-	1.0	1.0	2.0	1.6	520	95	37	24	75	1.0	0.7	0.12	0.39	-	-	-	-
01080	82	こめ[水稲穀粒]玄米	353	1476	14.9	6.8	5.9	2.7	2.5	0.62	0.83	0.90	(0)	74.3	78.4	0.7	2.3	3.0	1.2	1	230	9	110	290	2.1	1.8	0.27	2.06	Tr	3	0	64
01083	85	こめ[水稲穀粒]精白米 うるち米	358	1498	14.9	6.1	5.2	0.9	0.8	0.29	0.21	0.31	(0)	77.6	83.1	Tr	0.5	0.5	0.4	1	89	5	23	95	0.8	1.4	0.22	0.81	0	2	0	69
01085	90	こめ[水稲めし]玄米	165	690	60.0	2.8	2.4	1.0	(0.9)	(0.23)	(0.30)	(0.33)	(0)	35.6	35.1	0.2	1.2	1.4	0.6	1	95	7	49	130	0.6	0.8	0.12	1.04	0	1	0	34
01088	93	こめ[水稲めし]精白米 うるち米	168	703	60.0	2.5	2.0	0.3	(0.3)	(0.10)	(0.07)	(0.10)	(0)	37.1	38.1	0	0.3	0.3	0.1	1	29	3	7	34	0.1	0.6	0.10	0.35	0	1	0	30
01111	119	こめ[うるち米製品]おにぎり	179	749	57.0	2.7	2.3	0.3	(0.3)	(0.10)	(0.07)	(0.10)	(0)	39.4	39.7	0	0.4	0.4	0.6	200	31	3	7	37	0.1	0.6	0.10	0.38	-	-	-	-
01128	141	そば そば ゆで	132	552	68.0	4.8	(3.9)	1.0	(0.9)	(0.21)	(0.22)	(0.42)	(0)	26.0	(27.0)	0.5	1.5	2.0	0.2	2	34	9	27	80	0.8	0.4	0.10	0.38	Tr	12	2	11
01136	153	とうもろこし ポップコーン	484	2025	4.0	10.2	(8.7)	22.8	(21.7)	(6.30)	(6.76)	(7.73)	(0)	59.6	(59.5)	0.2	9.1	9.3	3.4	570	300	7	95	290	4.3	2.4	0.20	-	-	-	-	-

2 いも及びでん粉類

可食部100gあたり

食品番号	索引番号	食品名	エネルギー (kcal)	エネルギー (kJ)	水分 (g)	たんぱく質 (g)	アミノ酸組成によるたんぱく質 (g)	脂質 (g)	トリアシルグリセロール当量 (g)	脂肪酸 飽和 (g)	脂肪酸 一価不飽和 (g)	脂肪酸 多価不飽和 (g)	コレステロール (mg)	炭水化物 (g)	利用可能炭水化物（単糖当量） (g)	食物繊維 水溶性 (g)	食物繊維 不溶性 (g)	食物繊維 総量 (g)	灰分 (g)	ナトリウム (mg)	カリウム (mg)	カルシウム (mg)	マグネシウム (mg)	リン (mg)	鉄 (mg)	亜鉛 (mg)	銅 (mg)	マンガン (mg)	ヨウ素 (µg)	セレン (µg)	クロム (µg)	モリブデン (µg)
02008	173	<いも類>（さつまいも類）さつまいも 塊根、皮むき、焼き	163	682	58.1	1.4	1.2	0.2	(0.1)	(0.03)	(Tr)	(0.03)	(0)	39.0	36.7	1.1	2.4	3.5	1.3	13	540	34	23	55	0.7	0.2	0.20	0.32	-	-	-	-
02017	191	<いも類>じゃがいも 塊茎、生	76	318	79.8	1.6	1.2	0.1	Tr	0.01	0	0.02	(0)	17.6	16.9	0.6	0.7	1.3	0.9	1	410	3	20	40	0.4	0.2	0.10	0.11	Tr	0	5	4
02018	192	<いも類>じゃがいも 塊茎、蒸し	84	351	78.1	1.5	1.2	0.1	(Tr)	(0.01)	(0)	(0.02)	(0)	19.7	15.7	0.6	1.2	1.8	0.6	1	330	2	20	23	0.3	0.2	0.08	0.13	-	-	-	-
02019	193	<いも類>じゃがいも 塊茎、水煮	73	305	81.0	1.5	1.2	0.1	(Tr)	(0.01)	(0)	(0.02)	(0)	16.8	15.8	0.5	1.1	1.6	0.6	1	340	2	18	25	0.4	0.2	0.08	0.10	0	0	2	3
02023	199	<いも類>（やまのいも類）ながいも ながいも 塊根、生	65	272	82.6	2.2	1.4	0.3	0.1	0.04	0.02	0.08	(0)	13.9	14.1	0.2	0.8	1.0	1.0	3	430	17	17	27	0.4	0.3	0.10	0.03	1	1	Tr	2
02024	200	<いも類>（やまのいも類）ながいも ながいも 塊根、水煮	59	247	84.2	2.0	1.4	0.3	(0.1)	(0.04)	(0.02)	(0.08)	(0)	12.6	12.9	0.2	1.2	1.4	0.9	3	430	15	16	26	0.4	0.3	0.09	0.03	1	0	0	1

3 砂糖及び甘味類

可食部100gあたり

食品番号	索引番号	食品名	エネルギー (kcal)	エネルギー (kJ)	水分 (g)	たんぱく質 (g)	アミノ酸組成によるたんぱく質 (g)	脂質 (g)	トリアシルグリセロール当量 (g)	脂肪酸 飽和 (g)	脂肪酸 一価不飽和 (g)	脂肪酸 多価不飽和 (g)	コレステロール (mg)	炭水化物 (g)	利用可能炭水化物（単糖当量） (g)	食物繊維 水溶性 (g)	食物繊維 不溶性 (g)	食物繊維 総量 (g)	灰分 (g)	ナトリウム (mg)	カリウム (mg)	カルシウム (mg)	マグネシウム (mg)	リン (mg)	鉄 (mg)	亜鉛 (mg)	銅 (mg)	マンガン (mg)	ヨウ素 (µg)	セレン (µg)	クロム (µg)	モリブデン (µg)
03003	226	（砂糖類）車糖 上白糖	384	1607	0.8	(0)	-	(0)	-	-	-	-	(0)	99.2	103.6	(0)	(0)	(0)	0	1	2	1	Tr	Tr	Tr	0	0.01	-	-	-	-	-
03017	241	（でん粉糖類）ぶどう糖 全糖	335	1402	9.0	(0)	-	(0)	-	-	-	-	(0)	91.0	(91.3)	(0)	(0)	(0)	0	Tr	Tr	Tr	0	1	0.1	0	Tr	0	-	-	-	-
03020	244	（でん粉糖類）果糖	368	1540	0.1	(0)	-	(0)	-	-	-	-	(0)	99.9	(99.9)	(0)	(0)	(0)	0	Tr	Tr	Tr	Tr	0	Tr	0	Tr	0	-	-	-	-

4 豆類

可食部100gあたり

食品番号	索引番号	食品名	エネルギー (kcal)	エネルギー (kJ)	水分 (g)	たんぱく質 (g)	アミノ酸組成によるたんぱく質 (g)	脂質 (g)	トリアシルグリセロール当量 (g)	脂肪酸 飽和 (g)	脂肪酸 一価不飽和 (g)	脂肪酸 多価不飽和 (g)	コレステロール (mg)	炭水化物 (g)	利用可能炭水化物（単糖当量） (g)	食物繊維 水溶性 (g)	食物繊維 不溶性 (g)	食物繊維 総量 (g)	灰分 (g)	ナトリウム (mg)	カリウム (mg)	カルシウム (mg)	マグネシウム (mg)	リン (mg)	鉄 (mg)	亜鉛 (mg)	銅 (mg)	マンガン (mg)	ヨウ素 (µg)	セレン (µg)	クロム (µg)	モリブデン (µg)
04023	276	だいず[全粒・全粒製品]全粒 国産、黄大豆、乾	422	1765	12.4	33.8	32.1	19.7	18.6	2.59	4.80	10.39	Tr	29.5	7.0	1.5	16.4	17.9	4.7	1	1900	180	220	490	6.8	3.1	1.07	2.51	0	5	3	350
04077	277	だいず[全粒・全粒製品]全粒 国産、黒大豆、乾	414	1731	12.7	33.9	31.4	18.1	16.4	2.42	3.71	9.57	(Tr)	30.8	8.6	1.4	14.6	16.0	4.6	Tr	1800	190	200	510	5.7	3.6	1.01	2.12	0	3	1	350
04024	278	だいず[全粒・全粒製品]全粒 国産、黄大豆、ゆで	176	738	65.4	14.8	13.8	9.8	(9.2)	(1.28)	(2.38)	(5.15)	(Tr)	8.4	1.6	0.9	5.8	6.6	1.6	1	530	79	100	190	2.2	1.9	0.23	-	0	2	Tr	77
04078	282	だいず[全粒・全粒製品]いり大豆 黄大豆	439	1835	2.5	37.5	34.2	21.6	20.2	2.81	5.16	11.37	(Tr)	33.3	7.5	2.4	17.1	19.4	5.1	5	2000	160	240	710	7.6	4.2	1.31	3.24	1	5	5	290
04082	288	だいず[全粒・全粒製品]きな粉 全粒大豆、青大豆	431	1802	5.9	37.0	34.1	22.8	20.9	3.21	4.17	12.59	(Tr)	29.3	8.7	1.9	15.0	16.9	5.0	1	2000	160	240	690	7.9	4.5	1.32	2.76	1	3	5	450
04032	292	だいず[豆腐・油揚げ類]木綿豆腐	72	301	86.8	6.6	6.2	4.2	3.8	0.68	0.78	2.21	0	1.6	0.7	0.1	0.3	0.4	0.8	59	140	86	130	110	0.9	0.6	0.15	0.38	5	4	2	41
04041	304	だいず[豆腐・油揚げ類]がんもどき	228	954	63.5	15.3	14.9	17.8	(16.8)	(2.49)	(5.02)	(8.52)	Tr	1.6	2.2	0.6	0.8	1.4	1.8	190	80	270	98	200	3.6	1.6	0.22	1.30	32	4	8	60
04046	311	だいず[納豆類]糸引き納豆	200	837	59.5	16.5	14.2	10.0	(9.7)	(1.45)	(2.21)	(5.65)	Tr	12.1	0.3	2.3	4.4	6.7	1.9	2	660	90	100	190	3.3	1.9	0.61	-	Tr	16	1	290
04047	312	だいず[納豆類]挽きわり納豆	194	812	60.9	16.6	14.8	10.0	(9.7)	(1.45)	(2.21)	(5.65)	(0)	10.5	0.2	2.0	3.9	5.9	2.0	2	700	59	88	250	2.6	1.3	0.43	1.00	-	-	-	-
04091	327	だいず[その他]湯葉 干し、湯戻し	161	674	72.8	15.7	14.9	10.6	9.6	1.60	2.37	5.22	(0)	0.1	0.4	0.3	0.9	1.2	0.9	2	140	66	60	170	2.6	1.6	0.57	1.09	0	2	1	14

5 種実類

可食部100gあたり

食品番号	索引番号	食品名	エネルギー (kcal)	エネルギー (kJ)	水分 (g)	たんぱく質 (g)	アミノ酸組成によるたんぱく質 (g)	脂質 (g)	トリアシルグリセロール当量 (g)	脂肪酸 飽和 (g)	脂肪酸 一価不飽和 (g)	脂肪酸 多価不飽和 (g)	コレステロール (mg)	炭水化物 (g)	利用可能炭水化物（単糖当量） (g)	食物繊維 水溶性 (g)	食物繊維 不溶性 (g)	食物繊維 総量 (g)	灰分 (g)	ナトリウム (mg)	カリウム (mg)	カルシウム (mg)	マグネシウム (mg)	リン (mg)	鉄 (mg)	亜鉛 (mg)	銅 (mg)	マンガン (mg)	ヨウ素 (µg)	セレン (µg)	クロム (µg)	モリブデン (µg)
05002	345	アーモンド フライ、味付け	606	2536	1.8	19.2	(18.0)	53.6	(53.7)	(4.09)	(34.77)	(12.54)	(0)	22.3	(5.5)	0.6	11.3	11.9	3.1	130	740	210	270	480	2.9	4.4	1.11	-	Tr	1	9	29
05014	359	くるみ いり	674	2820	3.1	14.6	13.1	68.8	70.5	6.87	10.26	50.28	(0)	11.7	2.8	0.6	6.9	7.5	1.8	4	540	85	150	280	2.6	2.6	1.21	3.44	-	-	-	-
05017	362	ごま 乾	578	2418	4.7	19.8	18.9	51.9	51.1	7.52	18.94	22.44	(0)	18.4	1.0	1.6	9.2	10.8	5.2	2	400	1200	370	540	9.6	5.5	1.66	2.24	Tr	10	4	92
05018	363	ごま いり	599	2506	1.6	20.3	19.1	54.2	(53.4)	(7.86)	(19.78)	(23.44)	(0)	18.5	0.8	2.5	10.1	12.6	5.4	2	410	1200	360	560	9.9	5.9	1.68	2.52	-	-	-	-
05026	373	ピスタチオ いり、味付け	615	2573	2.2	17.4	15.8	56.1	55.9	6.15	30.92	16.42	(0)	20.9	(8.2)	0.9	8.3	9.2	3.4	270	970	120	120	440	3.0	2.5	1.15	-	-	-	-	-
05034	383	らっかせい 乾、大粒種	562	2351	6.0	25.4	23.7	47.5	46.8	8.33	22.76	13.74	(0)	18.8	10.8	0.4	7.0	7.4	2.3	2	740	50	170	380	1.6	2.3	0.59	1.56	1	20	4	88
05036	387	らっかせい バターピーナッツ	592	2477	2.4	25.5	24.2	51.3	49.9	9.90	22.72	15.16	(0)	18.2	9.0	0.5	6.4	6.9	2.6	120	760	50	190	380	2.0	3.1	0.64	2.81	1	5	1	68

可食部100gあたり																							廃棄率	備考
ビタミン																					食塩相当量	アルコール		
ビタミンA						ビタミンD	ビタミンE				ビタミンK	ビタミンB_1	ビタミンB_2	ナイアシン	ビタミンB_6	ビタミンB_{12}	葉酸	パントテン酸	ビオチン	ビタミンC				
レチノール	α-カロテン	β-カロテン	β-クリプトキサンチン	β-カロテン当量	レチノール活性当量		α-トコフェロール	β-トコフェロール	γ-トコフェロール	δ-トコフェロール														
µg	µg	µg	µg	µg	µg	µg	mg	mg	mg	mg	µg	mg	mg	mg	mg	µg	µg	mg	µg	mg	g	g	%	
(0)	0	5300	0	5300	440	(0)	2.6	0.2	1.4	0.1	500	0.10	0.24	1.4	0.16	(0)	100	0.92	-	41	0.2	-	2	別名：あしたぐさ、はちじょうそう 廃棄部位：基部 硝酸イオン：Tr
(0)	0	5200	0	5200	440	(0)	2.7	Tr	1.4	0	380	0.07	0.16	0.8	0.10	(0)	75	0.45	-	23	0.1	-	0	別名：あしたぐさ、はちじょうそう 基部を除いたもの ゆでた後水冷し、手搾りしたもの 硝酸イオン：Tr
(0)	5	370	9	380	31	(0)	1.5	Tr	0.2	0	43	0.14	0.15	1.0	0.12	(0)	190	0.59	1.8	15	0	-	20	廃棄部位：株元。硝酸イオン：Tr 有機酸：0.2g。試料：グリーンアスパラガス
(0)	2	360	8	370	30	(0)	1.6	0	0.1	0	46	0.14	0.14	1.1	0.08	(0)	180	0.54	-	16	0	-	0	株元を除いたもの。硝酸イオン：Tr。試料：グリーンアスパラガス
(0)	4	370	11	380	31	(0)	2.0	Tr	1.3	0	48	0.15	0.17	1.2	0.11	(0)	220	0.58	-	14	0	-	0	株元を除いたもの。植物油(なたね油)：3.6g 硝酸イオン：0g。試料：グリーンアスパラガス
(0)	0	7	0	7	1	(0)	0.4	0	0	0	4	0.07	0.06	1.2	0.02	(0)	15	0.12	-	11	0.9	-	0	試料：ホワイトアスパラガス 液汁を除いたもの
(0)	140	520	0	590	49	(0)	0.2	0	0.4	0	60	0.06	0.11	0.6	0.07	(0)	50	0.17	3.9	8	0	-	3	別名：さいとう(菜豆)、さんどまめ 廃棄部位：すじ及び両端 硝酸イオン：Tr、有機酸：0.3g
(0)	150	500	0	580	48	(0)	0.2	0	0.4	0	51	0.06	0.10	0.5	0.07	(0)	53	0.16	-	6	0	-	0	別名：さいとう(菜豆)、さんどまめ すじ及び両端を除いたもの。硝酸イオン：Tr
(0)	2	670	1	670	56	(0)	1.2	0	0.2	0	71	0.09	0.09	0.8	0.10	(0)	110	0.42	6.0	11	0	-	15	廃棄部位：へた。硝酸イオン：Tr 有機酸：0.1g
(0)	0	2800	41	2800	230	(0)	3.1	0.1	0.1	0	340	0.08	0.16	0.9	0.16	(0)	110	0.36	2.7	82	0.1	-	30	別名：かぶら、すずな 廃棄部位：葉柄基部。硝酸イオン：Tr
(0)	0	3200	46	3200	270	(0)	3.3	0.1	0.1	0	370	0.02	0.05	0.2	0.14	(0)	66	0.24	-	47	0	-	30	別名：かぶら、すずな 廃棄部位：葉柄基部 ゆでた後水冷し、手搾りしたもの 硝酸イオン：0.1g
(0)	0	0	0	0	(0)	(0)	0	0	0	0	0	0.03	0.03	0.6	0.08	(0)	48	0.25	-	19	0	-	9	別名：かぶら、すずな 廃棄部位：根端及び葉柄基部 廃棄率：葉つきの場合35% 硝酸イオン：0.1g、有機酸：0.1g
(0)	0	(0)	0	(0)	(0)	(0)	0	0	0	0	0	0.03	0.03	0.6	0.05	(0)	49	0.22	-	16	0	-	0	別名：かぶら、すずな 根端及び葉柄基部を除いたもの 硝酸イオン：0.1g
(0)	0	0	0	0	(0)	(0)	0	0	0	0	0	0.03	0.03	0.6	0.07	(0)	49	0.23	1.0	18	0	-	15	別名：かぶら、すずな 廃棄部位：根端、葉柄基部及び皮 廃棄率：葉つきの場合40% 硝酸イオン：0.1g、有機酸：0g
(0)	0	0	0	0	(0)	(0)	0	0	0	0	0	0.03	0.03	0.5	0.06	(0)	56	0.21	-	16	0	-	0	別名：かぶら、すずな 根端、葉柄基部及び皮を除いたもの 硝酸イオン：0.1g
0	49	700	3	730	60	(0)	1.8	0	3.2	0.1	26	0.07	0.06	0.6	0.12	(0)	80	0.50	1.7	16	0	-	9	別名：とうなす、ぼうぶら、なんきん 廃棄部位：わた、種子及び両端 硝酸イオン：Tr
(0)	45	810	2	830	69	(0)	2.2	0	3.8	0.1	27	0.08	0.07	0.7	0.13	(0)	75	0.50	-	16	0	-	0	別名：とうなす、ぼうぶら、なんきん わた、種子及び両端を除いたもの 硝酸イオン：(Tr)
(0)	0	18	0	18	2	(0)	0.2	0	0.4	0	17	0.06	0.11	0.7	0.23	(0)	94	1.30	8.5	81	0	-	50	別名：はなやさい 廃棄部位：茎葉。硝酸イオン：Tr 有機酸：0.3g
(0)	0	16	0	16	1	(0)	0.2	0	0.4	0	31	0.05	0.05	0.2	0.13	(0)	88	0.84	-	53	0	-	0	別名：はなやさい 茎葉を除いたもの。硝酸イオン：(Tr)
(0)	0	49	1	50	4	(0)	0.1	0	0	0	78	0.04	0.03	0.2	0.11	(0)	78	0.22	1.6	41	0	-	15	別名：かんらん、たまな 廃棄部位：しん。硝酸イオン：0.1g 有機酸：0.1g
(0)	0	57	2	58	5	(0)	0.1	0	0	0	76	0.02	0.01	0.1	0.05	(0)	48	0.11	1.2	17	0	-	0	別名：かんらん、たまな しんを除いたもの 硝酸イオン：0.1g
(0)	0	77	2	78	7	(0)	1.1	0	1.8	0.1	120	0.05	0.04	0.2	0.15	(0)	130	0.30	-	47	0	-	0	別名：かんらん、たまな しんを除いたもの。植物油(なたね油)：5.8g 硝酸イオン：0.1g
(0)	1	330	0	330	28	(0)	0.3	0	0	0	34	0.03	0.03	0.2	0.05	(0)	25	0.33	1.4	14	0	-	2	廃棄部位：両端。硝酸イオン：Tr 有機酸：0.3g
(0)	0	53	0	53	4	(0)	0.1	Tr	0	0	32	Tr	0.01	0.1	0.04	(0)	2	0	-	0	1.1	-	0	酢漬けしたもの 硝酸イオン：(Tr)
(0)	0	14	0	14	1	(0)	Tr	0	0	0	15	0.02	0.06	0.1	0	(0)	1	0	-	0	2.5	-	0	乳酸発酵したもの。硝酸イオン：(Tr)
(0)	0	2900	13	2900	240	(0)	2.4	Tr	0.2	0	210	0.06	0.15	0.9	0.16	(0)	120	0.31	4.0	81	0	-	3	別名：葉キャベツ、はごろもかんらん 廃棄部位：葉柄基部。硝酸イオン：0.2g
(0)	0	1	0	1	Tr	(0)	0.6	0	0	0	Tr	0.05	0.04	0.4	0.10	(0)	68	0.23	1.3	3	0	-	10	廃棄部位：皮、葉柄基部及び先端 硝酸イオン：0.1g
(0)	0	0	0	0	(0)	(0)	0.6	0	0	0	Tr	0.03	0.02	0.2	0.09	(0)	61	0.19	-	1	0	-	0	皮、葉柄基部及び先端を除いたもの 硝酸イオン：0.1g
(0)	0	3100	28	3100	260	(0)	0.9	0	0.1	0	210	0.09	0.13	1.0	0.12	(0)	110	0.32	2.9	39	0	-	15	廃棄部位：株元 硝酸イオン：0.5g
(0)	0	3100	28	3100	260	(0)	1.5	Tr	0.1	0	320	0.04	0.06	0.3	0.06	(0)	86	0.23	-	21	0	-	9	廃棄部位：株元 ゆでた後水冷し、手搾りしたもの 硝酸イオン：0.3g
(0)	-	-	-	11	1	(0)	0.2	0	0.1	0	24	0.04	0.07	0.4	0.09	(0)	14	0.35	-	0	13.7	-	0	別名：ダイシンサイ 硝酸イオン：0.2g
(0)	0	11000	0	11000	880	(0)	3.9	0	0	0	690	0.13	0.34	1.0	0.19	(0)	110	1.00	5.1	26	0	-	0	試料：青じそ(別名：大葉) 廃棄率：小枝つきの場合40% 硝酸イオン：0.1g
(0)	0	4500	0	4500	380	(0)	1.7	0	0.1	0	250	0.10	0.16	0.8	0.13	(0)	190	0.23	3.5	19	0.2	-	1	別名：きくな 廃棄部位：基部廃棄率：根つきの場合15% 硝酸イオン：0.3g
(0)	0	5300	0	5300	440	(0)	2.0	0	0.1	0	460	0.05	0.08	0.4	0.06	(0)	100	0.13	-	5	0.1	-	0	別名：きくな ゆでた後水冷し、手搾りしたもの 硝酸イオン：0.2g
(0)	1	4	0	5	Tr	(0)	0.1	Tr	0.8	0	0	0.03	0.02	0.6	0.13	(0)	8	0.21	0.7	2	0	-	20	ひねしょうが 廃棄部位：皮。硝酸イオン：0.1g 有機酸：0.1g
(0)	0	1900	0	1900	160	(0)	2.1	0.1	0.5	0	200	0.08	0.13	1.3	0.23	(0)	96	0.29	5.6	47	0	-	0	別名：かいわれ 茎基部約1cmを除去したもの 硝酸イオン：0.1g
(0)	0	0	0	0	(0)	(0)	0	0	0	0	Tr	0.02	0.01	0.3	0.04	(0)	34	0.12	0.3	12	0	-	10	廃棄部位：根端及び葉柄基部 硝酸イオン：0.1g
(0)	0	0	0	0	(0)	(0)	0	0	0	0	0	0.02	0.01	0.2	0.03	(0)	38	0.10	-	9	0	-	0	根端及び葉柄基部を除いたもの 硝酸イオン：0.2g
(0)	0	0	0	0	(0)	(0)	0	0	0	0	Tr	0.02	0.01	0.2	0.05	(0)	33	0.11	0.3	11	0	-	15	廃棄部位：根端、葉柄基部及び皮 硝酸イオン：0.2g
(0)	0	0	0	0	(0)	(0)	0	0	0	0	0	0.02	0.01	0.2	0.04	(0)	33	0.08	0.3	9	0	-	0	根端、葉柄基部及び皮を除いたもの 硝酸イオン：0.1g
(0)	0	2	0	2	Tr	(0)	0	0	0	0	Tr	0.35	0.20	4.6	0.29	(0)	210	1.24	5.9	28	0.5	-	0	硝酸イオン：2.9g
(0)	0	Tr	0	Tr	0	(0)	0	0	0	0	0	0.01	Tr	0.1	0.01	(0)	7	0.04	-	Tr	0	-	0	水もどし後、ゆでた後湯切りしたもの 硝酸イオン：Tr
(0)	0	1	0	1	0	(0)	0.9	0	1.8	0.1	7	0.02	0.02	0.2	0.02	(0)	12	0.07	-	Tr	0	-	0	水もどし後、油いため 植物油(なたね油)：5.8g 硝酸イオン：Tr
(0)	0	0	0	0	(0)	(0)	0	0	0	0	0	0.21	0.01	0.7	0.07	(0)	24	0.27	0.4	53	4.3	-	0	別名：新漬たくあん、早漬たくあん ビタミンC：酸化防止用として添加品あり 硝酸イオン：0.1g
(0)	0	0	0	0	(0)	(0)	0	0	0	0	0	0.21	0.03	1.6	0.22	(0)	47	0.66	-	12	2.5	-	0	別名：本たくあん 硝酸イオン：Tr

食品番号	索引番号	食品名	エネルギー	エネルギー	水分	たんぱく質	アミノ酸組成によるたんぱく質	脂質	トリアシルグリセロール当量	脂肪酸 飽和	脂肪酸 一価不飽和	脂肪酸 多価不飽和	コレステロール	炭水化物	利用可能炭水化物(単糖当量)	食物繊維 水溶性	食物繊維 不溶性	食物繊維 総量	灰分	ナトリウム	カリウム	カルシウム	マグネシウム	リン	鉄	亜鉛	銅	マンガン	ヨウ素	セレン	クロム	モリブデン
			kcal	kJ	g	g	g	g	g	g	g	g	mg	g	g	g	g	g	g	mg	mg	mg	mg	mg	mg	mg	mg	mg	µg	µg	µg	µg
06005	393	あしたば 茎葉、生	33	138	88.6	3.3	-	0.1	-	-	-	-	(0)	6.7	-	1.5	4.1	5.6	1.3	60	540	65	26	65	1.0	0.6	0.16	1.05	-	-	-	-
06006	394	あしたば 茎葉、ゆで	31	130	89.5	2.9	-	0.1	-	-	-	-	(0)	6.6	-	1.4	3.9	5.3	0.9	43	390	58	20	51	0.5	0.3	0.13	0.92	-	-	-	-
06007	395	アスパラガス 若茎、生	22	92	92.6	2.6	1.8	0.2	(0.2)	(0.07)	(0)	(0.08)	Tr	3.9	2.1	0.4	1.4	1.8	0.7	2	270	19	9	60	0.7	0.5	0.10	0.19	1	0	0	2
06008	396	アスパラガス 若茎、ゆで	24	100	92.0	2.6	(1.8)	0.1	(0.1)	(0.02)	(0)	(0.05)	Tr	4.6	(2.3)	0.5	1.6	2.1	0.7	2	260	19	12	61	0.6	0.6	0.13	0.23	-	-	-	-
06327	397	アスパラガス 若茎、油いため	57	239	88.3	2.9	(2.0)	3.9	(3.7)	(0.31)	(2.19)	(1.06)	(Tr)	4.1	(2.3)	0.4	1.7	2.1	0.8	3	310	21	10	66	0.7	0.5	0.11	0.22	-	-	-	-
06009	398	アスパラガス 水煮缶詰	22	92	91.9	2.4	(1.6)	0.1	(0.1)	(0.02)	(Tr)	(0.04)	(0)	4.3	(2.3)	0.4	1.3	1.7	1.3	350	170	21	7	41	0.9	0.3	0.07	0.05	-	-	-	-
06010	400	いんげんまめ さやいんげん 若ざや、生	23	96	92.2	1.8	1.2	0.1	(0.1)	(0.02)	(Tr)	(0.05)	Tr	5.1	2.2	0.3	2.1	2.4	0.8	1	260	48	23	41	0.7	0.3	0.06	0.33	0	Tr	1	34
06011	401	いんげんまめ さやいんげん 若ざや、ゆで	26	109	91.7	1.8	(1.2)	0.2	(0.2)	(0.04)	(0.01)	(0.10)	Tr	5.5	(2.4)	0.6	2.0	2.6	0.8	1	270	57	22	43	0.7	0.3	0.06	0.34	-	-	-	-
06032	425	オクラ 果実、生	30	126	90.2	2.1	1.5	0.2	(0.1)	(0.03)	(0.02)	(0.03)	Tr	6.6	1.9	1.4	3.6	5.0	0.9	4	260	92	51	58	0.5	0.6	0.13	0.48	Tr	Tr	1	4
06034	427	かぶ 葉、生	20	84	92.3	2.3	(2.0)	0.1	(0.1)	(0.01)	(Tr)	(0.04)	(0)	3.9	-	0.3	2.6	2.9	1.4	24	330	250	25	42	2.1	0.3	0.10	0.64	6	3	2	16
06035	428	かぶ 葉、ゆで	22	92	92.2	2.3	(2.0)	0.1	(0.1)	(0.01)	(Tr)	(0.04)	(0)	4.4	-	0.5	3.2	3.7	0.9	18	180	190	14	47	1.5	0.2	0.08	0.41	-	-	-	-
06036	429	かぶ 根、皮つき、生	20	84	93.9	0.7	0.6	0.1	(0.1)	(0.01)	(0.01)	(0.05)	(0)	4.6	3.0	0.3	1.2	1.5	0.6	5	280	24	8	28	0.3	0.1	0.03	0.06	-	-	-	-
06037	430	かぶ 根、皮つき、ゆで	21	88	93.8	0.7	(0.6)	0.1	(0.1)	(0.01)	(0.01)	(0.05)	(0)	4.7	(3.1)	0.5	1.3	1.8	0.6	6	310	28	10	32	0.3	0.1	0.03	0.07	-	-	-	-
06038	431	かぶ 根、皮むき、生	21	88	93.9	0.6	0.5	0.1	(0.1)	(0.01)	(0.01)	(0.05)	(0)	4.8	3.5	0.3	1.1	1.4	0.5	5	250	24	8	25	0.2	0.1	0.03	0.05	0	0	0	1
06039	432	かぶ 根、皮むき、ゆで	22	92	93.7	0.6	(0.5)	0.1	(0.1)	(0.01)	(0.01)	(0.05)	(0)	5.0	(3.6)	0.5	1.2	1.7	0.5	4	250	28	9	26	0.2	0.1	0.02	-	-	-	-	-
06046	439	(かぼちゃ類)日本かぼちゃ 果実、生	49	205	86.7	1.6	1.1	0.1	Tr	0.01	Tr	0.03	0	10.9	8.3	0.7	2.1	2.8	0.7	1	400	20	15	42	0.5	0.3	0.08	0.10	Tr	Tr	0	2
06047	440	(かぼちゃ類)日本かぼちゃ 果実、ゆで	60	251	84.0	1.9	(1.3)	0.1	(Tr)	(0.01)	(Tr)	(0.03)	0	13.3	(9.9)	0.8	2.8	3.6	0.7	1	480	24	15	50	0.6	0.2	0.07	0.09	-	-	-	-
06054	448	カリフラワー 花序、生	27	113	90.8	3.0	2.1	0.1	(0.1)	(0.05)	(0.01)	(0.01)	0	5.2	3.2	0.4	2.5	2.9	0.9	8	410	24	18	68	0.6	0.6	0.05	0.22	0	0	0	4
06055	449	カリフラワー 花序、ゆで	26	109	91.5	2.7	(1.9)	0.1	(0.1)	(0.05)	(0.01)	(0.01)	(0)	5.1	(3.0)	0.7	2.5	3.2	0.6	8	220	23	13	37	0.7	0.4	0.03	0.17	-	-	-	-
06061	455	(キャベツ類)キャベツ 結球葉、生	23	96	92.7	1.3	0.9	0.2	0.1	0.02	0.01	0.02	(0)	5.2	3.5	0.4	1.4	1.8	0.5	5	200	43	14	27	0.3	0.2	0.02	0.16	0	Tr	1	4
06062	456	(キャベツ類)キャベツ 結球葉、ゆで	20	84	93.9	0.9	(0.6)	0.2	(0.1)	(0.02)	(0.01)	(0.02)	(0)	4.6	1.9	0.5	1.5	2.0	0.3	3	92	40	9	20	0.2	0.1	0.02	0.14	0	Tr	0	3
06333	457	(キャベツ類)キャベツ 結球葉、油いため	81	337	85.7	1.6	(1.1)	6.0	(5.7)	(0.44)	(3.49)	(1.54)	(Tr)	5.9	(2.7)	0.6	1.6	2.2	0.6	6	250	53	17	33	0.4	0.2	0.03	0.19	-	-	-	-
06065	460	きゅうり 果実、生	14	59	95.4	1.0	0.7	0.1	Tr	0.01	Tr	0.01	0	3.0	2.0	0.2	0.9	1.1	0.5	1	200	26	15	36	0.3	0.2	0.11	0.07	1	1	1	4
06069	464	きゅうり 漬物 ピクルス スイート型	67	280	80.0	0.3	(0.2)	0.1	(Tr)	(0.02)	(0)	(0.03)	(0)	18.3	(17.4)	0.3	1.4	1.7	1.3	440	18	25	6	16	0.3	0.1	0.04	0	-	-	-	-
06070	465	きゅうり 漬物 ピクルス サワー型	12	50	93.4	1.4	(1.0)	Tr	-	-	-	-	(0)	2.5	-	0.3	1.1	1.4	2.7	1000	11	23	24	5	1.2	0.1	0.04	0.20	-	-	-	-
06080	472	ケール 葉、生	28	117	90.2	2.1	(1.6)	0.4	0.1	0.03	0.01	0.07	(0)	5.6	(1.2)	0.5	3.2	3.7	1.5	9	420	220	44	45	0.8	0.3	0.05	0.55	1	4	1	38
06084	476	ごぼう 根、生	65	272	81.7	1.8	1.1	0.1	(0.1)	(0.02)	(0.02)	(0.04)	(0)	15.4	1.1	2.3	3.4	5.7	0.9	18	320	46	54	62	0.7	0.8	0.21	0.18	2	1	1	1
06085	477	ごぼう 根、ゆで	58	243	83.9	1.5	(0.9)	0.2	(0.2)	(0.03)	(0.05)	(0.08)	(0)	13.7	(0.9)	2.7	3.4	6.1	0.6	11	210	48	40	46	0.7	0.7	0.16	0.16	-	-	-	-
06086	478	こまつな 葉、生	14	59	94.1	1.5	1.3	0.2	0.1	0.02	Tr	0.08	(0)	2.4	0.3	0.4	1.5	1.9	1.3	15	500	170	12	45	2.8	0.2	0.06	0.13	2	1	2	10
06087	479	こまつな 葉、ゆで	15	63	94.0	1.6	(1.4)	0.1	(0.1)	(0.01)	(Tr)	(0.04)	(0)	3.0	(0.3)	0.6	1.8	2.4	1.0	14	140	150	14	46	2.1	0.3	0.07	0.17	-	-	-	-
06088	480	ザーサイ 漬物	23	96	77.6	2.5	(2.0)	0.1	-	-	-	-	(0)	4.6	-	0.9	3.7	4.6	15.0	5400	680	140	19	67	2.9	0.4	0.10	0.34	-	-	-	-
06095	487	しそ 葉、生	37	155	86.7	3.9	(3.1)	0.1	Tr	0.01	Tr	0.01	(0)	7.5	-	0.8	6.5	7.3	1.7	1	500	230	70	70	1.7	1.3	0.20	2.01	6	1	2	30
06099	491	しゅんぎく 葉、生	22	92	91.8	2.3	1.8	0.3	0.1	0.02	0.01	0.10	(0)	3.9	0.4	0.8	2.4	3.2	1.4	73	460	120	26	44	1.7	0.2	0.10	0.40	5	2	2	12
06100	492	しゅんぎく 葉、ゆで	27	113	91.1	2.7	(2.2)	0.5	(0.2)	(0.04)	(0.01)	(0.17)	(0)	4.5	(0.4)	1.1	2.6	3.7	1.0	42	270	120	24	44	1.2	0.2	0.12	0.49	-	-	-	-
06103	495	(しょうが類)しょうが 根茎、生	30	126	91.4	0.9	0.7	0.3	(0.2)	(0.08)	(0.06)	(0.06)	(0)	6.6	4.2	0.2	1.9	2.1	0.7	6	270	12	27	25	0.5	0.1	0.06	5.01	0	1	1	6
06128	520	(だいこん類)かいわれだいこん 芽ばえ、生	21	88	93.4	2.1	(1.8)	0.5	(0.2)	(0.05)	(0.02)	(0.15)	(0)	3.3	-	0.3	1.6	1.9	0.6	5	99	54	33	61	0.5	0.3	0.03	0.35	12	0	0	6
06132	524	(だいこん類)だいこん 根、皮つき、生	18	75	94.6	0.5	0.4	0.1	Tr	0.01	Tr	0.02	0	4.1	2.7	0.5	0.9	1.4	0.6	19	230	24	10	18	0.2	0.2	0.02	0.04	3	1	0	3
06133	525	(だいこん類)だいこん 根、皮つき、ゆで	18	75	94.4	0.4	(0.3)	Tr	-	-	-	-	(0)	4.5	(2.8)	0.5	1.1	1.6	0.5	14	210	24	9	18	0.2	0.2	0.02	0.05	-	-	-	-
06134	526	(だいこん類)だいこん 根、皮むき、生	18	75	94.6	0.4	0.3	0.1	(Tr)	(0.01)	(Tr)	(0.02)	0	4.1	2.9	0.5	0.8	1.3	0.6	17	230	23	10	17	0.2	0.1	0.02	0.04	3	1	0	2
06135	527	(だいこん類)だいこん 根、皮むき、ゆで	18	75	94.8	0.5	(0.4)	0.1	(Tr)	(0.01)	(Tr)	(0.02)	(0)	4.0	2.5	0.8	0.9	1.7	0.5	12	210	25	10	14	0.2	0.1	0.01	0.05	3	1	0	2
06136	528	(だいこん類)切干しだいこん 乾	301	1260	8.4	9.7	(7.3)	0.8	(0.3)	(0.10)	(0.03)	(0.19)	(0)	69.7	-	5.2	16.1	21.3	8.5	210	3500	500	160	220	3.1	2.1	0.13	0.74	20	2	3	29
06334	529	(だいこん類)切干しだいこん ゆで	19	80	94.6	0.9	(0.7)	0.1	(Tr)	(0.01)	(Tr)	(0.03)	(0)	4.1	-	0.6	3.2	3.7	0.3	4	62	60	14	10	0.4	0.2	0.02	0.08	-	-	-	-
06335	530	(だいこん類)切干しだいこん 油いため	88	370	84.5	1.5	(1.1)	6.0	(5.7)	(0.44)	(3.48)	(1.56)	(Tr)	7.6	-	1.5	4.1	5.6	0.4	8	110	91	22	18	0.7	0.3	0.03	0.14	-	-	-	-
06138	532	(だいこん類)漬物 たくあん漬 塩押しだいこん漬	64	268	78.2	1.2	-	0.3	-	-	-	-	(0)	15.2	-	1.0	2.5	3.5	5.0	1700	140	26	21	46	0.4	0.2	0.07	0.28	2	1	1	8
06139	533	(だいこん類)漬物 たくあん漬 干しだいこん漬	27	113	88.8	1.9	-	0.1	-	-	-	-	(0)	5.5	-	0.6	3.1	3.7	3.7	970	500	76	80	150	1.0	0.8	0.05	0.89	-	-	-	-

可食部100gあたり																							廃棄率	備考
ビタミン																					食塩相当量	アルコール		
ビタミンA						ビタミンD	ビタミンE				ビタミンK	ビタミンB1	ビタミンB2	ナイアシン	ビタミンB6	ビタミンB12	葉酸	パントテン酸	ビオチン	ビタミンC				
レチノール	α-カロテン	β-カロテン	β-クリプトキサンチン	β-カロテン当量	レチノール活性当量		α-トコフェロール	β-トコフェロール	γ-トコフェロール	δ-トコフェロール														
μg	μg	μg	μg	μg	μg	μg	mg	mg	mg	mg	μg	mg	mg	mg	mg	μg	μg	mg	μg	mg	g	g	%	
(0)	0	11	0	11	1	(0)	0.7	0	0.3	0	2	0.05	0.11	0.7	0.13	(0)	63	0.63	0.8	10	0	-	50	廃棄部位：竹皮及び基部。廃棄率：はちく、まだけ等の小型の場合60% 硝酸イオン：Tr、有機酸：0.1g
(0)	0	12	0	12	1	0	1.0	0	0.6	0	2	0.04	0.09	0.6	0.06	(0)	63	0.63	-	8	0	-	0	竹皮及び基部を除いたもの。硝酸イオン：(Tr)
(0)	0	0	0	0	(0)	(0)	1.0	0	0.8	0	1	0.01	0.04	0.1	0.02	(0)	36	0.10	0.8	0	0	-	0	液汁を除いたもの。硝酸イオン：0g
(0)	0	1	0	1	Tr	(0)	0.1	0	0	0	Tr	0.03	0.01	0.1	0.16	(0)	16	0.19	0.6	8	0	-	6	廃棄部位：皮(保護葉)、底盤部及び頭部 硝酸イオン：Tr、有機酸：0.2g
(0)	0	1	0	1	Tr	(0)	Tr	0	0	0	Tr	0.03	0.01	0.1	0.09	(0)	11	0.14	-	5	0	-	0	皮(保護葉)、底盤部及び頭部を除いたもの 硝酸イオン：Tr
(0)	0	1	0	1	Tr	(0)	0	0	0	0	Tr	0.03	0.01	0.1	0.11	(0)	11	0.15	0.5	5	0	-	0	皮(保護葉)、底盤部及び頭部を除いたもの 硝酸イオン：Tr
(0)	0	2	0	2	Tr	(0)	0.9	0	1.8	0.1	7	0.04	0.02	0.1	0.22	(0)	21	0.29	-	9	0	-	0	植物油(なたね油)：5.8g 皮(保護葉)、底盤部及び頭部を除いたもの 硝酸イオン：Tr
(0)	400	14000	7400	17000	1500	(0)	29.8	0.4	6.9	0.3	58	0.50	1.40	14.0	3.81	(0)	30	3.61	-	1	0	-	0	別名：なんばん、葉とうがらし、赤とうがらし、たかのつめ 試料：辛味種 へたを除いたもの 廃棄率：へたつきの場合10%
0	9	22	54	53	4	(0)	0.3	Tr	1.0	Tr	1	0.15	0.10	2.3	0.14	(0)	95	0.58	5.4	8	0	-	50	廃棄部位：包葉、めしべ及び穂軸 硝酸イオン：0g、有機酸：0.2g
0	7	20	53	49	4	(0)	0.3	0	0.9	0.1	0	0.12	0.10	2.2	0.12	(0)	86	0.51	-	6	0	-	30	廃棄部位：穂軸 包葉及びめしべを除いたもの 硝酸イオン：0g
(0)	19	19	67	62	5	(0)	0.1	0	0.2	0	Tr	0.03	0.05	0.8	0.05	(0)	18	0.19	-	2	0.5	-	0	液汁を除いたもの。硝酸イオン：(0)g
(0)	4	540	0	540	45	(0)	0.9	Tr	0.2	0	4	0.05	0.02	0.7	0.08	(0)	22	0.17	2.3	15	0	-	3	廃棄部位：へた 硝酸イオン：0g、有機酸：0.4g
(0)	4	960	0	960	80	(0)	0.9	Tr	0.5	0	7	0.07	0.05	0.8	0.11	(0)	35	0.17	3.6	32	0	-	2	別名：プチトマト、チェリートマト 廃棄部位：へた 硝酸イオン：0g、有機酸：0.6g
(0)	0	100	1	100	8	(0)	0.3	0	0	0	10	0.05	0.05	0.5	0.05	(0)	32	0.33	2.3	4	0	-	10	廃棄部位：へた。硝酸イオン：Tr 有機酸：0.4g
(0)	0	98	1	98	8	(0)	0.3	0	0	0	10	0.04	0.04	0.4	0.03	(0)	22	0.29	-	1	0	-	0	へたを除いたもの。硝酸イオン：Tr
(0)	1	190	3	190	16	(0)	1.4	0	1.8	0.1	11	0.06	0.07	0.7	0.06	(0)	36	0.40	-	2	0	-	0	へたを除いたもの。植物油(なたね油)：5.6g 硝酸イオン：Tr
-	Tr	110	3	110	9	-	2.6	0	5.5	0.1	22	0.05	0.07	0.6	0.04	0	28	0.16	2.3	2	0.1	-	0	へたを除いたもの。硝酸イオン：Tr 増加した脂質量、衣等の割合：第3章表17参照／同一試料の生の分析値：第2章別表参照
(0)	0	3500	32	3500	290	(0)	2.5	0	0.5	0	180	0.06	0.13	0.6	0.16	(0)	100	0.50	2.1	19	0	-	5	廃棄部位：株元。硝酸イオン：0.3g
(0)	0	4400	30	4400	370	(0)	3.1	0.1	0.7	0	330	0.04	0.12	0.3	0.13	(0)	77	0.39	-	11	0	-	0	株元を除いたもの ゆでた後水冷し、手搾りしたもの 硝酸イオン：0.3g
(0)	2	4500	49	4600	380	(0)	4.1	0	3.3	0.1	220	0.06	0.16	0.8	0.20	(0)	140	0.59	-	21	0	-	0	株元を除いたもの 植物油(なたね油)：5.4g 硝酸イオン：0.4g
(0)	3300	6900	0	8600	720	(0)	0.4	Tr	0	0	17	0.07	0.06	0.8	0.10	(0)	21	0.37	-	6	0.1	-	3	廃棄部位：根端及び葉柄基部 硝酸イオン：0g
(0)	3200	6900	0	8500	710	(0)	0.4	0	0	0	15	0.06	0.05	0.7	0.09	(0)	17	0.42	-	4	0.1	-	0	根端及び葉柄基部を除いたもの 硝酸イオン：0g
(0)	3200	6700	0	8300	690	(0)	0.5	Tr	0	0	18	0.07	0.06	0.7	0.10	(0)	23	0.33	2.8	6	0.1	-	10	廃棄部位：根端、葉柄基部及び皮 硝酸イオン：0g、有機酸：0.3g
(0)	3100	7200	0	8700	730	(0)	0.4	Tr	0	0	18	0.06	0.05	0.6	0.10	(0)	19	0.25	2.5	4	0.1	-	0	根端、葉柄基部及び皮を除いたもの 硝酸イオン：0g
(0)	4500	9900	0	12000	1000	(0)	1.7	0	2.0	0.1	22	0.11	0.08	1.1	0.14	(0)	31	0.45	-	5	0.1	-	0	根端、葉柄基部及び皮を除いたもの 植物油(なたね油)：6.2g 硝酸イオン：0g
(0)	0	2	0	2	Tr	(0)	0.5	0	0	0	0	0.19	0.07	0.7	1.53	(0)	93	0.55	2.0	12	0	-	9	廃棄部位：茎、りん皮及び根盤部 硝酸イオン：0g、有機酸：0g
(0)	0	2	0	2	Tr	(0)	1.5	0	1.5	Tr	3	0.23	0.09	0.8	1.80	(0)	120	0.68	-	10	0	-	0	茎、りん皮及び根盤部を除いたもの 植物油(なたね油)：4.8g 硝酸イオン：0g
(0)	0	710	7	710	60	(0)	0.8	Tr	0.1	0	54	0.11	0.10	0.3	0.31	(0)	120	0.29	-	45	0	-	0	別名：にんにくの芽 硝酸イオン：Tr
(0)	0	670	8	680	56	(0)	0.8	Tr	Tr	0	51	0.10	0.07	0.3	0.28	(0)	120	0.31	-	39	0	-	0	別名：にんにくの芽 ゆでた後水冷し、水切りしたもの 硝酸イオン：Tr
(0)	0	82	1	83	7	(0)	0.2	0	0	0	8	0.05	0.04	0.4	0.12	(0)	72	0.17	1.0	14	0	-	40	別名：長ねぎ 廃棄部位：株元及び緑葉部 硝酸イオン：Tr
(0)	0	69	Tr	69	6	(0)	0.1	0	0	0	8	0.04	0.03	0.3	0.09	(0)	53	0.17	-	10	0	-	0	別名：長ねぎ 株元及び緑葉部を除いたもの 硝酸イオン：Tr
(0)	0	72	1	73	6	(0)	0.9	Tr	1.4	Tr	8	0.06	0.05	0.4	0.14	(0)	72	0.17	-	15	0	-	0	別名：長ねぎ 株元及び緑葉部を除いたもの 植物油(なたね油)：4.3g 硝酸イオン：Tr
(0)	0	940	230	1100	88	(0)	4.3	0.2	0.2	Tr	7	0.06	0.14	1.2	0.37	(0)	68	0.28	-	170	0	-	10	別名：パプリカ、クィーンベル 廃棄部位：へた、しん及び種子 硝酸イオン：0g
(0)	0	980	240	1100	92	(0)	4.4	0.2	0.2	Tr	7	0.06	0.16	1.2	0.39	(0)	71	0.29	-	180	0	-	0	別名：パプリカ、クィーンベル へた、しん及び種子を除いたもの 植物油(調合油)：4.1g 硝酸イオン：(0)g
(0)	71	160	27	200	17	(0)	2.4	0.1	Tr	0	3	0.04	0.03	1.0	0.26	(0)	54	0.25	-	150	0	-	10	別名：パプリカ、キングベル、イエローベル 廃棄部位：へた、しん及び種子 硝酸イオン：0g
(0)	74	160	28	210	18	(0)	2.5	0.1	Tr	0	3	0.04	0.03	1.0	0.27	(0)	56	0.26	-	160	0	-	0	別名：パプリカ、キングベル、イエローベル へた、しん及び種子を除いたもの 植物油(調合油)：4.1g 硝酸イオン：(0)g
(0)	4	800	7	810	67	(0)	2.4	0	0.5	0	160	0.14	0.20	0.8	0.27	(0)	210	1.12	9.3	120	0.1	-	50	廃棄部位：茎葉。硝酸イオン：Tr
(0)	0	770	5	770	64	(0)	1.7	0	0.4	0	150	0.06	0.09	0.4	0.12	(0)	120	0.78	-	54	0	-	0	茎葉を除いたもの。硝酸イオン：Tr
(0)	3	1400	27	1400	120	(0)	1.9	Tr	1.3	0	150	0.08	0.11	1.3	0.20	(0)	74	0.52	-	64	0	-	0	別名：ブロッコリースプラウト 硝酸イオン：0.1g
(0)	0	4200	34	4200	350	(0)	2.1	0	0.2	0	270	0.11	0.20	0.6	0.14	(0)	210	0.20	2.9	35	0	-	10	廃棄部位：株元。硝酸イオン：0.2g 有機酸：0.9g
(0)	0	5400	45	5400	450	(0)	2.6	0.2	0.3	0	320	0.05	0.11	0.3	0.08	(0)	110	0.13	3.2	19	0	-	5	廃棄部位：株元 ゆでた後水冷し、手搾りしたもの 硝酸イオン：0.2g
(0)	10	7600	65	7600	630	(0)	4.8	Tr	2.9	0.1	510	0.08	0.16	0.5	0.09	(0)	140	0.20	-	21	0	-	0	株元を除いたもの 植物油(なたね油)：7.4g 硝酸イオン：0.2g
(0)	0	710	10	710	59	(0)	0.6	0	0	0	150	0.19	0.23	0.9	0.27	(0)	240	0.76	-	160	0	-	0	別名：こもちかんらん、姫かんらん、姫キャベツ 硝酸イオン：Tr
(0)	0	680	10	690	57	(0)	0.5	0	0	0	160	0.13	0.16	0.6	0.22	(0)	220	0.65	-	110	0	-	0	別名：こもちかんらん、姫かんらん、姫キャベツ 硝酸イオン：Tr
(0)	0	10000	76	10000	840	(0)	6.5	Tr	0.5	0	640	0.18	0.42	1.1	0.35	(0)	250	1.83	13.6	65	0	-	0	廃棄率：木質茎つきの場合25% 硝酸イオン：0.2g
(0)	0	6600	39	6600	550	(0)	3.4	0	0.3	0	450	0.06	0.13	0.4	0.08	(0)	67	0.70	-	11	0	-	0	ゆでた後水冷し、手搾りしたもの 硝酸イオン：0.1g
(0)	(0)	0	(0)	(0)	(0)	(0)	0.8	Tr	0	0	1	0.07	0.05	2.1	0.12	(0)	29	0.56	0.9	23	0	-	15	別名：おおにら、さとにら 廃棄部位：根、膜状りん片及び両端
(0)	(0)	0	(0)	(0)	(0)	(0)	0.2	Tr	0	0	2	0.01	0.01	0.2	0.02	(0)	0	0	-	0	2.2	-	0	別名：おおにら、さとにら 液汁を除いたもの
(0)	0	3	0	3	Tr	(0)	0.6	Tr	0	0	0	0.10	0.01	0.4	0.09	0	14	0.89	2.9	48	0.1	-	20	廃棄部位：節部及び皮。硝酸イオン：0g
(0)	0	3	0	3	Tr	(0)	0.6	Tr	0	0	0	0.06	0	0.2	0.07	0	8	0.49	-	18	0	-	0	節部及び皮を除いたもの。硝酸イオン：0g

食品番号	索引番号	食品名	エネルギー	エネルギー	水分	たんぱく質	たんぱく質: アミノ酸組成によるたんぱく質	脂質	脂質: トリアシルグリセロール当量	脂質: 脂肪酸: 飽和	脂質: 脂肪酸: 一価不飽和	脂質: 脂肪酸: 多価不飽和	脂質: コレステロール	炭水化物	炭水化物: 利用可能炭水化物（単糖当量）	炭水化物: 食物繊維: 水溶性	炭水化物: 食物繊維: 不溶性	炭水化物: 食物繊維: 総量	灰分	無機質: ナトリウム	無機質: カリウム	無機質: カルシウム	無機質: マグネシウム	無機質: リン	無機質: 鉄	無機質: 亜鉛	無機質: 銅	無機質: マンガン	無機質: ヨウ素	無機質: セレン	無機質: クロム	無機質: モリブデン
		可食部100gあたり	kcal	kJ	g	g	g	g	g	g	g	g	mg	g	g	g	g	g	g	mg	mg	mg	mg	mg	mg	mg	mg	mg	µg	µg	µg	µg
06149	543	たけのこ 若茎、生	26	109	90.8	3.6	2.5	0.2	(0.1)	(0.04)	(Tr)	(0.09)	(0)	4.3	1.4	0.3	2.5	2.8	1.1	Tr	520	16	13	62	0.4	1.3	0.13	0.68	4	1	0	2
06150	544	たけのこ 若茎、ゆで	30	126	89.9	3.5	(2.4)	0.2	(0.1)	(0.04)	(Tr)	(0.09)	0	5.5	(1.6)	0.4	2.9	3.3	0.9	1	470	17	11	60	0.4	1.2	0.13	0.55	-	-	-	-
06151	545	たけのこ 水煮缶詰	23	96	92.8	2.7	(1.9)	0.2	(0.1)	(0.04)	(Tr)	(0.09)	(0)	4.0	(2.3)	0.5	1.8	2.3	0.3	3	77	19	4	38	0.3	0.4	0.04	0.68	0	0	1	0
06153	547	(たまねぎ類)たまねぎ りん茎、生	37	155	89.7	1.0	0.6	0.1	Tr	0.01	Tr	0.03	1	8.8	7.0	0.6	1.0	1.6	0.4	2	150	21	9	33	0.2	0.2	0.05	0.15	1	1	0	1
06154	548	(たまねぎ類)たまねぎ りん茎、水さらし	26	109	93.0	0.6	(0.4)	0.1	(Tr)	(0.01)	(Tr)	(0.03)	(0)	6.1	(4.0)	0.5	1.0	1.5	0.2	4	88	18	7	20	0.2	0.1	0.04	0.10	-	-	-	-
06155	549	(たまねぎ類)たまねぎ りん茎、ゆで	31	130	91.5	0.8	(0.5)	0.1	(Tr)	(0.01)	(Tr)	(0.03)	(0)	7.3	4.8	0.7	1.0	1.7	0.3	3	110	18	7	25	0.2	0.1	0.05	0.12	0	0	1	1
06336	550	(たまねぎ類)たまねぎ りん茎、油いため	105	437	80.1	1.4	(0.9)	5.9	(5.7)	(0.42)	(3.48)	(1.55)	(Tr)	12.0	(8.0)	1.7	0.9	2.7	0.6	3	210	24	11	47	0.2	0.3	0.08	0.18	-	-	-	-
06172	569	とうがらし 果実、乾	345	1443	8.8	14.7	(10.8)	12.0	(4.4)	(1.37)	(0.14)	(2.72)	(0)	58.4	-	5.4	41.0	46.4	6.1	17	2800	74	190	260	6.8	1.5	0.85	1.08	-	-	-	-
06175	572	(とうもろこし類)スイートコーン 未熟種子、生	92	385	77.1	3.6	2.7	1.7	1.3	0.26	0.49	0.54	0	16.8	12.5	0.3	2.7	3.0	0.8	Tr	290	3	37	100	0.8	1.0	0.10	0.32	0	Tr	1	6
06176	573	(とうもろこし類)スイートコーン 未熟種子、ゆで	99	414	75.4	3.5	(2.6)	1.7	(1.3)	(0.26)	(0.49)	(0.54)	(0)	18.6	(13.5)	0.3	2.8	3.1	0.8	Tr	290	5	38	100	0.8	1.0	0.10	0.31	-	-	-	-
06180	578	(とうもろこし類)スイートコーン 缶詰 ホールカーネルスタイル	82	343	78.4	2.3	(2.2)	0.5	(0.3)	(0.06)	(0.08)	(0.15)	(0)	17.8	(13.9)	0.7	2.6	3.3	1.0	210	130	2	13	40	0.4	0.6	0.04	0.06	-	-	-	-
06182	580	(トマト類)トマト 果実、生	19	79	94.0	0.7	0.5	0.1	0.1	0.02	0.01	0.03	0	4.7	3.1	0.3	0.7	1.0	0.5	3	210	7	9	26	0.2	0.1	0.04	0.08	Tr	1	Tr	2
06183	581	(トマト類)ミニトマト 果実、生	29	121	91.0	1.1	(0.8)	0.1	(0.1)	(0.02)	(0.01)	(0.03)	(0)	7.2	4.6	0.4	1.0	1.4	0.6	4	290	12	13	29	0.4	0.2	0.06	0.10	4	Tr	0	4
06191	591	(なす類)なす 果実、生	22	92	93.2	1.1	0.7	0.1	Tr	0.03	Tr	Tr	1	5.1	2.6	0.3	1.9	2.2	0.5	Tr	220	18	17	30	0.3	0.2	0.06	0.16	0	0	0	10
06192	592	(なす類)なす 果実、ゆで	19	79	94.0	1.0	(0.7)	0.1	(Tr)	(0.03)	(Tr)	(Tr)	Tr	4.5	(2.3)	0.7	1.4	2.1	0.4	1	180	20	16	27	0.3	0.2	0.05	0.15	-	-	-	-
06342	593	(なす類)なす 果実、油いため	79	331	85.8	1.5	(1.0)	5.8	(5.5)	(0.43)	(3.39)	(1.48)	(Tr)	6.3	(3.2)	0.9	1.8	2.6	0.6	Tr	290	22	21	40	0.4	0.2	0.07	0.20	-	-	-	-
06343	594	(なす類)なす 果実、天ぷら	180	754	71.9	1.6	(1.1)	14.0	13.1	0.97	8.13	3.39	1	12.0	10.4	0.7	1.3	1.9	0.5	21	200	31	14	41	0.2	0.2	0.07	0.16	-	-	-	7
06207	609	(にら類)にら 葉、生	21	88	92.6	1.7	1.2	0.3	(0.1)	(0.04)	(0.01)	(0.08)	Tr	4.0	1.7	0.5	2.2	2.7	1.1	1	510	48	18	31	0.7	0.3	0.07	0.39	1	1	1	15
06208	610	(にら類)にら 葉、ゆで	31	130	89.8	2.6	(1.9)	0.5	(0.2)	(0.06)	(0.01)	(0.14)	Tr	5.7	(2.3)	0.8	3.5	4.3	1.1	1	400	51	20	26	0.7	0.3	0.09	0.49	-	-	-	-
06344	611	(にら類)にら 葉、油いため	74	312	85.8	1.9	(1.4)	5.7	(5.4)	(0.42)	(3.24)	(1.50)	(Tr)	4.9	(2.0)	1.3	2.2	3.5	1.3	Tr	600	48	22	38	0.8	0.4	0.08	0.46	-	-	-	-
06212	615	(にんじん類)にんじん 根、皮つき、生	39	164	89.1	0.7	0.5	0.2	0.1	0.02	Tr	0.06	(0)	9.3	5.9	0.7	2.1	2.8	0.8	28	300	28	10	26	0.2	0.2	0.05	0.12	-	-	-	-
06213	616	(にんじん類)にんじん 根、皮つき、ゆで	36	150	90.2	0.6	(0.4)	0.2	(0.1)	(0.03)	(Tr)	(0.08)	(0)	8.4	(5.3)	1.0	1.9	3.0	0.6	23	270	32	12	29	0.3	0.3	0.05	0.16	-	-	-	-
06214	617	(にんじん類)にんじん 根、皮むき、生	36	152	89.7	0.8	0.6	0.1	(0.1)	(0.01)	(Tr)	(0.04)	(0)	8.7	5.8	0.6	1.8	2.4	0.7	34	270	26	9	25	0.2	0.2	0.05	0.10	Tr	1	1	1
06215	618	(にんじん類)にんじん 根、皮むき、ゆで	36	149	90.0	0.7	(0.5)	0.1	(0.1)	(0.01)	(Tr)	(0.04)	(0)	8.5	5.1	0.8	2.0	2.8	0.7	27	240	29	9	26	0.2	0.2	0.05	0.17	0	1	0	1
06345	619	(にんじん類)にんじん 根、皮むき、油いため	109	457	79.1	1.1	(0.8)	6.4	(6.1)	(0.46)	(3.75)	(1.68)	(Tr)	12.4	(7.5)	1.0	2.1	3.1	1.1	48	400	35	13	37	0.3	0.3	0.08	0.14	-	-	-	-
06223	630	(にんにく類)にんにく りん茎、生	136	570	63.9	6.4	3.9	0.9	0.5	0.13	0.03	0.29	(0)	27.5	1.1	4.1	2.1	6.2	1.4	8	510	14	24	160	0.8	0.8	0.16	0.28	0	1	0	16
06349	631	(にんにく類)にんにく りん茎、油いため	199	834	53.7	8.2	(5.0)	5.9	(5.2)	(0.49)	(2.92)	(1.60)	(0)	30.6	(1.2)	4.5	2.3	6.8	1.6	16	610	18	29	200	1.2	1.0	0.21	0.36	-	-	-	-
06224	632	(にんにく類)茎にんにく 花茎、生	45	188	86.7	1.9	(1.4)	0.3	(0.1)	(0.04)	(0.01)	(0.08)	(0)	10.6	-	0.7	3.1	3.8	0.5	9	160	45	15	33	0.5	0.3	0.06	0.35	-	-	-	-
06225	633	(にんにく類)茎にんにく 花茎、ゆで	44	184	86.9	1.7	(1.2)	0.2	(0.1)	(0.02)	(0.01)	(0.05)	(0)	10.7	-	1.0	2.8	3.8	0.5	6	160	40	15	33	0.5	0.3	0.06	0.32	-	-	-	-
06226	634	(ねぎ類)根深ねぎ 葉、軟白、生	34	143	89.6	1.4	0.9	0.1	Tr	0.02	Tr	0.02	2	8.3	3.6	0.3	2.2	2.5	0.5	Tr	200	36	13	27	0.3	0.3	0.04	0.12	0	Tr	0	2
06350	635	(ねぎ類)根深ねぎ 葉、軟白、ゆで	28	118	91.4	1.3	(0.8)	0.1	(Tr)	(0.01)	(Tr)	(0.01)	-	6.8	(3.0)	1.0	1.5	2.5	0.4	0	150	28	10	22	0.3	0.3	0.05	0.09	-	-	-	-
06351	636	(ねぎ類)根深ねぎ 葉、軟白、油いため	78	328	83.9	1.6	(1.1)	4.4	(4.1)	(0.32)	(2.48)	(1.10)	-	9.5	(4.1)	0.9	1.7	2.7	0.5	0	220	35	14	28	0.3	0.3	0.06	0.11	-	-	-	-
06247	659	(ピーマン類)赤ピーマン 果実、生	30	126	91.1	1.0	(0.8)	0.2	(0.1)	(0.02)	(Tr)	(0.05)	(0)	7.2	(5.3)	0.5	1.1	1.6	0.5	Tr	210	7	10	22	0.4	0.2	0.03	0.13	-	-	-	-
06248	660	(ピーマン類)赤ピーマン 果実、油いため	69	289	86.6	1.0	(0.8)	4.3	(4.1)	(0.31)	(2.47)	(1.12)	(0)	7.6	(4.6)	0.5	1.1	1.6	0.5	Tr	220	7	10	24	0.7	0.2	0.03	0.14	-	-	-	-
06249	661	(ピーマン類)黄ピーマン 果実、生	27	113	92.0	0.8	(0.6)	0.2	(0.1)	(0.02)	(Tr)	(0.05)	(0)	6.6	(4.9)	0.4	0.9	1.3	0.4	Tr	200	8	10	21	0.3	0.2	0.04	0.15	-	-	-	-
06250	662	(ピーマン類)黄ピーマン 果実、油いため	66	276	87.6	0.8	(0.6)	4.3	(4.1)	(0.31)	(2.47)	(1.12)	(0)	6.9	(5.1)	0.4	0.9	1.3	0.4	Tr	210	8	10	23	0.5	0.2	0.04	0.16	-	-	-	-
06263	675	ブロッコリー 花序、生	33	138	89.0	4.3	2.9	0.5	0.2	0.06	0.06	0.09	(0)	5.2	1.5	0.7	3.7	4.4	1.0	20	360	38	26	89	1.0	0.7	0.08	0.22	0	2	Tr	12
06264	676	ブロッコリー 花序、ゆで	27	113	91.3	3.5	(2.4)	0.4	(0.2)	(0.05)	(0.04)	(0.08)	(0)	4.3	(1.2)	0.8	2.9	3.7	0.5	14	180	33	17	66	0.7	0.3	0.06	0.17	-	-	-	-
06354	677	ブロッコリー 芽生え、生	19	80	94.3	1.9	(1.3)	0.6	(0.3)	(0.08)	(0.07)	(0.12)	(0)	2.6	-	0.3	1.5	1.8	0.5	4	100	57	32	60	0.7	0.4	0.03	0.37	-	-	-	-
06267	680	ほうれんそう 葉、通年平均、生	20	84	92.4	2.2	1.6	0.4	0.2	0.04	0.02	0.17	0	3.1	0.3	0.7	2.1	2.8	1.7	16	690	49	69	47	2.0	0.7	0.11	0.32	3	3	2	5
06268	683	ほうれんそう 葉、通年平均、ゆで	25	105	91.5	2.6	2.0	0.5	(0.3)	(0.05)	(0.02)	(0.21)	0	4.0	0.4	0.6	3.0	3.6	1.2	10	490	69	40	43	0.9	0.7	0.11	0.33	1	3	1	4
06359	686	ほうれんそう 葉、通年平均、油いため	99	414	82.0	3.8	(3.0)	8.1	(7.6)	(0.58)	(4.46)	(2.21)	(Tr)	4.4	(0.5)	0.8	3.8	4.6	1.5	13	530	88	52	54	1.2	0.8	0.15	0.20	-	-	-	-
06283	705	めキャベツ 結球葉、生	50	209	83.2	5.7	(3.9)	0.1	(0.1)	(0.02)	(0.01)	(0.05)	(0)	9.9	(4.2)	1.4	4.1	5.5	1.1	5	610	37	25	73	1.0	0.6	0.07	0.29	-	-	-	-
06284	706	めキャベツ 結球葉、ゆで	49	205	83.8	5.3	(3.7)	0.1	(0.1)	(0.02)	(0.01)	(0.05)	(0)	9.8	(4.1)	1.4	3.8	5.2	1.0	5	480	36	22	75	1.0	0.5	0.07	0.25	-	-	-	-
06293	715	モロヘイヤ 茎葉、生	38	159	86.1	4.8	(3.6)	0.5	(0.4)	(0.07)	(0.03)	(0.24)	(0)	6.3	0.1	1.3	4.6	5.9	2.1	1	530	260	46	110	1.0	0.6	0.33	1.32	4	1	2	15
06294	716	モロヘイヤ 茎葉、ゆで	25	105	91.3	3.0	(2.2)	0.4	(0.3)	(0.06)	(0.03)	(0.19)	(0)	4.0	(0.1)	0.8	2.7	3.5	1.2	Tr	160	170	26	53	0.6	0.4	0.20	1.02	-	-	-	-
06305	727	(らっきょう類)らっきょう りん茎、生	118	494	68.3	1.4	0.9	0.2	(0.1)	(0.03)	(0.03)	(0.08)	(0)	29.3	-	18.6	2.1	20.7	0.8	2	230	14	14	35	0.5	0.5	0.06	0.45	1	1	0	14
06306	728	(らっきょう類)らっきょう 甘酢漬	115	481	67.8	0.7	(0.4)	0.2	(0.1)	(0.03)	(0.03)	(0.08)	(0)	29.0	-	1.7	1.6	3.3	2.3	860	38	15	4	21	1.1	0.2	0.07	-	-	-	-	-
06317	742	れんこん 根茎、生	66	276	81.5	1.9	1.3	0.1	Tr	0.01	0.01	0.02	0	15.5	14.2	0.2	1.8	2.0	1.0	24	440	20	16	74	0.5	0.3	0.09	0.78	9	1	0	1
06318	743	れんこん 根茎、ゆで	66	276	81.9	1.3	(0.9)	0.1	(Tr)	(0.01)	(0.01)	(0.02)	(0)	16.1	(13.9)	0.2	2.1	2.3	0.6	15	240	20	13	78	0.4	0.3	0.05	0.80	-	-	-	-

可食部100gあたり																								
ビタミン																					食塩相当量	アルコール	廃棄率	備考
ビタミンA						ビタミンD	ビタミンE				ビタミンK	ビタミンB1	ビタミンB2	ナイアシン	ビタミンB6	ビタミンB12	葉酸	パントテン酸	ビオチン	ビタミンC				
レチノール	αカロテン	βカロテン	βクリプトキサンチン	βカロテン当量	レチノール活性当量		αトコフェロール	βトコフェロール	γトコフェロール	δトコフェロール														
µg	µg	µg	µg	µg	µg	µg	mg	mg	mg	mg	µg	mg	mg	mg	mg	µg	µg	mg	µg	mg	g	g	%	
0	0	35	-	35	3	(0)	0.1	Tr	0.1	Tr	(0)	Tr	Tr	Tr	0	0	5	0.03	-	120	0	-	0	試料：冷凍品
(0)	15	53	29	75	6	(0)	3.3	0.1	0.2	0	(0)	0.10	0.21	2.0	0.32	(0)	84	1.65	5.3	15	0	-	30	別名：アボガド 廃棄部位：果皮及び種子
(0)	0	1400	190	1500	120	(0)	1.7	0.1	0.1	0	(0)	0.02	0.02	Tr	0.05	(0)	2	0.30	0.5	3	0	-	5	別名：アプリコット 廃棄部位：核及び果柄
(0)	0	4800	270	5000	410	(0)	1.4	Tr	0	0	(0)	0	0.03	3.5	0.18	(0)	10	0.53	-	Tr	0	-	0	別名：アプリコット 果皮及び核を除いたもの
(0)	0	Tr	0	Tr	(0)	(0)	0.1	0	0	0	(0)	0.01	0.01	0.2	0.02	(0)	23	0.08	0.4	9	0	-	0	別名：オランダイチゴ ビタミンC：酸化防止用として添加品あり
(0)	0	Tr	0	Tr	(0)	(0)	0.2	0	Tr	0	(0)	0.01	0.01	0.2	0.03	(0)	27	0.06	-	10	0	-	0	別名：オランダイチゴ ビタミンC：酸化防止用として添加品あり
(0)	Tr	24	7	28	2	(0)	0.7	0	0.3	0	(0)	0	0	0.1	0.01	(0)	4	0.02	(7.0)	0	0.7	-	0	別名：オランダイチゴ ドライフルーツ
(0)	0	15	6	18	1	(0)	0.4	Tr	0.1	0	(0)	0.03	0.03	0.2	0.07	(0)	22	0.23	0.4	2	0	-	15	廃棄部位：果皮及び果柄。有機酸：0.1g
(0)	1	34	25	46	4	(0)	0.6	Tr	7.5	0.2	(0)	0.10	0.06	0.7	0.23	(0)	10	0.36	-	0	0.2	-	0	
(0)	0	74	17	83	7	(0)	0.3	0.1	1.8	0.1	(0)	0.02	0.01	0.4	0.05	(0)	1	0.12	0.7	0	22.1	-	20	廃棄部位：核
(0)	0	4	0	4	Tr	(0)	0.2	0	1.5	0.1	(0)	0.01	0.01	0.1	0.03	(0)	0	0.04	-	0	7.6	-	25	廃棄部位：核
(0)	7	12	39	35	3	(0)	0.2	0	0	0	(0)	0.07	0.01	0.2	0.06	(0)	25	0.14	-	22	0	-	0	別名：バレンシアオレンジ
(0)	7	17	52	47	4	(0)	0.3	0	0	0	(0)	0.07	0.02	0.3	0.06	(0)	27	0.23	-	42	0	-	0	別名：バレンシアオレンジ
(0)	3	2	10	8	1	(0)	0.1	0	0	0	(0)	0.04	0.01	0.1	0.03	0	12	0.01	-	16	0	-	0	別名：バレンシアオレンジ
(0)	0	0	0	0	(0)	(0)	0.1	0	0	0	(0)	0.02	0.01	0.1	0.02	(0)	8	0.04	-	10	0	-	0	別名：バレンシアオレンジ
(0)	0	0	21	10	1	(0)	0.1	0	0	0	(0)	0.02	0.02	0.1	0.03	(0)	13	0.15	-	42	0	-	0	全果に対する果汁分：35%
(0)	0	400	4	410	34	(0)	0.3	0	0	0	(0)	0.07	0.03	0.3	0.04	(0)	15	0.39	0.5	36	0	-	30	廃棄部位：果皮、じょうのう膜及び種子
(0)	0	0	0	0	(0)	(0)	0.2	0	0	0	Tr	0.04	0.01	0.2	0.03	(0)	11	0.23	-	38	0	-	0	
(0)	1	110	1	110	10	(0)	0.2	0	0	0	(0)	0.06	0.02	0.3	0.03	(0)	10	0.25	-	53	0	-	0	
(0)	0	0	0	0	(0)	(0)	0.1	0	0	0	(0)	0.02	Tr	0.1	0.02	(0)	5	0	-	19	0	-	0	
(0)	0	0	0	0	(0)	(0)	0.2	0	0	0	(0)	0	0	Tr	0.01	(0)	2	0	-	8	0	-	0	
(0)	0	19	440	240	20	(0)	3.4	0	0.6	0	(0)	0.07	0.10	0.5	0.09	(0)	21	0.89	3.6	160	0	-	0	全果に対する果皮分：40%
(0)	0	0	15	7	1	(0)	0.2	0	0	0	(0)	0.05	0.02	0.2	0.02	(0)	11	0.29	-	40	0	-	0	全果に対する果汁分：25%
(0)	0	0	13	6	1	(0)	0.1	0	0	0	(0)	0.04	0.02	0.1	0.05	(0)	19	0.18	-	50	0	-	0	全果に対する果汁分：30%
(0)	0	66	0	66	6	(0)	1.3	0	Tr	0	(0)	0.01	0.02	0.3	0.12	(0)	36	0.29	1.4	69	0	-	15	別名：キウイ 廃棄部位：果皮及び両端。有機酸：2.0g
(0)	1	38	4	41	3	(0)	2.5	0	0	0	(0)	0.02	0.02	0.3	0.14	(0)	32	0.26	-	140	0	-	20	別名：ゴールデンキウイ 廃棄部位：果皮及び両端
(0)	0	830	0	830	69	(0)	0.1	0	0	0	(0)	0.03	0.02	0.2	0.07	(0)	3	0.22	0.9	10	0	-	40	廃棄部位：果皮及び種子 廃棄率：小玉種の場合50%
(0)	28	42	0	56	5	(0)	0.5	0	0	0	(0)	0.05	0.04	0.7	0.38	(0)	26	0.44	1.4	16	0	-	40	廃棄部位：果皮及び果柄。有機酸：0.7g
(0)	0	55	0	55	5	(0)	1.7	Tr	0.6	Tr	(0)	0.03	0.03	0.2	0.05	0	12	0.12	1.1	9	0	-	0	試料：ハイブッシュブルーベリー果実全体
(0)	0	32	3	33	3	(0)	0.2	0	0.1	0	(0)	0.06	0.02	0.5	0.10	(0)	32	0.19	0.9	18	0	-	50	試料：アールス系（緑肉種） 廃棄部位：果皮及び種子
(0)	6	140	0	140	12	(0)	0.2	0	0.1	0	(0)	0.05	0.02	0.8	0.11	(0)	24	0.16	0.9	25	0	-	45	廃棄部位：果皮及び種子
(0)	0	12	7	15	1	(0)	0.1	0	0	0	Tr	0.02	Tr	0.1	0.04	(0)	2	0.03	0.5	4	0	-	15	廃棄部位：果皮及び果しん部。有機酸：0.5g
(0)	0	22	10	27	2	(0)	0.4	0	0	0	2	0.02	0.01	0.1	0.04	(0)	3	0.05	0.7	6	0	-	8	廃棄部位：果しん部。有機酸：0.5g

可食部100gあたり																								
ビタミン																					食塩相当量	アルコール	廃棄率	備考
ビタミンA						ビタミンD	ビタミンE				ビタミンK	ビタミンB1	ビタミンB2	ナイアシン	ビタミンB6	ビタミンB12	葉酸	パントテン酸	ビオチン	ビタミンC				
レチノール	αカロテン	βカロテン	βクリプトキサンチン	βカロテン当量	レチノール活性当量		αトコフェロール	βトコフェロール	γトコフェロール	δトコフェロール														
µg	µg	µg	µg	µg	µg	µg	mg	mg	mg	mg	µg	mg	mg	mg	mg	µg	µg	mg	µg	mg	g	g	%	
0	(0)	0	(0)	(0)	(0)	0.9	0	0	0	0	0	0.24	0.17	6.8	0.12	(0)	75	1.40	10.6	0	0	-	15	試料：栽培品 廃棄部位：柄の基部（いしづき） エネルギー：暫定値
0	(0)	0	(0)	(0)	(0)	0.8	(0)	(0)	(0)	(0)	0	0.19	0.13	3.7	0.09	(0)	30	0.96	10.9	0	0	-	0	試料：栽培品 柄の基部（いしづき）を除いたもの エネルギー：暫定値
(0)	(0)	(0)	(0)	(0)	(0)	0.8	(0.6)	(Tr)	(1.2)	(Tr)	(4)	0.26	0.18	7.2	0.10	(0)	47	1.47	-	0	0	-	0	試料：栽培品 柄の基部（いしづき）を除いたもの 植物油（なたね油）：3.7g エネルギー：暫定値
(0)	(0)	(0)	(0)	(0)	(0)	85.4	0	0	0	0	0	0.19	0.87	3.2	0.10	(0)	87	1.14	27.0	0	0.1	-	0	試料：栽培品 エネルギー：暫定値
(0)	(0)	(0)	(0)	(0)	(0)	8.8	(0)	(0)	(0)	(0)	0	0.01	0.06	Tr	0.01	(0)	2	0	1.3	0	0	-	0	試料：栽培品 エネルギー：暫定値
0	(0)	0	(0)	(0)	(0)	15.1	(0)	(0)	(0)	(0)	0	0.12	0.70	2.2	0.10	(0)	76	1.37	86.9	0	0.1	-	0	試料：栽培品 エネルギー：暫定値
0	(0)	0	(0)	(0)	(0)	1.2	(0)	(0)	(0)	(0)	0	0	0.05	Tr	0.01	(0)	1	0	4.4	0	0	-	0	試料：栽培品 エネルギー：暫定値
(0)	(0)	(0)	(0)	(0)	(0)	0.4	(0)	(0)	(0)	(0)	(0)	0.13	0.20	3.1	0.21	(0)	44	1.05	7.3	0	0	-	20	試料：栽培品 廃棄部位：柄全体。廃棄率：柄の基部（いしづき）のみを除いた場合5% エネルギー：暫定値。有機酸：0.2g
0	(0)	0	(0)	(0)	(0)	12.7	0	0	0	0	0	0.50	1.40	16.8	0.45	(0)	240	7.93	36.6	0	0	-	20	どんこ、こうしんを含む。試料：栽培品 廃棄部位：柄全体 エネルギー：暫定値。有機酸：0.2g
0	(0)	0	(0)	(0)	(0)	0	0	0	0	0	0	0.07	0.12	5.1	0.05	Tr	58	1.25	7.2	-	0	-	0	別名：なめたけ。試料：栽培品 柄の基部（いしづき）を除いたもの エネルギー：暫定値
0	(0)	0	(0)	(0)	(0)	0	(0)	(0)	(0)	(0)	0	0.06	0.11	4.7	0.04	(0)	63	1.24	-	0	0	-	0	別名：なめたけ。試料：栽培品 柄の基部（いしづき）を除いたもの エネルギー：暫定値
0	(0)	0	(0)	(0)	(0)	2.4	0	0	0	0	0	0.30	0.41	6.9	0.23	(0)	100	2.44	25.9	0	0	-	8	試料：栽培品 廃棄部位：柄の基部（いしづき） エネルギー：暫定値

7 果実類

可食部100gあたり

食品番号	索引番号	食品名	エネルギー kcal	エネルギー kJ	水分 g	たんぱく質 g	たんぱく質 アミノ酸組成によるたんぱく質 g	脂質 g	脂質 トリアシルグリセロール当量 g	脂肪酸 飽和 g	脂肪酸 一価不飽和 g	脂肪酸 多価不飽和 g	コレステロール mg	炭水化物 g	炭水化物 利用可能炭水化物(単糖当量) g	食物繊維 水溶性 g	食物繊維 不溶性 g	食物繊維 総量 g	灰分 g	ナトリウム mg	カリウム mg	カルシウム mg	マグネシウム mg	リン mg	鉄 mg	亜鉛 mg	銅 mg	マンガン mg	ヨウ素 μg	セレン μg	クロム μg	モリブデン μg
07004	755	アセロラ 10%果汁入り飲料	42	176	89.4	0.1	-	0	-	-	-	-	0	10.5	-	0.1	0.1	0.2	Tr	1	13	1	1	2	0.1	0.1	0.04	-	-	-	-	-
07006	757	アボカド 生	187	782	71.3	2.5	1.8	18.7	16.9	3.21	10.82	2.16	Tr	6.2	(0.8)	1.7	3.6	5.3	1.3	7	720	9	33	55	0.7	0.7	0.24	0.18	0	1	0	2
07007	758	あんず 生	36	151	89.8	1.0	(0.8)	0.3	(0.2)	(0.02)	(0.13)	(0.06)	(0)	8.5	(4.8)	0.6	1.0	1.6	0.4	2	200	9	8	15	0.3	0.1	0.04	0.21	0	0	0	1
07008	759	あんず 乾	288	1205	16.8	9.2	(6.6)	0.4	(0.1)	(0.01)	(0.06)	(0.06)	(0)	70.4	(49.9)	4.3	5.5	9.8	3.2	15	1300	70	45	120	2.3	0.9	0.43	0.32	-	-	-	-
07013	764	いちご ジャム 高糖度	256	1071	36.0	0.4	(0.3)	0.1	(0.1)	(0.01)	(0.01)	(0.05)	(0)	63.3	(65.1)	0.7	0.6	1.3	0.2	6	67	9	7	13	0.2	0.1	0.03	0.14	0	0	1	2
07014	765	いちご ジャム 低糖度	197	824	50.7	0.5	(0.4)	0.1	(0.1)	(0.01)	(0.01)	(0.05)	(0)	48.4	-	0.7	0.4	1.1	0.3	12	79	12	8	14	0.4	0.1	0.03	0.22	-	-	-	-
07160	766	いちご 乾	302	1263	15.4	0.5	(0.4)	0.2	(0.2)	(0.02)	(0.02)	(0.12)	(0)	82.8	-	1.2	1.7	3.0	1.0	260	15	140	5	9	0.4	0.1	0.07	0.22	(5)	(3)	(0)	(76)
07015	767	いちじく 生	54	226	84.6	0.6	0.4	0.1	(0.1)	(0.02)	(0.02)	(0.05)	(0)	14.3	11.0	0.7	1.2	1.9	0.4	2	170	26	14	16	0.3	0.2	0.06	0.08	0	0	Tr	4
07016	768	いちじく 乾	291	1216	18.0	3.0	(2.0)	1.1	(0.8)	(0.17)	(0.19)	(0.41)	(0)	75.3	(62.7)	3.4	7.3	10.7	2.5	93	840	190	67	75	1.7	0.6	0.31	0.48	-	-	-	-
07022	773	うめ 梅干し 塩漬	33	138	65.1	0.9	(0.5)	0.2	(0.1)	(0.01)	(0.10)	(0.03)	(0)	10.5	-	1.4	2.2	3.6	23.3	8700	440	65	34	21	1.0	0.1	0.11	0.23	3	0	3	1
07023	774	うめ 梅干し 調味漬	96	402	68.7	1.5	-	0.6	(0.4)	(0.04)	(0.29)	(0.09)	(0)	21.1	-	1.3	1.2	2.5	8.1	3000	130	25	15	15	2.4	0.1	0.05	0.10	-	-	-	-
07042	798	(かんきつ類)オレンジ バレンシア 果実飲料 ストレートジュース	42	176	87.8	0.8	(0.3)	Tr	-	-	-	-	Tr	11.0	(8.9)	0.2	0.1	0.3	0.4	1	180	9	10	20	0.1	Tr	0.04	0.02	-	-	-	-
07043	799	(かんきつ類)オレンジ バレンシア 果実飲料 濃縮還元ジュース	42	176	88.1	0.7	(0.3)	0.1	(0.1)	(0.03)	(0.02)	(0.03)	0	10.7	(7.9)	0.2	Tr	0.2	0.4	1	190	9	10	18	0.1	0.1	0.03	0.03	-	-	-	-
07044	800	(かんきつ類)オレンジ バレンシア 果実飲料 50%果汁入り飲料	47	197	88.4	0.4	(0.2)	0.2	(0.1)	(0.02)	(0.04)	(0.04)	(0)	10.8	-	0.1	Tr	0.1	0.2	2	99	5	6	10	0.1	Tr	0.02	0.02	-	-	-	-
07045	801	(かんきつ類)オレンジ バレンシア 果実飲料 30%果汁入り飲料	41	172	89.7	0.2	(0.1)	Tr	-	-	-	-	(0)	10.0	-	0	Tr	Tr	0.1	6	57	3	3	6	Tr	Tr	0.01	0.01	-	-	-	-
07052	806	(かんきつ類)かぼす 果汁、生	25	105	90.7	0.4	-	0.1	-	-	-	-	(0)	8.5	-	0.1	0	0.1	0.3	1	140	7	8	8	0.1	Tr	0.03	0.04	-	-	-	-
07164	811	(かんきつ類)グレープフルーツ 紅肉種、砂じょう、生	38	159	89.0	0.9	-	0.1	-	-	-	-	0	9.6	-	0.2	0.4	0.6	0.4	1	140	15	9	17	Tr	0.1	0.04	0.01	0	0	0	1
07063	812	(かんきつ類)グレープフルーツ 果実飲料 ストレートジュース	40	167	88.7	0.6	-	0.1	(0.1)	(0.01)	(0.01)	(0.02)	(0)	10.3	(8.8)	0.1	0	0.1	0.3	1	180	9	9	12	0.1	Tr	0.03	0.01	-	-	-	-
07064	813	(かんきつ類)グレープフルーツ 果実飲料 濃縮還元ジュース	35	146	90.1	0.7	-	0.1	(0.1)	(0.01)	(0.01)	(0.02)	(0)	8.8	(7.8)	0.2	0	0.2	0.3	1	160	9	9	12	0.1	Tr	0.04	0.01	-	-	-	-
07065	814	(かんきつ類)グレープフルーツ 果実飲料 50%果汁入り飲料	46	192	88.4	0.3	-	Tr	-	-	-	-	(0)	11.1	-	0.1	0	0.1	0.2	4	90	7	6	6	0.1	Tr	0.02	0.01	-	-	-	-
07066	815	(かんきつ類)グレープフルーツ 果実飲料 20%果汁入り飲料	39	163	90.1	0.1	-	Tr	-	-	-	-	(0)	9.7	-	0	0	0	0.1	2	34	3	2	3	0.1	Tr	0.01	Tr	-	-	-	-
07142	835	(かんきつ類)ゆず 果皮、生	59	247	83.7	1.2	0.9	0.5	0.1	0.03	0.01	0.04	(0)	14.2	-	3.3	3.6	6.9	0.4	5	140	41	15	9	0.3	0.1	0.02	0.12	0	0	0	1
07143	836	(かんきつ類)ゆず 果汁、生	21	88	92.0	0.5	-	0.1	-	-	-	-	(0)	7.0	-	0.3	0.1	0.4	0.4	1	210	20	11	11	0.1	0.1	0.02	0.10	-	-	-	-
07156	839	(かんきつ類)レモン 果汁、生	26	109	90.5	0.4	-	0.2	(0.1)	(0.02)	(0.01)	(0.03)	0	8.6	(3.1)	Tr	0	Tr	0.3	2	100	7	8	9	0.1	0.1	0.02	0.03	-	-	-	-
07054	840	キウイフルーツ 緑肉種、生	53	222	84.7	1.0	0.8	0.1	0.1	0.01	0.02	0.06	0	13.5	9.8	0.7	1.8	2.5	0.7	2	290	33	13	32	0.3	0.1	0.11	0.11	0	1	0	Tr
07168	841	キウイフルーツ 黄肉種、生	59	248	83.2	1.1	(0.7)	0.2	(0.2)	(0.06)	(0.02)	(0.09)	(0)	14.9	(11.2)	0.5	0.9	1.4	0.5	2	300	17	12	25	0.2	0.1	0.07	0.04	-	-	-	-
07077	856	すいか 赤肉種、生	37	155	89.6	0.6	0.3	0.1	(0.1)	(0.01)	(0.02)	(0.03)	0	9.5	(7.6)	0.1	0.2	0.3	0.2	1	120	4	11	8	0.2	0.1	0.03	0.03	0	0	0	1
07107	881	バナナ 生	86	360	75.4	1.1	0.7	0.2	(0.1)	(0.07)	(0.02)	(0.04)	0	22.5	19.4	0.1	1.0	1.1	0.8	Tr	360	6	32	27	0.3	0.2	0.09	0.26	0	1	0	7
07124	895	ブルーベリー 生	49	205	86.4	0.5	(0.3)	0.1	(0.1)	(0.01)	(0.01)	(0.04)	0	12.9	(8.6)	0.5	2.8	3.3	0.1	1	70	8	5	9	0.2	0.1	0.04	0.26	0	0	Tr	1
07134	904	メロン 温室メロン、生	42	176	87.8	1.1	(0.7)	0.1	(0.1)	(0.03)	(Tr)	(0.04)	(0)	10.3	(9.6)	0.2	0.3	0.5	0.7	7	340	8	13	21	0.3	0.2	0.05	0.04	0	2	1	4
07135	905	メロン 露地メロン、緑肉種、生	42	176	87.9	1.0	0.6	0.1	(0.1)	(0.03)	(Tr)	(0.04)	0	10.4	9.5	0.2	0.3	0.5	0.6	6	350	6	12	13	0.2	0.2	0.04	0.02	0	1	0	2
07148	917	りんご 皮むき 生	57	240	84.1	0.1	0.1	0.2	Tr	0.01	Tr	0.03	(0)	15.5	12.4	0.4	1.0	1.4	0.2	Tr	120	3	3	12	0.1	Tr	0.05	0.02	0	0	1	0
07176	918	りんご 皮つき 生	61	255	83.1	0.2	(0.1)	0.3	(0.1)	(0.02)	(Tr)	(0.05)	(0)	16.2	13.1	0.5	1.4	1.9	0.2	Tr	120	4	5	12	0.1	0.1	0.05	0.04	-	-	-	-

8 きのこ類

可食部100gあたり

食品番号	索引番号	食品名	エネルギー kcal	エネルギー kJ	水分 g	たんぱく質 g	たんぱく質 アミノ酸組成によるたんぱく質 g	脂質 g	脂質 トリアシルグリセロール当量 g	脂肪酸 飽和 g	脂肪酸 一価不飽和 g	脂肪酸 多価不飽和 g	コレステロール mg	炭水化物 g	炭水化物 利用可能炭水化物(単糖当量) g	食物繊維 水溶性 g	食物繊維 不溶性 g	食物繊維 総量 g	灰分 g	ナトリウム mg	カリウム mg	カルシウム mg	マグネシウム mg	リン mg	鉄 mg	亜鉛 mg	銅 mg	マンガン mg	ヨウ素 μg	セレン μg	クロム μg	モリブデン μg
08001	925	えのきたけ 生	22	92	88.6	2.7	1.5	0.2	0.1	0.02	0.01	0.08	0	7.6	1.0	0.4	3.5	3.9	0.9	2	340	Tr	15	110	1.1	0.6	0.10	0.07	0	1	0	Tr
08002	926	えのきたけ ゆで	22	92	88.6	2.8	(1.6)	0.1	(0.1)	(0.01)	(Tr)	(0.04)	(0)	7.8	(1.0)	0.3	4.2	4.5	0.7	2	270	Tr	11	110	1.0	0.6	0.06	0.05	(0)	2	(0)	Tr
08037	927	えのきたけ 油いため	58	244	83.3	3.0	(1.7)	3.9	(3.7)	(0.28)	(2.20)	(1.04)	(0)	8.8	(1.1)	0.4	4.2	4.6	1.0	3	380	Tr	16	120	1.2	0.6	0.11	0.08	-	-	-	-
08006	932	(きくらげ類)きくらげ 乾	167	699	14.9	7.9	5.1	2.1	1.3	0.29	0.33	0.62	0	71.1	2.7	0	57.4	57.4	4.0	59	1000	310	210	230	35.2	2.1	0.31	6.18	7	9	27	6
08007	933	(きくらげ類)きくらげ ゆで	13	54	93.8	0.6	(0.4)	0.2	(0.1)	(0.03)	(0.03)	(0.06)	(0)	5.2	(0.2)	0	5.2	5.2	0.2	9	37	25	27	10	0.7	0.2	0.03	0.53	0	Tr	2	Tr
08008	934	(きくらげ類)しろきくらげ 乾	162	678	14.6	4.9	3.3	0.7	0.5	0.10	0.23	0.15	(0)	74.5	3.6	19.3	49.4	68.7	5.3	28	1400	240	67	260	4.4	3.6	0.10	0.18	0	1	7	1
08009	935	(きくらげ類)しろきくらげ ゆで	14	59	92.6	0.4	(0.3)	Tr	-	-	-	-	(0)	6.7	(0.3)	1.2	5.2	6.4	0.3	2	79	27	8	11	0.2	0.3	0.01	0.01	0	0	0	0
08039	937	しいたけ 生しいたけ 菌床栽培、生	19	79	90.3	3.0	1.9	0.3	0.2	0.04	0.01	0.15	(0)	5.7	0.6	0.4	3.8	4.2	0.6	1	280	1	15	87	0.3	1.0	0.09	0.22	0	6	1	4
08013	943	しいたけ 乾しいたけ 乾	182	761	9.7	19.3	12.5	3.7	(2.2)	(0.44)	(0.07)	(1.61)	0	63.4	11.8	3.0	38.0	41.0	3.9	6	2100	10	110	310	1.7	2.3	0.50	0.87	4	4	5	3
08020	953	なめこ 生	15	63	92.4	1.7	1.0	0.2	0.1	0.02	0.02	0.07	1	5.2	2.4	1.0	2.3	3.3	0.5	3	230	4	10	66	0.7	0.5	0.11	0.06	Tr	2	Tr	1
08021	954	なめこ ゆで	14	59	92.7	1.6	(0.9)	0.1	(0.1)	(0.01)	(0.01)	(0.03)	(0)	5.1	(2.3)	1.1	1.6	2.7	0.5	3	210	4	9	56	0.6	0.4	0.12	0.05	-	-	-	-
08024	957	(ひらたけ類)うすひらたけ 生	23	96	88.0	6.1	(3.7)	0.2	(0.1)	(0.02)	(0.01)	(0.05)	(0)	4.8	1.6	0.3	3.5	3.8	0.9	1	220	2	15	110	0.6	0.9	0.15	0.11	1	7	1	2

可食部100gあたり																							廃棄率	備考
ビタミン																					食塩相当量	アルコール		
ビタミンA						ビタミンD	ビタミンE				ビタミンK	ビタミンB_1	ビタミンB_2	ナイアシン	ビタミンB_6	ビタミンB_{12}	葉酸	パントテン酸	ビオチン	ビタミンC				
レチノール	αカロテン	βカロテン	βクリプトキサンチン	βカロテン当量	レチノール活性当量		αトコフェロール	βトコフェロール	γトコフェロール	δトコフェロール														
µg	µg	µg	µg	µg	µg	µg	mg	mg	mg	mg	µg	mg	mg	mg	mg	µg	µg	mg	µg	mg	g	g	%	
(0)	300	2500	27	2700	220	(0)	1.1	0	0	0	5	0.07	0.48	10.0	0.09	1.3	180	0.44	30.7	25	9.9	-	0	エネルギー：暫定値
(0)	2200	20000	81	21000	1700	(0)	2.5	0	0	0	3	0.92	1.66	6.3	0.50	32.1	270	0.57	71.0	62	8.1	-	0	エネルギー：暫定値
(0)	4100	25000	980	27000	2300	(0)	4.6	0	0	0	390	0.69	2.33	11.7	0.59	57.6	1900	1.18	46.9	210	1.3	-	0	別名：のり エネルギー：暫定値
(0)	5600	29000	1200	32000	2700	(0)	3.7	0	0	0	650	0.61	2.31	12.2	0.51	58.1	1600	1.28	-	200	4.3	-	0	別名：のり 有機酸：0.4g
(0)	0	780	0	780	65	(0)	0.3	0	0	0	240	0.19	0.41	2.1	0.02	0.1	38	0.20	15.7	20	7.6	-	0	エネルギー：暫定値
(0)	0	61	0	61	5	(0)	0.3	0	0	0	91	0.15	0.33	1.2	0.01	0	17	0.09	12.1	0	10.9	-	0	エネルギー：暫定値
(0)	0	760	19	760	64	(0)	0.8	0	0	0	150	0.33	0.28	1.0	0.02	0	32	0.14	-	19	5.3	-	0	別名：おぼろこんぶ、とろろこんぶ エネルギー：暫定値
(0)	2	4400	18	4400	360	(0)	5.0	0	0.4	0	580	0.09	0.42	1.8	0	0	93	0.30	17.4	0	4.7	-	0	ステンレス釜で煮熟後乾燥したもの エネルギー：暫定値
(0)	0	330	1	330	28	(0)	0.4	0	Tr	0	40	Tr	0	0	0	0	1	0	0.7	0	0.1	-	0	09050ほしひじきステンレス釜乾を水もどし後、ゆで。エネルギー：暫定値
(0)	Tr	390	2	390	33	(0)	1.3	0	1.8	Tr	43	0.01	Tr	0	0	0	2	0	0.9	0	0.2	-	0	09050ほしひじきステンレス釜乾を水もどし後、油いため。植物油(なたね油)：4.3g エネルギー：暫定値
(0)	0	7700	93	7800	650	(0)	1.0	0	0	0	660	0.39	0.83	10.5	0.09	0.2	440	0.46	-	27	16.8	-	0	エネルギー：暫定値
(0)	0	1200	0	1200	100	(0)	0.2	0	0	0	120	0.05	0.08	0.3	0.02	Tr	46	0.05	3.6	3	0.7	-	0	エネルギー：暫定値
0	0	1800	0	1800	150	0	0.3	0	0	0	1600	0.05	0.07	0.3	0	0	18	0.12	28.0	0	24.1	-	0	エネルギー：暫定値

可食部100gあたり																							廃棄率	備考
ビタミン																					食塩相当量	アルコール		
ビタミンA						ビタミンD	ビタミンE				ビタミンK	ビタミンB_1	ビタミンB_2	ナイアシン	ビタミンB_6	ビタミンB_{12}	葉酸	パントテン酸	ビオチン	ビタミンC				
レチノール	αカロテン	βカロテン	βクリプトキサンチン	βカロテン当量	レチノール活性当量		αトコフェロール	βトコフェロール	γトコフェロール	δトコフェロール														
µg	µg	µg	µg	µg	µg	µg	mg	mg	mg	mg	µg	mg	mg	mg	mg	µg	µg	mg	µg	mg	g	g	%	
35	(0)	(0)	(0)	(0)	35	1.0	1.2	0	0	0	(0)	0.13	0.15	3.1	0.17	10.3	27	0.67	5.6	2	0.2	-	45	廃棄部位：頭部、内臓、骨、ひれ等(三枚下ろし)
55	(0)	(0)	(0)	(0)	55	8.0	5.0	0.1	0.1	0	(0)	0.15	0.14	3.5	0.28	2.6	28	1.22	-	2	0.1	-	50	廃棄部位：頭部、内臓、骨、ひれ等(三枚下ろし)
13	0	0	0	0	13	1.0	0.7	0	0	0	(0)	0.04	0.16	1.7	0.11	1.2	5	0.21	-	1	0.3	-	0	試料：きあんこう 切り身(魚体全体から調理する場合、廃棄率：65%、廃棄部位：頭部、内臓、骨、ひれ等)
8300	(0)	(0)	(0)	(0)	8300	110.0	13.8	0	0.1	0	(0)	0.14	0.35	1.5	0.11	39.1	88	0.89	13.4	1	0.3	-	0	試料：きあんこう 肝臓
Tr	(0)	(0)	(0)	(0)	(Tr)	18.0	0.9	0	0.1	0.1	(0)	0.10	0.10	16.5	0.28	41.3	74	1.81	-	(0)	4.3	-	0	別名：しこいわし、ひしこ、せぐろ、いりこ、ちりめん 魚体全体
Tr	(0)	(0)	(0)	(0)	(Tr)	30.0	0.8	0	0	0	(0)	0.10	0.11	17.0	0.37	64.5	230	3.74	-	(0)	1.8	-	0	別名：しこいわし、ひしこ、せぐろ、ごまめ 幼魚の乾燥品(調理前)
8	0	0	0	0	8	32.0	2.5	0	0	0	1	0.03	0.39	7.2	0.49	15.7	10	1.14	15.0	0	0.2	-	60	廃棄部位：頭部、内臓、骨、ひれ等(三枚下ろし)
140	0	0	(0)	(0)	140	46.0	1.0	0	Tr	0	(0)	0.11	0.03	3.1	0.04	4.3	29	0.40	-	Tr	4.1	-	0	かたくちいわし、まいわし等の幼魚 主として関東向け
240	0	0	(0)	(0)	240	61.0	1.5	0	Tr	0	(0)	0.22	0.06	7.4	0.04	6.3	58	0.72	-	Tr	6.6	-	0	かたくちいわし、まいわし等の幼魚 主として関西向け
25	(0)	(0)	(0)	(0)	25	7.0	8.2	0.1	9.2	0.9	(0)	0.08	0.32	7.8	0.34	18.0	10	0.81	-	0	0.8	-	0	別名：オイルサーディン まいわし製品。液汁を含んだもの
2400	0	1	0	1	2400	18.0	7.4	0	0.1	0	(0)	0.37	0.48	3.0	0.13	3.5	14	2.17	6.1	2	0.2	-	25	廃棄部位：頭部、内臓、骨、ひれ等
1500	(0)	(0)	(0)	(0)	1500	19.0	4.9	0	0.1	0	(0)	0.75	0.74	4.1	0.09	2.2	13	1.29	10.4	Tr	1.3	-	0	
5	0	0	0	0	5	4.0	0.3	0	0	0	(0)	0.13	0.17	19.0	0.76	8.4	6	0.70	-	Tr	0.1	-	35	別名：ほんがつお、まがつお、初がつお 廃棄部位：頭部、内臓、骨、ひれ等(三枚下ろし)
20	0	0	0	0	20	9.0	0.1	0	0	0	(0)	0.10	0.16	18.0	0.76	8.6	4	0.61	5.7	Tr	0.1	-	35	別名：ほんがつお、まがつお、戻りがつお 廃棄部位：頭部、内臓、骨、ひれ等(三枚下ろし)
Tr	-	-	-	(0)	(Tr)	6.0	1.2	0.3	0.1	0.2	(0)	0.55	0.35	45.0	0.53	14.8	11	0.82	14.9	(0)	0.3	-	0	
2	0	0	(0)	(0)	2	43.0	0.6	0	0	0	(0)	0.02	0.07	3.0	0.45	1.3	6	0.17	-	Tr	0.3	-	65	廃棄部位：頭部、内臓、骨、皮、ひれ等(三枚下ろし)
63	0	0	(0)	(0)	63	2.0	1.7	0	0	0	(0)	0.03	0.05	2.7	0.28	1.1	9	0.23	-	1	0.1	-	60	廃棄部位：頭部、内臓、骨、ひれ等(三枚下ろし)
11	0	0	(0)	(0)	11	32.0	1.2	0	Tr	0	(0)	0.15	0.21	6.7	0.64	5.9	20	1.27	9.0	1	0.2	-	0	別名：さけ(標準和名)、あきさけ、あきあじ 切り身 (魚体全体から調理する場合、廃棄率：40%、廃棄部位：頭部、内臓、骨、ひれ等)
330	0	0	(0)	(0)	330	44.0	9.1	0	0	0	(0)	0.42	0.55	0.1	0.06	47.3	100	2.36	-	6	2.3	-	0	別名：さけ(標準和名)、あきさけ、あきあじ
670	0	0	0	0	670	47.0	10.6	0	Tr	0	Tr	0.42	0.61	0.4	0.23	53.9	160	2.40	-	9	4.8	-	0	別名：さけ(標準和名)、あきさけ、あきあじ 卵巣を塩蔵したもの
57	(0)	0	(0)	(0)	57	10.6	5.5	0	1.1	0	-	0.17	0.10	6.8	0.45	5.2	12	1.78	5.4	2	0.2	-	0	別名：スチールヘッドトラウト、サーモントラウト 切り身
74	(0)	0	(0)	(0)	74	11.6	5.9	0	-	0	-	0.20	0.15	7.0	0.30	2.8	15	2.68	-	5	0.2	-	0	別名：スチールヘッドトラウト、サーモントラウト 切り身
17	0	0	0	0	17	12.0	1.2	Tr	0	0	(0)	0.21	0.10	4.0	0.36	6.0	13	1.63	-	2	0.1	-	45	別名：スチールヘッドトラウト、サーモントラウト 廃棄部位：頭部、内臓、骨、ひれ等(三枚下ろし)
27	0	0	(0)	(0)	27	33.0	1.3	0	0	0	(0)	0.26	0.15	6.0	0.41	9.4	13	1.23	-	Tr	0.1	-	0	切り身
35	0	0	(0)	(0)	35	38.4	1.8	0	0	0	(0)	0.27	0.22	7.2	0.39	3.8	15	1.49	-	2	0.2	-	0	切り身
37	0	1	0	1	37	5.1	1.3	0	0	0	2	0.21	0.31	11.7	0.59	12.9	11	0.66	4.9	1	0.3	-	50	別名：さば 廃棄部位：頭部、内臓、骨、ひれ等(三枚下ろし)
(0)	(0)	(0)	(0)	(0)	(0)	1.0	0.4	0	0	0	(0)	Tr	Tr	0.5	0.02	0.9	23	0.24	-	(0)	0.5	-	0	別名：さめひれ、きんし
26	(0)	(0)	(0)	(0)	26	11.2	2.6	0	0	0	-	0	0.32	7.9	0.58	15.2	12	0.57	8.4	1	0.3	-	0	別名：さいら 同一試料の皮つき、生の分析値：第2章別表参照
24	0	0	0	0	24	1.7	7.1	0	Tr	0	Tr	0.71	0.43	49.5	0.25	18.1	52	3.68	17.6	33	4.6	-	0	別名：もみじこ、すけそう、すけそうだら、すけとう
34	0	0	0	0	34	1.6	8.1	0	Tr	0	Tr	0.77	0.53	56.9	0.27	23.3	50	3.68	-	21	5.3	-	0	別名：もみじこ、すけそう、すけそうだら、すけとう
10	0	0	-	0	10	1.0	0.8	0	0	0	(0)	0.10	0.10	1.4	0.07	1.3	5	0.44	2.5	Tr	0.3	-	0	別名：たら 切り身 (魚体全体から調理する場合、廃棄率：65%、廃棄部位：頭部、内臓、骨、ひれ等)
3	0	0	0	0	3	2.0	2.3	0	0	0	(0)	0.01	0.10	7.1	0.47	3.3	8	0.42	-	1	0.2	-	40	廃棄部位：頭部、内臓、骨、ひれ等(三枚下ろし)
350	0	8	2	8	350	33.0	9.7	0	0	0	7	0.01	0.93	2.7	0.26	28.4	62	5.17	-	10	3.6	-	0	
2	Tr	Tr	-	Tr	2	6.0	0.4	0	0	0	(0)	0.15	0.09	17.5	0.64	5.8	5	0.36	1.4	0	0.1	-	0	別名：きはだまぐろ、きわだ 切り身(皮なし)
83	0	0	0	0	83	5.0	0.8	0	0	0	Tr	0.10	0.05	14.2	0.85	1.3	8	0.41	1.9	2	0.1	-	0	別名：まぐろ、ほんまぐろ、しび 切り身(皮なし)
270	0	0	0	0	270	18.0	1.5	0	0	0	(0)	0.04	0.07	9.8	0.82	1.0	8	0.47	-	4	0.2	-	0	別名：まぐろ、ほんまぐろ、しび、とろ 切り身(皮なし)
2	1	21	0	22	4	0	0.4	0	0	0	Tr	0.02	0.16	1.4	0.04	52.4	11	0.39	22.7	1	2.2	-	60	廃棄部位：貝殻
26	25	190	0	200	43	(0)	1.4	0	0	0	4	0.02	0.18	1.1	0.09	14.5	42	0.40	-	0	7.4	-	0	
3	-	-	-	36	6	(0)	2.3	0	0	0	4	Tr	0.06	1.2	0.01	36.1	1	0	-	(0)	1.6	-	0	液汁を除いたもの
22	0	6	0	6	22	(0)	1.2	0	0	0	0	0.04	0.14	1.4	0.08	28.1	40	0.59	4.5	3	1.3	-	75	試料：まがき 廃棄部位：貝殻
Tr	44	340	11	360	31	(0)	2.3	0	0	0	3	0.04	0.09	1.7	0.05	1.3	16	0.24	1.9	1	0.6	-	85	廃棄部位：貝殻及び内臓
25	13	97	1	100	33	0.2	1.7	0	0	0	2	0.02	0.44	1.5	0.10	68.4	26	0.53	-	2	0.4	-	75	廃棄部位：貝殻
57	29	220	1	230	76	0.6	3.9	0	0	0	5	0.02	0.57	1.5	0.04	81.6	37	0.35	-	1	0.3	-	80	廃棄部位：貝殻
10	1	150	0	150	23	(0)	0.9	0	0	0	1	0.05	0.29	1.7	0.07	11.4	87	0.66	-	3	0.8	-	50	廃棄部位：貝殻
6	0	3	0	3	7	(0)	2.8	0	0	0	0	0.10	0.08	1.1	0.09	4.3	41	0.37	-	0	2.1	-	0	殻つき
Tr	-	-	-	(0)	(Tr)	(0)	7.2	0	0.1	0	(0)	0.17	0.15	5.5	0.21	11.0	230	1.16	-	0	3.0	-	0	殻つき
Tr	-	-	-	(0)	(Tr)	(0)	3.4	0	0.1	0	(0)	0.16	0.11	3.5	0.05	3.5	82	0.51	-	0	8.6	-	0	殻つき
0	(0)	(0)	(0)	(0)	0	0	1.7	0	0.3	0	(0)	0.03	0.04	3.6	0.14	1.2	38	0.23	1.9	1	0.3	-	20	廃棄部位：頭部、殻、内臓、尾部等
1	0	0	-	0	1	(0)	1.4	0	0.1	0	(0)	0.07	0.03	2.6	0.07	0.9	15	0.59	1.9	Tr	0.4	-	15	別名：うしえび(標準和名) 廃棄部位：殻及び尾部 無頭、殻つき
14	0	5	0	5	14	(0)	2.5	0	0	0	(0)	0.10	0.19	4.3	0.19	10.5	46	0.72	-	0	3.8	-	0	試料(原材料)：さるえび

9 藻類

可食部100gあたり

食品番号	索引番号	食品名	エネルギー (kcal)	エネルギー (kJ)	水分 (g)	たんぱく質 (g)	たんぱく質 アミノ酸組成によるたんぱく質 (g)	脂質 (g)	脂質 トリアシルグリセロール当量 (g)	脂肪酸 飽和 (g)	脂肪酸 一価不飽和 (g)	脂肪酸 多価不飽和 (g)	コレステロール (mg)	炭水化物 (g)	利用可能炭水化物(単糖当量) (g)	食物繊維 水溶性 (g)	食物繊維 不溶性 (g)	食物繊維 総量 (g)	灰分 (g)	ナトリウム (mg)	カリウム (mg)	カルシウム (mg)	マグネシウム (mg)	リン (mg)	鉄 (mg)	亜鉛 (mg)	銅 (mg)	マンガン (mg)	ヨウ素 (µg)	セレン (µg)	クロム (µg)	モリブデン (µg)
09001	974	あおさ 素干し	130	544	16.9	22.1	16.5	0.6	0.4	0.12	0.05	0.17	1	41.7	-	-	-	29.1	18.7	3900	3200	490	3200	160	5.3	1.2	0.80	17.00	2200	8	160	23
09002	975	あおのり 素干し	164	688	6.5	29.4	21.0	5.2	3.3	0.97	0.50	1.65	Tr	41.0	0.2	-	-	35.2	17.8	3200	2500	750	1400	390	77.0	1.6	0.58	13.00	2700	7	39	18
09004	977	あまのり 焼きのり	188	787	2.3	41.4	31.2	3.7	2.2	0.55	0.20	1.39	22	44.3	1.9	-	-	36.0	8.3	530	2400	280	300	700	11.4	3.6	0.55	3.72	2100	9	6	220
09005	978	あまのり 味付けのり	359	1501	3.4	40.0	30.8	3.5	(2.1)	(0.52)	(0.19)	(1.31)	21	41.8	14.3	-	-	25.2	11.3	1700	2700	170	290	710	8.2	3.7	0.59	2.35	-	-	-	-
09015	988	(こんぶ類)ながこんぶ 素干し	140	586	10.0	8.3	(6.7)	1.5	(1.1)	(0.39)	(0.34)	(0.35)	0	58.5	-	-	-	36.8	21.7	3000	5200	430	700	320	3.0	0.9	0.19	0.41	210000	2	5	15
09020	993	(こんぶ類)刻み昆布	105	439	15.5	5.4	(4.3)	0.5	0.2	0.11	0.08	0.05	0	46.0	0.4	-	-	39.1	32.6	4300	8200	940	720	300	8.6	1.1	0.07	0.34	230000	2	33	14
09021	994	(こんぶ類)削り昆布	117	490	24.4	6.5	(5.2)	0.9	0.6	0.27	0.24	0.08	0	50.2	-	-	-	28.2	18.0	2100	4800	650	520	190	3.6	1.1	0.08	0.19	-	-	-	-
09050	1005	ひじき ほしひじき ステンレス釜、乾	149	625	6.5	9.2	7.2	3.2	1.7	0.59	0.37	0.63	Tr	58.4	0.4	-	-	51.8	22.7	1800	6400	1000	640	93	6.2	1.0	0.14	0.82	45000	7	26	17
09051	1006	ひじき ほしひじき ステンレス釜、ゆで	10	40	94.8	0.7	0.5	0.3	(0.2)	(0.06)	(0.04)	(0.06)	0	3.4	0	-	-	3.7	0.8	52	160	96	37	2	0.3	0.1	0.01	0.06	960	Tr	1	1
09052	1007	ひじき ほしひじき ステンレス釜、油いため	51	213	89.5	0.8	0.6	4.7	(4.4)	(0.37)	(2.62)	(1.19)	0	4.1	0	-	-	4.5	1.0	64	200	110	44	3	0.3	0.1	0.01	0.08	1300	0	2	1
09040	1019	わかめ 乾燥わかめ 素干し	117	490	12.7	13.6	(10.4)	1.6	(0.7)	(0.10)	(0.03)	(0.52)	0	41.3	-	-	-	32.7	30.8	6600	5200	780	1100	350	2.6	0.9	0.08	0.32	-	-	-	-
09041	1020	わかめ 乾燥わかめ 素干し、水戻し	17	71	90.2	2.0	(1.5)	0.3	(0.1)	(0.02)	(0.01)	(0.10)	0	5.9	-	-	-	5.8	1.6	290	260	130	130	47	0.5	0.1	0.02	0.06	1900	1	1	2
09044	1023	わかめ カットわかめ	138	577	8.6	18.0	13.7	4.0	1.7	0.25	0.09	1.29	0	41.8	0	-	-	35.6	27.6	9500	440	820	410	290	6.1	2.8	0.16	-	8500	8	10	10

10 魚介類

可食部100gあたり

食品番号	索引番号	食品名	エネルギー (kcal)	エネルギー (kJ)	水分 (g)	たんぱく質 (g)	たんぱく質 アミノ酸組成によるたんぱく質 (g)	脂質 (g)	脂質 トリアシルグリセロール当量 (g)	脂肪酸 飽和 (g)	脂肪酸 一価不飽和 (g)	脂肪酸 多価不飽和 (g)	コレステロール (mg)	炭水化物 (g)	利用可能炭水化物(単糖当量) (g)	食物繊維 水溶性 (g)	食物繊維 不溶性 (g)	食物繊維 総量 (g)	灰分 (g)	ナトリウム (mg)	カリウム (mg)	カルシウム (mg)	マグネシウム (mg)	リン (mg)	鉄 (mg)	亜鉛 (mg)	銅 (mg)	マンガン (mg)	ヨウ素 (µg)	セレン (µg)	クロム (µg)	モリブデン (µg)
10021	1054	<魚類>あゆ 天然、生	100	418	77.7	18.3	14.7	2.4	1.9	0.65	0.61	0.54	83	0.1	-	(0)	(0)	(0)	1.5	70	370	270	24	310	0.9	0.8	0.06	0.16	13	14	1	0
10025	1058	<魚類>あゆ 養殖、生	152	636	72.0	17.8	14.3	7.9	6.6	2.44	2.48	1.40	110	0.6	-	(0)	(0)	(0)	1.7	55	360	250	24	320	0.8	0.9	0.05	Tr	-	-	-	-
10031	1064	<魚類>あんこう 生	58	243	85.4	13.0	(10.7)	0.2	0.1	0.02	0.02	0.04	78	0.3	-	(0)	(0)	(0)	1.1	130	210	8	19	140	0.2	0.6	0.04	Tr	-	-	-	-
10032	1065	<魚類>あんこう きも、生	445	1862	45.1	10.0	-	41.9	36.7	8.23	18.44	8.47	560	2.2	-	(0)	(0)	(0)	0.8	110	220	6	9	140	1.2	2.2	1.00	-	96	200	Tr	5
10045	1078	<魚類>(いわし類)かたくちいわし 煮干し	332	1389	15.7	64.5	(52.9)	6.2	2.8	1.27	0.61	0.83	550	0.3	-	(0)	(0)	(0)	13.3	1700	1200	2200	230	1500	18.0	7.2	0.39	-	-	-	-	-
10046	1079	<魚類>(いわし類)かたくちいわし 田作り	336	1406	14.9	66.6	(54.7)	5.7	2.8	1.18	0.45	1.01	720	0.3	-	(0)	(0)	(0)	12.5	710	1600	2500	190	2300	3.0	7.9	0.39	0.79	-	-	-	-
10047	1080	<魚類>(いわし類)まいわし 生	169	706	68.9	19.2	16.0	9.2	7.3	2.55	1.86	2.53	67	0.2	-	(0)	(0)	(0)	1.2	81	270	74	30	230	2.1	1.6	0.20	0.04	24	48	Tr	Tr
10055	1090	<魚類>(いわし類)しらす干し 微乾燥品	113	473	69.9	23.1	18.2	1.6	0.9	0.26	0.10	0.46	240	0.2	-	(0)	(0)	(0)	5.2	1600	210	210	80	470	0.6	1.2	0.05	0.09	-	-	-	-
10056	1091	<魚類>(いわし類)しらす干し 半乾燥品	206	862	46.0	40.5	32.4	3.5	1.8	0.54	0.20	0.95	390	0.5	-	(0)	(0)	(0)	9.5	2600	490	520	130	860	0.8	3.0	0.07	0.17	-	-	-	-
10063	1098	<魚類>(いわし類)缶詰 油漬	359	1502	46.2	20.3	(16.8)	30.7	29.1	7.05	6.83	13.96	86	0.3	-	(0)	(0)	(0)	2.5	320	280	350	36	370	1.4	2.1	0.20	0.22	-	-	-	-
10067	1103	<魚類>うなぎ 養殖、生	255	1067	62.1	17.1	14.1	19.3	16.1	4.12	8.44	2.89	230	0.3	-	(0)	(0)	(0)	1.2	74	230	130	20	260	0.5	1.4	0.04	0.04	17	50	0	5
10070	1106	<魚類>うなぎ かば焼	293	1226	50.5	23.0	-	21.0	19.4	5.32	9.85	3.39	230	3.1	-	(0)	(0)	(0)	2.4	510	300	150	15	300	0.8	2.7	0.07	-	77	42	2	2
10086	1123	<魚類>(かつお類)かつお 春獲り、生	114	477	72.2	25.8	20.1	0.5	0.3	0.12	0.07	0.14	60	0.1	-	(0)	(0)	(0)	1.4	43	430	11	42	280	1.9	0.8	0.11	0.01	-	-	-	-
10087	1124	<魚類>(かつお類)かつお 秋獲り、生	165	690	67.3	25.0	20.0	6.2	4.9	1.50	1.33	1.84	58	0.2	-	(0)	(0)	(0)	1.3	38	380	8	38	260	1.9	0.9	0.10	0.01	25	100	Tr	Tr
10091	1128	<魚類>(かつお類)加工品 かつお節	356	1490	15.2	77.1	62.8	2.9	1.8	0.62	0.33	0.81	180	0.8	-	(0)	(0)	(0)	4.0	130	940	28	70	790	5.5	2.8	0.27	-	45	320	1	1
10107	1145	<魚類>かわはぎ 生	80	335	79.9	18.8	(15.5)	0.1	0.1	0.02	0.01	0.03	47	Tr	-	(0)	(0)	(0)	1.2	110	380	13	28	240	0.2	0.4	0.03	0.02	-	-	-	-
10116	1156	<魚類>きんめだい 生	160	669	72.1	17.8	14.2	9.0	7.9	2.15	3.80	1.60	60	0.1	-	(0)	(0)	(0)	1.0	59	330	31	73	490	0.3	0.3	0.02	0.01	-	-	-	-
10134	1174	<魚類>(さけ・ます類)しろさけ 生	133	556	72.3	22.3	18.3	4.1	3.4	0.66	1.64	0.91	59	0.1	-	(0)	(0)	(0)	1.2	66	350	14	28	240	0.5	0.5	0.07	0.01	5	31	1	0
10140	1180	<魚類>(さけ・ます類)しろさけ イクラ	272	1138	48.4	32.6	-	15.6	11.7	2.42	3.82	4.97	480	0.2	-	(0)	(0)	(0)	3.2	910	210	94	95	530	2.0	2.1	0.76	0.06	-	-	-	-
10141	1181	<魚類>(さけ・ます類)しろさけ すじこ	282	1180	45.7	30.5	26.3	17.4	13.5	2.72	4.02	6.17	510	0.9	-	(0)	(0)	(0)	5.5	1900	180	62	80	490	2.7	2.2	0.73	0.07	-	-	-	-
10146	1186	<魚類>(さけ・ます類)にじます 海面養殖、皮つき、生	224	939	63.0	21.4	18.3	14.2	11.7	3.09	5.04	3.07	69	0.1	-	(0)	(0)	(0)	1.3	64	390	13	28	250	0.3	0.5	0.04	0.01	4	22	0	(0)
10147	1188	<魚類>(さけ・ます類)にじます 海面養殖、皮つき、焼き	266	1111	55.3	27.2	(23.3)	15.8	13.3	3.58	5.75	3.38	98	0.4	-	(0)	(0)	(0)	1.8	68	490	22	55	350	0.3	0.6	0.05	0.01	-	-	-	(0)
10148	1189	<魚類>(さけ・ます類)にじます 淡水養殖、皮つき、生	127	531	74.5	19.7	15.8	4.6	3.7	0.94	1.36	1.26	72	0.1	-	(0)	(0)	(0)	1.1	50	370	24	28	240	0.2	0.6	0.04	0.01	-	-	-	-
10149	1190	<魚類>(さけ・ます類)べにざけ 生	138	577	71.4	22.5	(18.6)	4.5	3.7	0.81	1.75	1.03	51	0.1	-	(0)	(0)	(0)	1.5	57	380	10	31	260	0.4	0.5	0.07	0.01	-	-	-	-
10150	1191	<魚類>(さけ・ます類)べにざけ 焼き	177	741	63.4	28.5	(23.6)	6.0	4.9	1.06	2.29	1.30	76	0.1	-	(0)	(0)	(0)	2.0	72	490	16	39	340	0.5	0.7	0.08	0.01	-	-	-	-
10154	1195	<魚類>(さば類)まさば 生	247	1032	62.1	20.6	17.4	16.8	12.8	4.57	5.03	2.66	61	0.3	-	(0)	(0)	(0)	1.1	110	330	6	30	220	1.2	1.1	0.12	0.01	21	70	2	0
10169	1214	<魚類>(さめ類)ふかひれ	342	1431	13.0	83.9	-	1.6	0.5	0.17	0.12	0.16	250	Tr	-	(0)	(0)	(0)	1.5	180	3	65	94	36	1.2	3.1	0.06	0.09	-	-	-	-
10407	1219	<魚類>さんま 皮なし、刺身	335	1403	54.5	16.9	15.2	28.0	24.9	5.42	10.79	7.70	54	0.2	-	(0)	(0)	(0)	0.8	120	200	15	25	160	1.3	0.6	0.13	0.01	30	25	Tr	-
10202	1250	<魚類>(たら類)すけとうだら たらこ 生	140	586	65.2	24.0	20.5	4.7	2.9	0.71	0.81	1.28	350	0.4	-	(0)	(0)	(0)	5.7	1800	300	24	13	390	0.6	3.1	0.08	0.04	130	130	1	Tr
10203	1251	<魚類>(たら類)すけとうだら たらこ 焼き	170	711	58.6	28.3	(24.2)	6.1	3.7	0.91	1.04	1.64	410	0.5	-	(0)	(0)	(0)	6.5	2100	340	27	15	470	0.7	3.8	0.10	0.05	-	-	-	-
10205	1253	<魚類>(たら類)まだら 生	77	322	80.9	17.6	13.9	0.2	0.1	0.03	0.03	0.07	58	0.1	-	(0)	(0)	(0)	1.2	110	350	32	24	230	0.2	0.5	0.04	0.01	350	31	0	0
10215	1262	<魚類>とびうお 生	96	402	76.9	21.0	17.6	0.7	0.5	0.15	0.07	0.22	59	0.1	-	(0)	(0)	(0)	1.3	64	320	13	37	340	0.5	0.8	0.06	0.01	-	-	-	-
10250	1300	<魚類>ぼら からすみ	423	1770	25.9	40.4	-	28.9	14.9	2.68	5.71	5.83	860	0.3	-	(0)	(0)	(0)	4.5	1400	170	9	23	530	1.5	9.3	0.19	0.04	-	-	-	-
10252	1302	<魚類>(まぐろ類)きはだ 生	106	444	74.0	24.3	20.2	0.4	0.2	0.08	0.05	0.11	37	Tr	-	(0)	(0)	(0)	1.3	43	450	5	37	290	2.0	0.5	0.06	0.01	14	74	1	0
10253	1303	<魚類>(まぐろ類)くろまぐろ 赤身、生	125	523	70.4	26.4	21.8	1.4	0.8	0.25	0.29	0.19	50	0.1	-	(0)	(0)	(0)	1.7	49	380	5	45	270	1.1	0.4	0.04	0.01	14	110	0	0
10254	1304	<魚類>(まぐろ類)くろまぐろ 脂身、生	344	1439	51.4	20.1	16.3	27.5	23.5	5.91	10.20	6.41	55	0.1	-	(0)	(0)	(0)	0.9	71	230	7	35	180	1.6	0.5	0.04	Tr	-	-	-	-
10281	1332	<貝類>あさり 生	30	126	90.3	6.0	4.5	0.3	0.1	0.02	0.01	0.04	40	0.4	-	(0)	(0)	(0)	3.0	870	140	66	100	85	3.8	1.0	0.06	0.10	55	38	4	9
10282	1333	<貝類>あさり つくだ煮	225	941	38.0	20.8	-	2.4	1.0	0.32	0.21	0.47	61	30.1	-	(0)	(0)	(0)	8.7	2900	270	260	79	300	18.8	2.8	0.18	0.94	-	-	-	-
10284	1335	<貝類>あさり 缶詰 味付け	130	544	67.2	16.6	-	1.9	0.9	0.24	0.23	0.38	77	11.5	-	(0)	(0)	(0)	2.8	640	35	87	44	180	27.8	3.2	0.24	1.23	-	-	-	-
10292	1343	<貝類>かき 養殖、生	60	251	85.0	6.6	4.6	1.4	0.8	0.23	0.18	0.32	51	4.7	-	(0)	(0)	(0)	2.3	520	190	88	74	100	1.9	13.2	0.89	0.38	73	48	4	4
10295	1346	<貝類>さざえ 生	89	372	78.0	19.4	13.9	0.4	0.1	0.05	0.02	0.06	140	0.8	-	(0)	(0)	(0)	1.4	240	250	22	54	140	0.8	2.2	0.39	0.02	97	19	6	5
10297	1349	<貝類>しじみ 生	64	267	86.0	7.5	5.7	1.4	0.6	0.24	0.14	0.19	62	4.5	-	(0)	(0)	(0)	1.2	180	83	240	10	120	8.3	2.3	0.41	2.78	-	-	-	-
10413	1350	<貝類>しじみ 水煮	113	471	76.0	15.4	12.0	2.7	1.2	0.45	0.27	0.46	130	5.5	-	(0)	(0)	(0)	1.8	100	66	250	11	200	14.8	4.0	0.61	7.30	-	-	-	-
10311	1363	<貝類>ほたてがい 生	72	301	82.3	13.5	9.8	0.9	0.4	0.18	0.09	0.15	33	1.5	-	(0)	(0)	(0)	1.8	320	310	22	59	210	2.2	2.7	0.13	0.12	-	-	-	-
10324	1376	<えび・かに類>(えび類)さくらえび ゆで	91	381	75.6	18.2	-	1.5	0.7	0.19	0.22	0.25	230	Tr	-	-	-	-	4.7	830	250	690	92	360	0.5	1.4	2.05	0.09	-	-	-	-
10325	1377	<えび・かに類>(えび類)さくらえび 素干し	312	1305	19.4	64.9	-	4.0	2.1	0.59	0.63	0.75	700	0.1	-	-	-	-	11.6	1200	1200	2000	310	1200	3.2	4.9	3.34	0.23	-	-	-	-
10326	1378	<えび・かに類>(えび類)さくらえび 煮干し	273	1142	23.2	59.1	-	2.5	1.1	0.35	0.33	0.38	700	0.1	-	-	-	-	15.1	3400	680	1500	260	860	3.0	4.1	2.61	0.20	-	-	-	-
10415	1381	<えび・かに類>(えび類)バナメイエビ 養殖、生	91	382	78.6	19.6	16.2	0.6	0.3	0.10	0.05	0.15	160	0.7	-	(0)	(0)	(0)	1.3	140	270	68	37	220	1.4	1.2	0.33	0.10	10	27	2	-
10329	1383	<えび・かに類>(えび類)ブラックタイガー 養殖、生	82	343	79.9	18.4	(15.2)	0.3	0.1	0.04	0.03	0.06	150	0.3	-	(0)	(0)	(0)	1.1	150	230	67	36	210	0.2	1.4	0.39	0.02	4	26	2	1
10330	1384	<えび・かに類>(えび類)加工品 干しえび	233	975	24.2	48.6	-	2.8	1.2	0.45	0.33	0.40	510	0.3	-	-	-	-	24.1	1500	740	7100	520	990	15.1	3.9	5.17	3.93	-	-	-	-

可食部100gあたり																							廃棄率	備考
ビタミン																					食塩相当量	アルコール		
ビタミンA						ビタミンD	ビタミンE				ビタミンK	ビタミンB1	ビタミンB2	ナイアシン	ビタミンB6	ビタミンB12	葉酸	パントテン酸	ビオチン	ビタミンC				
レチノール	α-カロテン	β-カロテン	β-クリプトキサンチン	β-カロテン当量	レチノール活性当量		α-トコフェロール	β-トコフェロール	γ-トコフェロール	δ-トコフェロール														
µg	µg	µg	µg	µg	µg	µg	mg	mg	mg	mg	µg	mg	mg	mg	mg	µg	µg	mg	µg	mg	g	g	%	
Tr	-	-	-	(0)	(Tr)	(0)	2.2	0	0	0	(0)	0.07	0.23	2.3	0.16	1.9	13	0.41	-	Tr	0.6	-	70	廃棄部位：殻、内臓等
Tr	-	-	-	(0)	(Tr)	(0)	2.1	0	0	0	(0)	0.24	0.60	8.0	0.13	4.3	15	0.48	3.0	Tr	0.8	-	70	別名：まつばがに 廃棄部位：殻、内臓等
0	0	7	0	7	1	(0)	1.9	0	0	0	(0)	0.05	0.07	2.1	0.14	5.8	21	0.65	-	1	0.9	-	70	廃棄部位：殻、内臓等
13	0	0	0	0	13	0.3	2.1	0	Tr	0	-	0.07	0.05	4.0	0.21	4.9	5	0.34	4.9	1	0.5	-	30	廃棄部位：内臓等 胴55.9%、足・耳44.1%
22	0	0	0	0	22	0	2.5	0	Tr	0	-	0.09	0.07	5.8	0.26	5.4	7	0.44	6.3	1	0.8	-	0	内臓等を除き焼いたもの
1500	-	-	-	Tr	1500	(0)	4.3	0	0.1	0	Tr	0.19	0.27	2.6	0.15	14.0	34	1.09	-	5	0.7	-	0	内臓等を含んだもの
200	Tr	Tr	0	1	200	(0)	3.3	0	0.1	0	Tr	Tr	0.10	3.3	0.31	16.7	13	0.61	-	Tr	6.9	-	0	試料：赤作り
35	0	9	0	9	36	(0)	2.7	0	0	0	(0)	0.01	0.08	3.2	0.11	2.0	37	0.70	-	1	0.6	-	0	内臓等を含んだもの
5	-	-	-	(0)	5	(0)	1.9	0	0	0	Tr	0.03	0.09	2.2	0.07	1.3	4	0.24	-	Tr	0.7	-	15	廃棄部位：内臓等
5	0	0	0	0	5	(0)	1.9	0	0	0	(0)	0.03	0.05	1.9	0.07	1.2	2	0.17	5.6	Tr	0.6	-	0	内臓等を除きゆでたもの
0	63	650	23	700	58	(0)	3.6	0	Tr	0	27	0.10	0.44	1.1	0.15	1.3	360	0.72	-	3	0.6	-	0	試料：むらさきうに、ばふんうに生殖巣のみ (うに全体の場合、廃棄率：95%、廃棄部位：殻等)

可食部100gあたり																							廃棄率	備考
ビタミン																					食塩相当量	アルコール		
ビタミンA						ビタミンD	ビタミンE				ビタミンK	ビタミンB1	ビタミンB2	ナイアシン	ビタミンB6	ビタミンB12	葉酸	パントテン酸	ビオチン	ビタミンC				
レチノール	α-カロテン	β-カロテン	β-クリプトキサンチン	β-カロテン当量	レチノール活性当量		α-トコフェロール	β-トコフェロール	γ-トコフェロール	δ-トコフェロール														
µg	µg	µg	µg	µg	µg	µg	mg	mg	mg	mg	µg	mg	mg	mg	mg	µg	µg	mg	µg	mg	g	g	%	
3	-	-	-	(0)	3	0	0.9	Tr	0.1	0	23	0.02	0.03	1.0	0.06	0.5	1	0.24	-	0	0	-	0	試料：黒毛和種（去勢） 皮下脂肪及び筋間脂肪
3	-	-	-	Tr	3	0	0.6	0	0.1	0	16	0.04	0.11	3.1	0.16	1.2	2	0.74	-	1	0.1	-	0	試料：黒毛和種（去勢） 別名：カルビ
12	0	11	0	11	13	0.1	0.5	0	0	0	9	0.08	0.19	4.2	0.25	1.6	5	0.72	1.8	1	0.2	-	0	
5	0	13	0	13	6	0.1	0.7	0	0	0	9	0.11	0.26	6.3	0.34	1.7	7	1.02	2.9	Tr	0.2	-	0	
1100	-	-	-	40	1100	0	0.3	0	0	0	1	0.22	3.00	13.5	0.89	52.8	1000	6.40	76.1	30	0.1	-	0	別名：レバー。試料：和牛
11	(0)	6	0	6	11	0.7	3.5	0	7.5	0.2	16	0.75	0.15	7.0	0.31	0.5	6	0.79	5.0	1	0.3	-	0	増加した脂質量、衣等の割合：第3章表17参照 同一試料の生の分析値：第2章別表参照
15	-	-	-	(0)	15	0.2	0.4	0	0.1	0	4	0.22	0.05	1.8	0.07	0.6	1	0.44	6.9	1	0	-	0	皮下脂肪及び筋間脂肪
4	-	-	-	0	4	0.1	0.3	0	Tr	0	2	0.90	0.21	6.2	0.31	0.3	2	0.84	-	1	0.1	-	0	皮下脂肪：6.9%、筋間脂肪：3.4%
1	-	-	-	0	1	0.1	Tr	0	0	0	3	1.19	0.28	9.4	0.43	0.5	1	1.07	3.8	1	0.1	-	0	
3	(0)	0	(0)	(0)	3	0.3	0.3	0	0	0	3	1.32	0.25	6.9	0.54	0.5	1	0.93	3.0	1	0.1	-	0	
2	0	0	0	0	2	0.3	0.3	0	Tr	0	6	2.09	0.44	12.9	0.76	0.9	1	1.55	6.4	1	0.2	-	0	
3	(0)	7	0	7	3	0.3	4.1	0	9.3	0.2	32	1.09	0.32	7.1	0.33	0.6	6	1.16	4.6	1	0.4	-	0	増加した脂質量、衣等の割合：第3章表17参照
6	-	-	-	0	6	0.1	0.3	0	Tr	0	2	0.77	0.13	7.1	0.35	0.3	1	0.66	4.4	1	0.1	-	0	試料：バークシャー種 皮下脂肪：13.8%、筋間脂肪：10.6%
13000	-	-	-	Tr	13000	1.3	0.4	0	0	0	Tr	0.34	3.60	14.0	0.57	25.2	810	7.19	79.6	20	0.1	-	0	別名：レバー
Tr	-	-	-	(0)	(Tr)	0.6	0.2	0	Tr	Tr	2	0.90	0.28	6.5	0.24	1.3	1	0.70	-	49	2.8	-	0	ビタミンC：添加品を含む
Tr	-	-	-	(0)	(Tr)	0.6	0.3	0	0	0	3	0.60	0.12	6.6	0.23	0.4	2	0.57	-	50	2.5	-	0	ビタミンC：添加品を含む
5	-	-	-	(0)	5	0.3	0.3	0	0.1	0	7	0.92	0.18	9.9	0.43	0.4	3	1.36	-	18	2.8	-	0	ラックスハムを含む ビタミンC：添加品を含む
5	-	-	-	(0)	5	0.5	1.1	Tr	0.1	Tr	11	0.19	0.31	4.7	0.24	1.6	4	0.87	-	10	3.6	-	0	サラミを含む ビタミンC：添加品を含む
27	0	0	Tr	Tr	27	0.1	0.5	0	0.1	0	44	0.12	0.17	16.5	0.60	0.4	17	2.51	5.4	3	0.2	-	0	
14	0	0	Tr	0	14	0.1	0.5	0	0.1	0	29	0.14	0.18	18.4	0.66	0.3	18	2.58	5.3	4	0.2	-	0	皮下脂肪を除いたもの
14000	-	-	-	30	14000	0.2	0.4	0	0.1	0	14	0.38	1.80	4.5	0.65	44.4	1300	10.10	232.4	20	0.2	-	0	別名：レバー
120	0	0	0	0	120	0.3	0.4	0	0.2	0	110	0.02	0.05	6.7	0.11	0.4	3	0.64	-	1	0.1	-	0	皮下脂肪を含んだもの
120	-	-	-	Tr	120	0.3	0.2	0	0.1	0	120	0.01	0.05	3.0	0.04	0.3	2	0.25	2.9	1	0.1	-	0	皮下脂肪を含んだもの
16	1	98	8	100	24	0.2	2.9	Tr	1.6	0.2	27	0.08	0.09	6.6	0.28	0.1	13	0.87	2.8	1	1.6	-	0	有機酸：0.4g

可食部100gあたり																							廃棄率	備考
ビタミン																					食塩相当量	アルコール		
ビタミンA						ビタミンD	ビタミンE				ビタミンK	ビタミンB1	ビタミンB2	ナイアシン	ビタミンB6	ビタミンB12	葉酸	パントテン酸	ビオチン	ビタミンC				
レチノール	α-カロテン	β-カロテン	β-クリプトキサンチン	β-カロテン当量	レチノール活性当量		α-トコフェロール	β-トコフェロール	γ-トコフェロール	δ-トコフェロール														
µg	µg	µg	µg	µg	µg	µg	mg	mg	mg	mg	µg	mg	mg	mg	mg	µg	µg	mg	µg	mg	g	g	%	
140	0	3	28	17	150	1.8	1.0	Tr	0.6	Tr	13	0.06	0.43	0.1	0.08	0.9	43	1.45	25.4	0	0.4	-	15	冷凍液全卵を含む 廃棄部位：付着卵白を含む卵殻（卵殻：13%）卵黄：卵白=31：69 ビタミンD：ビタミンD活性代謝物を含む（ビタミンD活性代謝物を含まない場合：0.9µg）
470	0	8	93	55	480	5.9	3.4	Tr	2.0	0.1	40	0.21	0.52	0	0.26	3.0	140	4.33	65.0	0	0.1	-	0	液卵黄を含む ビタミンD：ビタミンD活性代謝物を含む（ビタミンD活性代謝物を含まない場合：2.8µg）
0	0	0	0	0	0	0	0	0	0	0	1	0	0.39	0.1	0	0	0	0.18	7.8	0	0.5	-	0	液卵白を含む
110	0	2	22	13	110	0.6	0.9	Tr	0.9	0.1	11	0.05	0.33	0.4	0.07	0.8	31	1.15	20.9	0	1.1	-	0	

可食部100gあたり																							廃棄率	備考
ビタミン																					食塩相当量	アルコール		
ビタミンA						ビタミンD	ビタミンE				ビタミンK	ビタミンB1	ビタミンB2	ナイアシン	ビタミンB6	ビタミンB12	葉酸	パントテン酸	ビオチン	ビタミンC				
レチノール	α-カロテン	β-カロテン	β-クリプトキサンチン	β-カロテン当量	レチノール活性当量		α-トコフェロール	β-トコフェロール	γ-トコフェロール	δ-トコフェロール														
µg	µg	µg	µg	µg	µg	µg	mg	mg	mg	mg	µg	mg	mg	mg	mg	µg	µg	mg	µg	mg	g	g	%	
38	0	6	0	6	38	0.3	0.1	0	0	0	2	0.04	0.15	0.1	0.03	0.3	5	0.55	1.8	1	0.1	-	0	(100g：96.9mL、100mL：103.2g）鉄：Trであるが、利用上の便宜のため小数第2位まで記載 ビタミンD：ビタミンD活性代謝物を含む（ビタミンD活性代謝物を含まない場合：Tr）
340	1	98	2	99	350	0.5	0.7	0	0.1	Tr	13	0.02	0.08	Tr	Tr	0.2	Tr	0.12	1.1	Tr	0.1	-	0	クリームにグラニュー糖を加えて泡だてたもの
33	0	3	0	3	33	0	0.1	0	0	0	1	0.04	0.14	0.1	0.04	0.1	11	0.49	2.5	1	0.1	-	0	別名：プレーンヨーグルト
3	0	2	-	2	3	0	0	0	0	0	0	0.04	0.17	0.1	0.04	0.2	16	0.35	2.1	1	0.1	-	0	有機酸：1.1g
230	-	-	-	120	240	0.2	0.8	0	0	0	15	0.05	0.68	0.1	0.05	2.5	10	0.50	-	(0)	3.8	-	0	粉末状
240	-	-	-	230	260	Tr	1.1	0	0	0	2	0.03	0.38	0.1	0.01	3.2	27	0.14	-	0	2.8	-	0	有機酸：1.3g

可食部100gあたり

食品番号	索引番号	食品名	エネルギー kcal	エネルギー kJ	水分 g	たんぱく質 g	アミノ酸組成によるたんぱく質 g	脂質 g	トリアシルグリセロール当量 g	脂肪酸 飽和 g	脂肪酸 一価不飽和 g	脂肪酸 多価不飽和 g	コレステロール mg	炭水化物 g	利用可能炭水化物(単糖当量) g	食物繊維 水溶性 g	食物繊維 不溶性 g	食物繊維 総量 g	灰分 g	ナトリウム mg	カリウム mg	カルシウム mg	マグネシウム mg	リン mg	鉄 mg	亜鉛 mg	銅 mg	マンガン mg	ヨウ素 µg	セレン µg	クロム µg	モリブデン µg
10333	1387	<えび・かに類>(かに類)毛がに 生	72	301	81.9	15.8	11.9	0.5	0.3	0.05	0.06	0.15	47	0.2	-	(0)	(0)	(0)	1.6	220	340	61	38	260	0.5	3.3	0.47	0.03	-	-	-	-
10335	1389	<えび・かに類>(かに類)ずわいがに 生	63	264	84.0	13.9	10.3	0.4	0.2	0.03	0.06	0.13	44	0.1	-	(0)	(0)	(0)	1.6	310	310	90	42	170	0.5	2.6	0.35	0.02	58	97	1	2
10338	1392	<えび・かに類>(かに類)たらばがに 生	59	247	84.7	13.0	(9.7)	0.3	0.2	0.03	0.05	0.08	34	0.2	-	(0)	(0)	(0)	1.8	340	280	51	41	220	0.3	3.2	0.43	0.03	-	-	-	-
10345	1399	<いか・たこ類>(いか類)するめいか 生	83	348	80.2	17.9	13.1	0.8	0.3	0.11	0.03	0.19	250	0.1	-	(0)	(0)	(0)	1.3	210	300	11	46	250	0.1	1.5	0.29	Tr	7	41	Tr	1
10347	1401	<いか・たこ類>(いか類)するめいか 焼き	109	458	71.8	23.6	(17.3)	1.0	0.4	0.12	0.04	0.22	350	0.1	-	(0)	(0)	(0)	1.6	330	360	14	57	300	0.2	1.9	0.41	Tr	10	46	0	Tr
10348	1406	<いか・たこ類>(いか類)ほたるいか 生	84	351	83.0	11.8	7.6	3.5	2.3	0.58	0.69	0.94	240	0.2	-	(0)	(0)	(0)	1.5	270	290	14	39	170	0.8	1.3	3.42	0.05	-	-	-	-
10358	1416	<いか・たこ類>(いか類)加工品 塩辛	117	490	67.3	15.2	-	3.4	2.7	0.74	0.57	1.24	230	6.5	-	(0)	(0)	(0)	7.6	2700	170	16	48	210	1.1	1.7	1.91	0.03	-	-	-	-
10360	1418	<いか・たこ類>(たこ類)いいだこ 生	70	293	83.2	14.6	(10.6)	0.8	0.4	0.11	0.06	0.20	150	0.1	-	(0)	(0)	(0)	1.3	250	200	20	43	190	2.2	3.1	2.96	0.06	-	-	-	-
10361	1419	<いか・たこ類>(たこ類)まだこ 生	76	318	81.1	16.4	11.4	0.7	0.2	0.07	0.03	0.14	150	0.1	-	(0)	(0)	(0)	1.7	280	290	16	55	160	0.6	1.6	0.30	0.03	-	-	-	-
10362	1420	<いか・たこ類>(たこ類)まだこ ゆで	99	414	76.2	21.7	(15.1)	0.7	0.2	0.06	0.02	0.12	150	0.1	-	(0)	(0)	(0)	1.3	230	240	19	52	120	0.2	1.8	0.43	0.04	8	28	1	1
10365	1423	<その他>うに 生うに	120	502	73.8	16.0	11.5	4.8	2.5	0.63	0.77	1.02	290	3.3	-	(0)	(0)	(0)	2.1	220	340	12	27	390	0.9	2.0	0.05	0.05	-	-	-	-

11 肉類

可食部100gあたり

食品番号	索引番号	食品名	エネルギー kcal	エネルギー kJ	水分 g	たんぱく質 g	アミノ酸組成によるたんぱく質 g	脂質 g	トリアシルグリセロール当量 g	脂肪酸 飽和 g	脂肪酸 一価不飽和 g	脂肪酸 多価不飽和 g	コレステロール mg	炭水化物 g	利用可能炭水化物(単糖当量) g	食物繊維 水溶性 g	食物繊維 不溶性 g	食物繊維 総量 g	灰分 g	ナトリウム mg	カリウム mg	カルシウム mg	マグネシウム mg	リン mg	鉄 mg	亜鉛 mg	銅 mg	マンガン mg	ヨウ素 µg	セレン µg	クロム µg	モリブデン µg
11007	1453	<畜肉類>うし[和牛肉]かた 脂身、生	751	3142	17.8	4.0	-	78.0	72.8	24.27	43.38	1.89	110	0	-	(0)	(0)	(0)	0.2	19	81	2	4	35	0.6	0.4	0.02	0	-	-	-	-
11018	1466	<畜肉類>うし[和牛肉]ばら 脂身つき、生	517	2163	38.4	11.0	(9.6)	50.0	45.6	15.54	26.89	1.12	98	0.1	-	(0)	(0)	(0)	0.5	44	160	4	10	87	1.4	3.0	0.09	0	-	-	-	-
11089	1559	<畜肉類>うし[ひき肉]生	272	1137	61.4	17.1	14.1	21.1	19.8	7.25	11.06	0.63	64	0.3	-	(0)	(0)	(0)	0.8	64	260	6	17	100	2.4	5.2	0.06	Tr	1	11	2	1
11272	1560	<畜肉類>うし[ひき肉]焼き	311	1302	52.2	25.9	22.2	21.3	18.8	6.61	10.83	0.52	83	0.4	-	(0)	(0)	(0)	1.2	92	390	8	26	150	3.4	7.6	0.09	0.01	1	15	3	2
11092	1564	<畜肉類>うし[副生物]肝臓 生	132	552	71.5	19.6	17.0	3.7	2.1	0.93	0.48	0.64	240	3.7	-	(0)	(0)	(0)	1.5	55	300	5	17	330	4.0	3.8	5.30	-	4	50	Tr	94
11276	1600	<畜肉類>ぶた[大型種肉]ロース 脂身つき、とんかつ	450	1883	31.2	22.0	18.6	35.9	35.1	8.90	18.60	6.03	60	9.8	9.6	0.1	0.6	0.7	1.1	110	340	14	27	200	0.6	1.9	0.07	0.12	Tr	23	Tr	4
11128	1603	<畜肉類>ぶた[大型種肉]ロース 脂身、生	740	3096	18.3	5.1	5.1	76.3	74.9	32.03	30.08	9.48	62	0	-	(0)	(0)	(0)	0.3	15	110	1	5	54	0.2	0.3	0.03	0	0	4	1	0
11130	1606	<畜肉類>ぶた[大型種肉]もも 脂身つき、生	183	766	68.1	20.5	(16.9)	10.2	9.5	3.59	4.24	1.24	67	0.2	-	(0)	(0)	(0)	1.0	47	350	4	24	200	0.7	2.0	0.08	0.01	-	-	-	-
11132	1608	<畜肉類>ぶた[大型種肉]もも 皮下脂肪なし、焼き	200	837	60.4	30.2	26.2	7.6	6.7	2.52	3.08	0.78	88	0.3	-	(0)	(0)	(0)	1.5	58	450	5	33	270	1.0	3.1	0.11	0.02	Tr	31	1	1
11140	1616	<畜肉類>ぶた[大型種肉]ヒレ 赤肉、生	130	543	73.4	22.2	18.1	3.7	3.3	1.29	1.38	0.45	59	0.3	-	(0)	(0)	(0)	1.2	56	430	3	27	230	0.9	2.2	0.07	0.01	1	21	1	1
11278	1617	<畜肉類>ぶた[大型種肉]ヒレ 赤肉、焼き	223	934	53.8	39.3	32.5	5.9	4.9	2.04	2.14	0.53	100	0.4	-	(0)	(0)	(0)	2.0	92	690	6	45	380	1.6	3.6	0.12	0.01	1	40	0	1
11279	1618	<畜肉類>ぶた[大型種肉]ヒレ 赤肉、とんかつ	388	1621	33.3	25.1	21.3	25.3	24.0	2.72	14.46	5.82	71	14.9	15.6	0.2	0.7	0.9	1.4	140	440	17	33	260	1.3	2.7	0.12	0.15	Tr	30	Tr	6
11149	1627	<畜肉類>ぶた[中型種肉]ロース 脂身つき、生	291	1218	58.0	18.3	(15.6)	22.6	22.1	8.97	9.86	2.25	62	0.2	-	(0)	(0)	(0)	0.9	39	310	3	20	170	0.3	1.6	0.05	0.01	Tr	22	0	1
11166	1645	<畜肉類>ぶた[副生物]肝臓 生	128	536	72.0	20.4	16.9	3.4	1.9	0.78	0.24	0.76	250	2.5	-	(0)	(0)	(0)	1.7	55	290	5	20	340	13.0	6.9	0.99	-	1	67	0	120
11175	1654	<畜肉類>ぶた[ハム類]ボンレスハム	118	494	72.0	18.7	(15.4)	4.0	3.4	1.18	1.49	0.56	49	1.8	-	(0)	(0)	(0)	3.5	1100	260	8	20	340	0.7	1.6	0.07	0.01	-	-	-	-
11176	1655	<畜肉類>ぶた[ハム類]ロースハム	196	820	65.0	16.5	(13.6)	13.9	12.6	4.99	5.67	1.38	40	1.3	-	(0)	(0)	(0)	3.3	1000	260	10	19	340	0.5	1.1	0.07	-	-	-	-	-
11181	1657	<畜肉類>ぶた[ハム類]生ハム 促成	247	1033	55.0	24.0	-	16.6	16.0	6.47	6.91	1.92	78	0.5	-	(0)	(0)	(0)	3.9	1100	470	6	27	200	0.7	2.2	0.08	0.02	-	-	-	-
11188	1666	<畜肉類>ぶた[ソーセージ類]ドライソーセージ	497	2079	24.8	25.4	(21.6)	43.0	40.8	16.00	18.43	4.59	97	2.1	-	(0)	(0)	(0)	4.7	1400	370	14	22	240	2.5	4.0	0.12	0.09	-	-	-	-
11287	1709	<鳥肉類>にわとり[若鶏肉]むね 皮つき、焼き	233	974	55.1	34.7	28.5	9.1	8.4	2.33	3.97	1.69	120	0.1	-	(0)	(0)	(0)	1.6	65	510	6	40	300	0.4	1.0	0.05	0.01	0	28	1	3
11288	1711	<鳥肉類>にわとり[若鶏肉]むね 皮なし、焼き	195	815	57.6	38.8	32.5	3.3	2.8	0.78	1.22	0.65	120	0.1	-	(0)	(0)	(0)	1.7	73	570	7	47	340	0.5	1.1	0.04	0.01	0	29	1	4
11232	1726	<鳥肉類>にわとり[副生物]肝臓 生	111	464	75.7	18.9	15.7	3.1	1.9	0.72	0.44	0.63	370	0.6	-	(0)	(0)	(0)	1.7	85	330	5	19	300	9.0	3.3	0.32	0.33	1	60	1	82
11234	1728	<鳥肉類>にわとり[副生物]皮 むね、生	492	2058	41.5	9.4	6.6	48.1	46.7	14.85	23.50	6.31	110	0	-	(0)	(0)	(0)	0.4	23	140	3	8	63	0.3	0.5	0.05	0.01	-	-	-	-
11235	1729	<鳥肉類>にわとり[副生物]皮 もも、生	513	2146	41.6	6.6	5.1	51.6	50.3	16.30	25.23	6.54	120	0	-	(0)	(0)	(0)	0.2	23	33	6	6	34	0.3	0.4	0.02	0.01	1	9	3	1
11292	1732	<鳥肉類>にわとり[その他]チキンナゲット	245	1023	53.7	15.5	12.8	13.7	12.3	3.28	6.20	2.26	45	14.9	13.9	0.3	1.0	1.2	2.3	630	260	48	24	220	0.6	0.6	0.04	0.13	4	13	3	7

12 卵類

可食部100gあたり

食品番号	索引番号	食品名	エネルギー kcal	エネルギー kJ	水分 g	たんぱく質 g	アミノ酸組成によるたんぱく質 g	脂質 g	トリアシルグリセロール当量 g	脂肪酸 飽和 g	脂肪酸 一価不飽和 g	脂肪酸 多価不飽和 g	コレステロール mg	炭水化物 g	利用可能炭水化物(単糖当量) g	食物繊維 水溶性 g	食物繊維 不溶性 g	食物繊維 総量 g	灰分 g	ナトリウム mg	カリウム mg	カルシウム mg	マグネシウム mg	リン mg	鉄 mg	亜鉛 mg	銅 mg	マンガン mg	ヨウ素 µg	セレン µg	クロム µg	モリブデン µg
12004	1744	鶏卵 全卵 生	151	632	76.1	12.3	10.6	10.3	(8.6)	(2.84)	(3.69)	(1.66)	420	0.3	0.3	(0)	(0)	(0)	1.0	140	130	51	11	180	1.8	1.3	0.08	0.02	17	32	0	5
12010	1750	鶏卵 卵黄 生	387	1619	48.2	16.5	13.5	33.5	27.8	9.22	11.99	5.39	1400	0.1	0.1	(0)	(0)	(0)	1.7	48	87	150	12	570	6.0	4.2	0.20	0.07	50	56	0	14
12014	1754	鶏卵 卵白 生	47	197	88.4	10.5	9.3	Tr	0	Tr	Tr	Tr	1	0.4	0.3	(0)	(0)	(0)	0.7	180	140	6	11	11	0	Tr	0.02	Tr	2	21	0	1
12018	1758	鶏卵 たまご焼 厚焼きたまご	151	632	71.9	10.8	-	9.1	(7.6)	(2.36)	(3.26)	(1.64)	350	6.4	(6.6)	(0)	(0)	(0)	1.8	440	130	44	11	160	1.5	1.1	0.07	0.02	540	31	Tr	5

13 乳類

可食部100gあたり

食品番号	索引番号	食品名	エネルギー kcal	エネルギー kJ	水分 g	たんぱく質 g	アミノ酸組成によるたんぱく質 g	脂質 g	トリアシルグリセロール当量 g	脂肪酸 飽和 g	脂肪酸 一価不飽和 g	脂肪酸 多価不飽和 g	コレステロール mg	炭水化物 g	利用可能炭水化物(単糖当量) g	食物繊維 水溶性 g	食物繊維 不溶性 g	食物繊維 総量 g	灰分 g	ナトリウム mg	カリウム mg	カルシウム mg	マグネシウム mg	リン mg	鉄 mg	亜鉛 mg	銅 mg	マンガン mg	ヨウ素 µg	セレン µg	クロム µg	モリブデン µg
13003	1762	<牛乳及び乳製品>(液状乳類)普通牛乳	67	280	87.4	3.3	2.9	3.8	3.5	2.33	0.87	0.12	12	4.8	4.7	(0)	(0)	(0)	0.7	41	150	110	10	93	0.02	0.4	0.01	Tr	16	3	0	4
13017	1776	<牛乳及び乳製品>(クリーム類)ホイップクリーム 乳脂肪	425	1778	44.3	1.8	(1.5)	40.7	(37.5)	(24.98)	(9.34)	(1.25)	110	12.9	(13.0)	(0)	(0)	(0)	0.4	24	72	54	4	45	0.1	0.2	0.02	-	7	2	1	13
13025	1784	<牛乳及び乳製品>(発酵乳・乳酸菌飲料)ヨーグルト 全脂無糖	62	259	87.7	3.6	3.2	3.0	2.8	1.83	0.71	0.10	12	4.9	3.9	(0)	(0)	(0)	0.8	48	170	120	12	100	Tr	0.4	0.01	Tr	17	3	0	4
13054	1786	<牛乳及び乳製品>(発酵乳・乳酸菌飲料)ヨーグルト 無脂肪無糖	42	175	89.1	4.0	3.7	0.3	0.2	0.16	0.06	0.01	4	5.7	4.3	(0)	(0)	(0)	0.8	54	180	140	13	110	Tr	0.4	0	0	16	3	0	4
13038	1799	<牛乳及び乳製品>(チーズ類)ナチュラルチーズ パルメザン	475	1987	15.4	44.0	(41.1)	30.8	27.6	18.15	7.11	0.94	96	1.9	(0)	(0)	(0)	(0)	7.9	1500	120	1300	55	850	0.4	7.3	0.15	-	-	-	-	-
13040	1805	<牛乳及び乳製品>(チーズ類)プロセスチーズ	339	1418	45.0	22.7	21.1	26.0	24.7	16.00	6.83	0.56	78	1.3	0.1	(0)	(0)	(0)	5.0	1100	60	630	19	730	0.3	3.2	0.08	-	-	-	-	-

可食部100gあたり ビタミン

ビタミンA						ビタミンD	ビタミンE				ビタミンK	ビタミンB1	ビタミンB2	ナイアシン	ビタミンB6	ビタミンB12	葉酸	パントテン酸	ビオチン	ビタミンC	食塩相当量	アルコール	廃棄率	備考
レチノール	α-カロテン	β-カロテン	β-クリプトキサンチン	β-カロテン当量	レチノール活性当量		α-トコフェロール	β-トコフェロール	γ-トコフェロール	δ-トコフェロール														
µg	µg	µg	µg	µg	µg	µg	mg	mg	mg	mg	µg	mg	mg	mg	mg	µg	µg	mg	µg	mg	g	g	%	
0	0	10	3	11	1	(0)	0.5	0	39.2	0.6	11	0	0	0	-	-	-	-	-	(0)	0	-	0	試料：食用油
0	Tr	22	2	23	2	(0)	2.4	0.6	58.6	4.6	5	0	0	0	-	-	-	-	-	(0)	0	-	0	試料：食用油
0	0	180	5	180	15	(0)	7.4	0.2	1.2	0.1	42	0	0	0	(0)	(0)	(0)	(0)	0	(0)	0	-	0	別名：オリーブオイル 試料：エキストラバージンオイル
0	0	Tr	0	Tr	0	(0)	0.4	Tr	43.7	0.7	5	0	0	0.1	(0)	(0)	(0)	(0)	0	(0)	0	-	0	試料：精製油
0	0	0	0	0	0	(0)	27.1	0.6	2.3	0.3	10	0	0	0	(0)	(0)	(0)	(0)	-	(0)	0	-	0	別名：べにばな油、サフラワーオイル 試料：精製油
0	0	0	0	0	0	(0)	27.1	0.6	2.3	0.3	10	0	0	0	(0)	(0)	(0)	(0)	-	(0)	0	-	0	別名：べにばな油、サフラワーオイル 試料：精製油
0	0	0	0	0	0	(0)	8.6	0.4	1.3	0.2	4	0	0	0	(0)	(0)	(0)	(0)	-	(0)	0	-	0	試料：精製油
0	0	0	0	0	0	(0)	38.7	0.8	2.0	0.4	11	0	0	0	(0)	(0)	(0)	(0)	-	(0)	0	-	0	試料：精製油
0	0	0	0	0	0	(0)	0.3	0	0.2	Tr	Tr	0	0	0	(0)	(0)	(0)	(0)	-	(0)	0	-	0	別名：ココナッツオイル。試料：精製油
85	-	-	-	0	85	0	0.6	Tr	0.1	0.6	26	0	0	0	-	-	-	-	-	0	0	-	0	別名：ヘット。試料：いり取りしたもの
0	-	-	-	0	0	0.2	0.3	Tr	0.1	Tr	7	0	0	0	-	-	-	-	0	0	0	-	0	別名：豚脂。試料：精製品
500	2	190	6	190	520	0.6	1.5	0	0.1	0	17	0.01	0.03	0	Tr	0.1	Tr	0.06	0.4	0	1.9	-	0	
780	-	-	-	140	790	0.7	1.4	0	0.1	0	24	0	0.03	Tr	Tr	0.1	1	0.08	-	0	0	-	0	別名：無塩バター
760	-	-	-	180	780	0.7	1.3	0	0.1	0	30	0	0.02	0	0	0.1	1	0	-	0	1.3	-	0	
0	-	290	-	290	24	11.2	15.2	0.7	36.5	6.2	53	0.01	0.03	Tr	0	0	Tr	Tr	0.2	0	1.3	-	0	β-カロテン：着色料として添加品含む ビタミンD：添加品含む
0	-	380	-	380	31	1.1	15.6	0.7	21.0	5.7	71	0.02	0.02	Tr	0	0	Tr	Tr	-	0	1.1	-	0	β-カロテン：着色料として添加品含む
0	-	-	-	0	0	0.1	9.5	0.1	12.4	5.0	6	0	0	0	0	0	0	0	0	0	0	-	0	

可食部100gあたり ビタミン

ビタミンA						ビタミンD	ビタミンE				ビタミンK	ビタミンB1	ビタミンB2	ナイアシン	ビタミンB6	ビタミンB12	葉酸	パントテン酸	ビオチン	ビタミンC	食塩相当量	アルコール	廃棄率	備考
レチノール	α-カロテン	β-カロテン	β-クリプトキサンチン	β-カロテン当量	レチノール活性当量		α-トコフェロール	β-トコフェロール	γ-トコフェロール	δ-トコフェロール														
µg	µg	µg	µg	µg	µg	µg	mg	mg	mg	mg	µg	mg	mg	mg	mg	µg	µg	mg	µg	mg	g	g	%	
81	-	-	-	25	82	0.2	0.3	0	0.2	0	2	0.02	0.11	0.2	0.02	0.1	7	0.63	8.6	0	0.2	-	0	デコレーションケーキを含む（果実などの具材は含まない）。スポンジとクリーム部分のみ部分割合：スポンジケーキ3、ホイップクリーム1
0	0	0	0	0	0	0.4	4.2	0.2	10.1	0.9	17	0.04	0.01	0.5	0.03	(0)	6	0.08	0.7	0	1.3	-	0	
18	0	Tr	4	2	19	0.4	0.3	0.1	0.1	0	4	0.06	0.07	0.3	0.02	0.1	9	0.41	3.8	0	0.2	-	0	ラードを用いたもの
0	0	0	0	0	0	0	0	0	0	0	0	0	0	0	0	0	0	0.01	-	0	0	-	0	寒天ゼリー
63	4	35	0	37	66	1.0	0.7	Tr	6.5	0.4	6	0.19	0.41	1.2	0.11	-	18	1.56	7.6	(0)	0.2	-	0	テオブロミン：0.2g、カフェイン：Tr、ポリフェノール：0.7g

可食部100gあたり ビタミン

ビタミンA						ビタミンD	ビタミンE				ビタミンK	ビタミンB1	ビタミンB2	ナイアシン	ビタミンB6	ビタミンB12	葉酸	パントテン酸	ビオチン	ビタミンC	食塩相当量	アルコール	廃棄率	備考
レチノール	α-カロテン	β-カロテン	β-クリプトキサンチン	β-カロテン当量	レチノール活性当量		α-トコフェロール	β-トコフェロール	γ-トコフェロール	δ-トコフェロール														
µg	µg	µg	µg	µg	µg	µg	mg	mg	mg	mg	µg	mg	mg	mg	mg	µg	µg	mg	µg	mg	g	g	%	
(0)	-	-	-	(0)	(0)	(0)	-	-	-	-	(0)	0	0.01	0.1	0.03	0	0	0.07	1.9	0	0	9.3	0	別名：ワイン （100g：100.4mL、100mL：99.6g）アルコール：11.6容量%
(0)	-	-	-	21000	1800	(0)	16.4	0.1	1.5	0	4000	0.30	1.16	6.0	0.69	(0)	1000	4.10	-	110	0	-	0	カフェイン：3.5g、タンニン：10.0g
(0)	-	-	-	(0)	(0)	(0)	-	-	-	-	Tr	0	0.03	0.2	0.01	(0)	7	0	-	3	0	-	0	浸出法：茶15g/90℃650mL、0.5分 カフェイン：0.01g、タンニン：0.03g
(0)	-	-	-	(0)	(0)	(0)	-	-	-	-	0	0	0.02	0.1	Tr	(0)	13	0	-	Tr	0	-	0	浸出法：茶15g/90℃650mL、0.5分 カフェイン：0.02g、タンニン：0.04g
(0)	-	-	-	900	75	(0)	9.8	0	1.6	0	1500	0.10	0.80	10.0	0.28	(0)	210	2.00	31.9	0	0	-	0	カフェイン：2.9g、タンニン：11.0g
0	0	0	0	0	0	0	0	0	0	0	0	0	0.01	0.8	0	0	0	0	1.7	0	0	-	0	浸出法：コーヒー粉末10g/熱湯150mL カフェイン：0.06g、タンニン：0.25g
0	24	10000	110	10000	860	0	9.4	0.1	1.0	0	1500	0.31	0.80	6.0	0.75	0	820	1.31	19.8	1100	0.6	-	0	粉末製品。硝酸イオン：0.7g

可食部100gあたり ビタミン

ビタミンA						ビタミンD	ビタミンE				ビタミンK	ビタミンB1	ビタミンB2	ナイアシン	ビタミンB6	ビタミンB12	葉酸	パントテン酸	ビオチン	ビタミンC	食塩相当量	アルコール	廃棄率	備考
レチノール	α-カロテン	β-カロテン	β-クリプトキサンチン	β-カロテン当量	レチノール活性当量		α-トコフェロール	β-トコフェロール	γ-トコフェロール	δ-トコフェロール														
µg	µg	µg	µg	µg	µg	µg	mg	mg	mg	mg	µg	mg	mg	mg	mg	µg	µg	mg	µg	mg	g	g	%	
(0)	10	41	0	46	4	(0)	0.2	0.1	0	0	1	0.01	0.02	0.3	0.03	Tr	1	0.15	6.4	0	8.4	-	0	酢酸：1.5g
(0)	0	570	270	710	59	(0)	3.7	0.1	48.3	1.2	5	0	0	0.1	-	-	-	-	-	(0)	0	-	0	使用油配合割合：ごま油8、とうもろこし油2
0	-	-	-	0	0	(0)	-	-	-	-	0	0.05	0.17	1.3	0.17	0.1	33	0.48	12.3	0	14.5	-	0	（100g：84.7mL、100mL：118.1g）
0	-	-	-	0	0	(0)	-	-	-	-	0	0.05	0.11	1.0	0.13	0.1	31	0.37	8.4	0	16.0	-	0	（100g：84.7mL、100mL：118.1g）
(0)	-	-	-	(0)	(0)	(0)	-	-	-	-	(0)	(0)	(0)	(0)	(0)	(0)	(0)	(0)	0	(0)	99.5	-	0	塩事業センター及び日本塩工業会の品質規格では塩化ナトリウム99%以上。
(0)	-	-	-	(0)	(0)	(0)	-	-	-	-	(0)	(0)	(0)	(0)	(0)	(0)	(0)	(0)	-	(0)	99.6	-	0	塩事業センターの品質規格では塩化ナトリウム99.5%以上。
0	0	0	0	0	0	0	0	0	0	0	-	0.01	0.10	3.3	0.10	1.6	26	0.56	7.9	0	22.9	-	0	別名：魚醤 （100g：81.9mL、100mL：122.1g）
(0)	-	-	-	(0)	(0)	(0)	0.6	0.2	5.7	3.1	11	0.03	0.10	1.5	0.11	0.1	68	Tr	11.9	(0)	12.4	-	0	別名：信州みそ等
(0)	-	-	-	(0)	(0)	(0)	0.5	0.2	5.2	3.2	11	0.03	0.10	1.5	0.12	Tr	42	0.23	13.7	(0)	13.0	-	0	
(0)	-	-	-	16	1	(0)	-	-	-	-	-	0.22	0.07	1.5	-	(0)	(0)	-	-	0	7.4	-	0	和風及び洋風を含む
(0)	0	32	2	32	3	(Tr)	1.0	0	4.5	0.4	5	0.32	0.05	1.8	0.14	0.1	16	0.28	22.5	Tr	4.1	-	0	別名：あらびきマスタード 酢酸：1.2g
0	20	380	0	390	32	(0)	4.4	0.6	2.6	0.1	86	0.41	0.25	7.0	0.59	0.1	60	2.06	27.8	2	0.1	-	0	
(0)	140	7200	2600	8600	720	(0)	-	-	-	-	-	0.43	1.15	11.3	-	-	-	-	49.1	Tr	0	-	0	別名：一味唐辛子
(0)	-	-	-	15	1	(0)	-	-	-	-	-	0.11	0.07	0.7	-	-	-	-	-	0	6.1	-	0	試料：わさび及びホースラディシュ混合製品、チューブ入り

14 油脂類

食品番号	索引番号	食品名	可食部100gあたり																													
			エネルギー		水分	たんぱく質		脂質						炭水化物					灰分	無機質												
							アミノ酸組成によるたんぱく質		トリアシルグリセロール当量	脂肪酸 飽和	脂肪酸 一価不飽和	脂肪酸 多価不飽和	コレステロール		利用可能炭水化物(単糖当量)	食物繊維 水溶性	食物繊維 不溶性	食物繊維 総量		ナトリウム	カリウム	カルシウム	マグネシウム	リン	鉄	亜鉛	銅	マンガン	ヨウ素	セレン	クロム	モリブデン
			kcal	kJ	g	g	g	g	g	g	g	g	mg	g	g	g	g	g	g	mg	mg	mg	mg	mg	mg	mg	mg	mg	µg	µg	µg	µg
14023	1818	(植物油脂類)あまに油	921	3852	Tr	0	-	100.0	99.5	8.09	15.91	71.13	2	0	-	0	0	0	0	0	0	Tr	0	0	0	0	0	0	-	-	-	-
14024	1819	(植物油脂類)えごま油	921	3852	Tr	0	-	100.0	99.5	7.64	16.94	70.60	0	0	-	0	0	0	0	Tr	Tr	1	Tr	1	0.1	0	0	0.01	-	-	-	-
14001	1820	(植物油脂類)オリーブ油	921	3853	0	0	-	100.0	98.9	13.29	74.04	7.24	0	0	-	0	0	0	0	Tr	0	Tr	0	0	0	0	0	0	0	0	Tr	0
14002	1821	(植物油脂類)ごま油	921	3853	0	0	-	100.0	98.1	15.04	37.59	41.19	0	0	-	0	0	0	0	Tr	Tr	1	Tr	1	0.1	Tr	0.01	0	0	1	1	0
14004	1823	(植物油脂類)サフラワー油 ハイオレイック	921	3853	0	0	-	100.0	98.5	7.36	73.24	13.62	0	0	-	0	0	0	0	0	0	0	0	Tr	0	0	0	0	-	-	-	-
14025	1824	(植物油脂類)サフラワー油 ハイリノール	921	3853	0	0	-	100.0	96.6	9.26	12.94	70.19	0	0	-	0	0	0	0	0	0	0	0	Tr	0	0	0	0	-	-	-	-
14009	1829	(植物油脂類)パーム油	921	3853	0	0	-	100.0	97.3	47.08	36.70	9.16	1	0	-	0	0	0	0	0	0	Tr	0	0	0	0	0	0	-	-	-	-
14027	1833	(植物油脂類)ひまわり油　ハイオレイック	921	3853	0	0	-	100.0	99.7	8.74	79.90	6.79	0	0	-	0	0	0	0	0	0	0	0	0	0	0	0	0	-	-	-	-
14013	1836	(植物油脂類)やし油	921	3853	0	0	-	100.0	97.7	83.96	6.59	1.53	1	0	-	0	0	0	0	0	0	Tr	0	0	0	Tr	0	0	-	-	-	-
14015	1838	(動物脂類)牛脂	940	3933	Tr	0.2	-	99.8	93.8	41.05	45.01	3.61	100	0	-	0	0	0	0	1	1	Tr	0	1	0.1	Tr	Tr	-	-	-	-	-
14016	1839	(動物脂類)ラード	941	3937	0	0	-	100.0	97.0	39.29	43.56	9.81	100	0	-	0	0	0	0	0	0	0	0	0	0	Tr	Tr	-	0	0	0	0
14017	1840	(バター類)有塩バター	745	3117	16.2	0.6	0.5	81.0	74.5	50.45	17.97	2.14	210	0.2	0.6	(0)	(0)	(0)	2.0	750	28	15	2	15	0.1	0.1	Tr	0	2	Tr	1	3
14018	1841	(バター類)食塩不使用バター	763	3192	15.8	0.5	(0.4)	83.0	77.0	52.43	18.52	2.05	220	0.2	(0.6)	(0)	(0)	(0)	0.5	11	22	14	2	18	0.4	0.1	0.01	0.01	-	-	-	-
14019	1842	(バター類)発酵バター	752	3146	13.6	0.6	(0.5)	80.0	74.6	50.56	17.99	2.15	230	4.4	-	(0)	(0)	(0)	1.4	510	25	12	2	16	0.4	0.1	0.01	0.01	-	-	-	-
14029	1844	(マーガリン類)ソフトタイプマーガリン 業務用	778	3256	14.8	0.3	-	84.3	80.3	39.00	28.86	8.78	5	0.1	-	(0)	(0)	(0)	0.5	490	27	14	2	17	Tr	0.1	Tr	Tr	2	1	0	2
14021	1845	(マーガリン類)ファットスプレッド	637	2665	30.2	0.2	(0.2)	69.1	64.1	20.40	20.72	20.02	4	0	(0.6)	(0)	(0)	(0)	1.2	420	17	8	2	10	Tr	Tr	Tr	Tr	-	-	-	-
14030	1847	(その他)ショートニング 業務用、製菓	921	3852	Tr	0	-	99.9	96.3	51.13	32.58	8.13	4	0	-	(0)	(0)	(0)	0	0	0	0	0	0	0	0	0	0	0	0	Tr	0

15 菓子類

食品番号	索引番号	食品名	可食部100gあたり																													
			エネルギー		水分	たんぱく質		脂質						炭水化物					灰分	無機質												
							アミノ酸組成によるたんぱく質		トリアシルグリセロール当量	脂肪酸 飽和	脂肪酸 一価不飽和	脂肪酸 多価不飽和	コレステロール		利用可能炭水化物(単糖当量)	食物繊維 水溶性	食物繊維 不溶性	食物繊維 総量		ナトリウム	カリウム	カルシウム	マグネシウム	リン	鉄	亜鉛	銅	マンガン	ヨウ素	セレン	クロム	モリブデン
			kcal	kJ	g	g	g	g	g	g	g	g	mg	g	g	g	g	g	g	mg	mg	mg	mg	mg	mg	mg	mg	mg	µg	µg	µg	µg
15075	1934	<ケーキ・ペストリー類>ショートケーキ、果実なし	327	1367	35.0	7.1	(6.3)	13.8	(12.5)	(5.26)	(5.72)	(0.96)	140	43.6	(44.0)	0.3	0.3	0.6	0.5	79	91	32	7	110	0.7	0.5	0.06	-	7	11	4	5
15079	1941	<ケーキ・ペストリー類>パイ パイ皮	435	1820	32.0	7.7	(7.0)	33.7	30.9	6.98	13.22	9.37	1	25.2	(38.0)	0.7	1.0	1.7	1.4	510	74	10	11	56	0.4	0.3	0.08	0.24	0	12	1	10
15054	1960	<ビスケット類>中華風クッキー	533	2231	3.0	5.1	(4.5)	29.5	(27.6)	(11.20)	(11.96)	(3.21)	81	61.9	(65.0)	0.5	0.6	1.1	0.6	97	80	25	6	64	0.5	0.3	0.05	0.18	2	6	1	6
15107	1972	<キャンデー類>ゼリーキャンデー	336	1406	16.0	0	-	0	-	-	-	-	0	84.0	(88.5)	-	-	0.9	Tr	2	1	8	1	1	0.1	Tr	Tr	0.04	-	-	-	-
15116	1982	<チョコレート類>ミルクチョコレート	558	2335	0.5	6.9	(5.8)	34.1	32.8	19.88	10.38	1.08	19	55.8	(59.3)	1.0	2.9	3.9	1.8	64	440	240	74	240	2.4	1.6	0.55	0.41	19	6	24	11

16 し好飲料類

食品番号	索引番号	食品名	可食部100gあたり																													
			エネルギー		水分	たんぱく質		脂質						炭水化物					灰分	無機質												
							アミノ酸組成によるたんぱく質		トリアシルグリセロール当量	脂肪酸 飽和	脂肪酸 一価不飽和	脂肪酸 多価不飽和	コレステロール		利用可能炭水化物(単糖当量)	食物繊維 水溶性	食物繊維 不溶性	食物繊維 総量		ナトリウム	カリウム	カルシウム	マグネシウム	リン	鉄	亜鉛	銅	マンガン	ヨウ素	セレン	クロム	モリブデン
			kcal	kJ	g	g	g	g	g	g	g	g	mg	g	g	g	g	g	g	mg	mg	mg	mg	mg	mg	mg	mg	mg	µg	µg	µg	µg
16011	2000	<アルコール飲料類>(醸造酒類)ぶどう酒 赤	73	305	88.7	0.2	-	Tr	-	-	-	-	(0)	1.5	(0.2)	-	-	-	0.3	2	110	7	9	13	0.4	Tr	0.02	0.15	Tr	0	2	1
16033	2022	<茶類>(緑茶類)玉露 茶	329	1377	3.1	29.1	-	4.1	-	-	-	-	(0)	43.9	-	5.0	38.9	43.9	6.3	11	2800	390	210	410	10.0	4.3	0.84	71.00	-	-	-	-
16039	2028	<茶類>(緑茶類)番茶 浸出液	0	0	99.8	Tr	-	(0)	-	-	-	-	(0)	0.1	-	-	-	-	0.1	2	32	5	1	2	0.2	Tr	0.01	0.19	-	-	-	-
16040	2029	<茶類>(緑茶類)ほうじ茶 浸出液	0	0	99.8	Tr	-	(0)	-	-	-	-	(0)	0.1	-	-	-	-	0.1	1	24	2	Tr	1	Tr	Tr	0.01	0.26	-	-	-	-
16043	2032	<茶類>(発酵茶類)紅茶 茶	311	1301	6.2	20.3	-	2.5	-	-	-	-	(0)	51.7	-	4.4	33.7	38.1	5.4	3	2000	470	220	320	17.0	4.0	2.10	21.00	6	8	18	2
16045	2034	<コーヒー・ココア類>コーヒー 浸出液	4	17	98.6	0.2	(0.1)	Tr	(Tr)	(0.01)	(Tr)	(0.01)	0	0.7	(0)	-	-	-	0.2	1	65	2	6	7	Tr	Tr	0	0.03	0	0	0	0
16056	2039	<その他>青汁 ケール	375	1571	2.3	13.8	10.6	4.4	2.8	0.55	0.10	2.08	0	70.2	-	12.8	15.2	28.0	8.6	230	2300	1200	210	270	2.9	1.8	0.17	2.75	5	9	12	130

17 調味料及び香辛料類

食品番号	索引番号	食品名	可食部100gあたり																													
			エネルギー		水分	たんぱく質		脂質						炭水化物					灰分	無機質												
							アミノ酸組成によるたんぱく質		トリアシルグリセロール当量	脂肪酸 飽和	脂肪酸 一価不飽和	脂肪酸 多価不飽和	コレステロール		利用可能炭水化物(単糖当量)	食物繊維 水溶性	食物繊維 不溶性	食物繊維 総量		ナトリウム	カリウム	カルシウム	マグネシウム	リン	鉄	亜鉛	銅	マンガン	ヨウ素	セレン	クロム	モリブデン
			kcal	kJ	g	g	g	g	g	g	g	g	mg	g	g	g	g	g	g	mg	mg	mg	mg	mg	mg	mg	mg	mg	µg	µg	µg	µg
17001	2048	<調味料類>(ウスターソース類)ウスターソース	117	490	61.7	1.0	-	0.1	-	-	-	-	-	26.8	-	0.3	0.2	0.5	8.9	3300	190	58	24	11	1.6	0.1	0.10	-	3	1	9	4
17006	2054	<調味料類>(辛味調味料類)ラー油	919	3845	0.1	0.1	-	99.8	(97.5)	(14.58)	(35.51)	(43.15)	(0)	Tr	-	-	-	-	Tr	Tr	Tr	Tr	Tr	Tr	0.1	Tr	0.01	-	-	-	-	-
17007	2055	<調味料類>(しょうゆ類)こいくちしょうゆ	71	297	67.1	7.7	6.0	0	-	-	-	-	(0)	10.1	1.6	(0)	(0)	(0)	15.1	5700	390	29	65	160	1.7	0.9	0.01	-	1	11	3	48
17008	2056	<調味料類>(しょうゆ類)うすくちしょうゆ	54	226	69.7	5.7	4.8	0	-	-	-	-	(0)	7.8	-	(0)	(0)	(0)	16.8	6300	320	24	50	130	1.1	0.6	0.01	-	1	6	2	40
17012	2063	<調味料類>(食塩類)食塩	0	0	0.1	0	-	0	-	-	-	-	(0)	0	-	(0)	(0)	(0)	99.9	39000	100	22	18	(0)	Tr	Tr	0.01	Tr	1	1	0	0
17014	2065	<調味料類>(食塩類)精製塩、家庭用	0	0	Tr	0	-	0	-	-	-	-	(0)	0	-	(0)	(0)	(0)	100.0	39000	2	0	87	(0)	0	0	Tr	0	-	-	-	-
17107	2101	<調味料類>(調味ソース類)ナンプラー	48	199	65.5	9.1	6.2	0.1	0	Tr	Tr	0	0	2.7	-	(0)	(0)	(0)	22.7	9000	230	20	90	57	1.2	0.7	0.03	0.03	27	46	5	1
17045	2126	<調味料類>(みそ類)米みそ 淡色辛みそ	192	803	45.4	12.5	10.8	6.0	5.9	0.97	1.11	3.61	(0)	21.9	11.9	0.6	4.3	4.9	14.2	4900	380	100	75	170	4.0	1.1	0.39	-	1	9	2	57
17046	2127	<調味料類>(みそ類)米みそ 赤色辛みそ	186	778	45.7	13.1	11.1	5.5	5.4	0.88	1.07	3.21	(0)	21.1	-	0.6	3.5	4.1	14.6	5100	440	130	80	200	4.3	1.2	0.35	-	1	8	1	72
17058	2148	<香辛料類>からし 練り	315	1318	31.7	5.9	-	14.5	(14.4)	(0.80)	(9.01)	(3.99)	(0)	40.1	-	-	-	-	7.8	2900	190	60	83	120	2.1	1.0	0.15	0.36	-	-	-	-
17060	2150	<香辛料類>からし 粒入りマスタード	229	958	57.2	7.6	(6.9)	16.0	(15.9)	(0.88)	(9.94)	(4.40)	(Tr)	12.7	(5.1)	-	-	-	5.3	1600	190	130	110	260	2.4	1.4	0.16	0.62	1	87	3	17
17061	2151	<香辛料類>カレー粉	415	1736	5.7	13.0	(10.2)	12.2	11.6	1.28	6.44	3.40	8	63.3	-	6.5	30.4	36.9	5.8	40	1700	540	220	400	28.5	2.9	0.80	4.84	5	18	21	42
17073	2163	<香辛料類>とうがらし 粉	419	1753	1.7	16.2	(10.3)	9.7	(8.3)	(1.69)	(1.54)	(4.70)	(0)	66.8	-	-	-	-	5.6	4	2700	110	170	340	12.1	2.0	1.20	-	3	5	17	41
17081	2172	<香辛料類>わさび 練り	265	1109	39.8	3.3	(1.9)	10.3	-	-	-	-	(0)	39.8	-	-	-	-	6.8	2400	280	62	39	85	2.0	0.8	0.11	0.23	-	-	-	-

〈監修者紹介〉
中村丁次（なかむら・ていじ）
1948年、山口県生まれ。徳島大学医学部栄養学科を卒業後、東京大学医学部研究生となり、1985年、医学博士号を取得。聖マリアンナ医科大学病院栄養部部長・内科講師を経て、2003年より神奈川県立保健福祉大学教授、2011年より同大学長。日本栄養士会名誉会長、日本栄養学教育学会理事長、日本臨床栄養学会副理事長、日本静脈経腸栄養学会理事、日本人の長寿を支える「健康な食事」のあり方検討会座長（厚生労働省）としても活躍。

正しく知れば体が変わる！ 栄養素の摂り方便利帳

2017年12月25日　第1版第1刷発行

監修者　中村丁次
発行者　安藤　卓
発行所　株式会社ＰＨＰ研究所
京都本部　〒601-8411 京都市南区西九条北ノ内町 11
教育出版部　☎075-681-8732（編集）
家庭教育普及部　☎075-681-8818（販売）
東京本部　〒135-8137 江東区豊洲 5-6-52
普及部　☎03-3520-9630（販売）
PHP INTERFACE　https://www.php.co.jp/
印刷所
製本所　図書印刷株式会社

ISBN978-4-569-83881-6